男性生殖系统疾病超声诊断

主 编 李 敬 刘宁宁

U0339276

天津出版传媒集团

天津科技翻译出版有限公司

图书在版编目(CIP)数据

男性生殖系统疾病超声诊断 / 李敬, 刘宁宁主编
. -- 天津 : 天津科技翻译出版有限公司, 2024.9
ISBN 978-7-5433-4485-3

Ⅰ. ①男… Ⅱ. ①李… ②刘… Ⅲ. ①男性生殖器疾
病—超声波诊断 Ⅳ. ①R697.04

中国国家版本馆 CIP 数据核字(2024)第 106535 号

出　　版:天津科技翻译出版有限公司
出 版 人:方　艳
地　　址:天津市南开区白堤路 244 号
邮政编码:300192
电　　话:(022)87894896
传　　真:(022)87893237
网　　址:www.tsttpc.com
印　　刷:天津新华印务有限公司
发　　行:全国新华书店
版本记录:889mm×1194mm　16开本　16印张　517千字
　　　　　2024年9月第1版　2024年9月第1次印刷
　　　　　定价:168.00元

(如发现印装问题,可与出版社调换)

编者名单

主　　审　　经　翔　张雪君

主　　编　　李　敬　刘宁宁

副主编　　卓　娜　张　博　赵芳石　封玉宏

编　　者（按姓氏汉语拼音排序）

段　清　封玉宏　高　磊　李　敬　李辰运

梁吉祥　刘　欣　刘宁宁　刘芮芩　刘甚佳

潘建成　单　琨　宋金雨　孙　彤　孙宇飞

王　爽　王婷婷　王笑一　王曾和　肖景玲

解婷婷　张　博　赵芳石　郑德坤　卓　娜

左又赫

编写秘书　　王笑一

序 言

男性生殖系统疾病是除心血管疾病、肿瘤之外危害人类健康的第三大医学问题。男性生殖与性医学疾病的研究包括从儿童到老年的男性生殖器官炎症、畸形和肿瘤，以及男性性功能障碍、男性性腺功能障碍和男性生殖功能障碍。因此，男性生殖系统健康对维持男性生育能力、提高男性生活质量、保障家庭幸福和谐、维护社会稳定具有重要作用。

男性生殖系统疾病包括阴茎、阴囊、睾丸、附睾、输精管、精囊和前列腺的炎症、畸形、肿瘤等。其中精子生成和输送功能障碍导致的男性不育症，以及阴茎海绵体血管、神经及细胞外基质病理损伤引起的勃起功能和射精功能障碍是目前男性生殖与性医学重点关注和解决的问题。

超声诊断技术的进步为男性生殖与性医学疾病的诊断提供了更准确、更可靠的辅助检查影像学依据，为疾病的早期诊断和精准治疗提供了有力支持。

本书由经验丰富的医生团队合作编写而成，全面介绍男性生殖系统疾病的超声诊断理论和实践。编写人员结合自身丰富的临床经验和最新研究成果，深入探讨了男性生殖与性医学相关疾病的超声影像学特点、诊断方法和治疗原则，为读者提供了一系列实用的操作指南和诊断经验，以帮助医生提高临床工作的精准性和效率。该书还纳入丰富的临床病例和精美的图片，生动展示了超声技术在男性生殖系统疾病中的应用和价值，方便读者系统学习和掌握疾病的超声诊断技术和方法。

希望本书能成为临床医生和相关从业人员在男性生殖系统疾病超声诊断领域的重要参考。同时，也希望本书的出版能够助力男性生殖健康事业和社会的发展。

天津医科大学第二医院　　　　　　天津医科大学第二医院
男性生殖与性医学部　　　　　　　　医学影像科

前　言

　　超声检查具有方便、快捷、无创、无放射性、无肾毒性、可重复性好、费用较低等独特优势。由于其独特的优势和所提供的丰富诊断信息，超声检查已被广泛应用于临床医学的各个领域，成为临床诊疗工作中不可缺少的重要环节。

　　男性生殖系统疾病是影响男性健康和生命安全的常见疾病，近年来其发病率呈逐渐上升趋势。该类疾病种类繁多，包括肿瘤、炎症、结石、畸形、损伤、梗阻、性功能障碍等，其中不少是疑难重症，临床表现复杂，给诊断和治疗带来了许多困难和挑战。随着男性生殖系统疾病的基础理论研究、诊断技术和治疗方法的进步，以及循证医学研究的深入，医学界对男性生殖系统疾病的发生和发展都有了新的认识和见解，超声技术在男性生殖系统疾病的诊断中也得到广泛应用。

　　天津医科大学第二医院是集医疗、教学、科研、预防为一体的大型综合性三级甲等大学医院。目前医院在学科发展中形成了自身的诊疗特色，拥有多个治疗中心，泌尿外科技术力量雄厚，临床队伍过硬，在中国医院排行榜中天津医科大学第二医院泌尿外科专业排名居于全国前十，这使得天津医科大学第二医院的超声科医生有机会接触较多的病种，积累了大量的第一手资料。编写本书旨在向超声科医生普及男性生殖系统疾病的超声诊断技术，丰富他们的男性生殖系统疾病临床专业知识，以便其参考临床资料分析图像特征，为临床提供更有价值的超声诊断信息，进而更好地为患者及社会服务。

　　我们参考了大量文献和指南，并根据临床实际编写了《男性生殖系统疾病超声诊断》。本书共7章，第1章主要介绍超声诊断基础、男性生殖系统的概况和疾病超声检查的应用范围；第2章至第6章介绍男性生殖系统的解剖生理、超声检查方法、正常声像图表现，以及男性生殖系统常见疾病和罕见疾病的病因病理、临床表现、超声声像图表现、超声鉴别诊断、典型病例等；第7章介绍MRI在男性生殖系统疾病诊断中的应用。本书内容翔实，将基础理论、临床知识和超声表现有机地结合起来，并提供了大量的超声图像。

　　本书的编写得到了天津医科大学第二医院泌尿男科亚专业的大力支持，并得到了辛钟成老专家的悉心指导。我们在此表示衷心的感谢，同时也感谢泌尿男科封玉宏主任的大力协助。

编者

2024年5月

目　录

共同交流探讨
提升专业能力

▪▪▪ 智能阅读向导为您严选以下专属服务 ▪▪▪

【推荐书单】　专业好书推荐，助您精进专业知识。

【读者社群】　与书友分享阅读心得，交流专业知识与经验。

【医学资讯】　认识超声影像特征，掌握疾病诊断思路。

操作步骤指南

微信扫码直接使用资源，无须额外下载任何软件。如需重复使用可再扫码，或将需要多次使用的资源、工具、服务等添加到微信"收藏"功能。

扫码添加
智能阅读向导

第1章
总论

第1节　男性生殖系统概况

男性生殖医学是研究男性生殖生理及生殖功能障碍的学科。随着人类对健康和疾病认识的不断加深，学者对男性生殖系统疾病认知也更加全面。男性生殖系统疾病不仅是某一器官的疾病，还是全身性疾病，可能与男性多种重大慢性疾病的发生、发展密切相关。它不仅影响患者的身体健康和心理健康，甚至影响家庭的和睦及社会的和谐，因此要做到正确对待和合理诊治。

男性生殖系统主要由内生殖器和外生殖器组成。内生殖器包括生殖腺（睾丸）、生殖管道（附睾、输精管、射精管、男性尿道）和附属腺（精囊、前列腺、尿道球腺）。睾丸产生精子和分泌雄激素，附睾负责促进精子发育、成熟和储存，输精管、射精管负责输送和排泄精子。精囊、前列腺和尿道球腺分泌物参与精液的组成。外生殖器包括阴茎和阴囊。阴茎用于排尿、射精和性交，阴囊则是一皮肤囊状物，阴囊可根据外界温度的变化相应地收缩或扩张。

男性生殖疾病种类较多，从器官上来区分，有前列腺、阴囊、阴茎、精囊、尿道疾病；从病理机制及病因上来区分，大致分为炎症类病变、肿瘤类病变、损伤类病变、性功能方面的疾病等。

不同疾病的临床症状不尽相同。常见症状包括发病部位局部疼痛、局部皮肤红疹、皮肤瘙痒、勃起功能障碍、早泄、局部肿块、排尿不适、射精障碍、血精、精液质量下降等。这些症状可单独出现，也可几种一起出现。

第2节　医学超声成像原理及超声诊疗技术

超声检查作为一种影像学诊断方法，具有无创、实时动态和高效可靠的特点，已成为医学中不可缺少的检查手段。随着成像技术的发展，医学超声的应用领域更加广阔，图像质量更加清晰，其诊断水平达到了前所未有的高度，在临床中发挥着重要的作用。获得清晰的超声图像和精准分析图像，是得出正确超声结论的前提。了解超声基础知识和诊断原理，对理解超声图像及检查操作是很有帮助的。

一、超声波的概念及工作原理

声音的产生是由于声源的振动，声源每秒钟振动的次数称为声音的频率，单位是赫兹（Hz）。声音的传播是以波的形式进行的，因此声音也称为声波。声波是机械波的一种，其产生需要声源和能够传播机械振动的介质。

人耳能听到的声波频率为20~20 000Hz，当声波的振动频率大于20 000Hz或小于20Hz时，人耳无法听到。通常把频率小于20Hz的声波称为次声波，大于20 000Hz的声波称为超声波。超声波的声源是超声探头中的压电晶片，它利用逆压电效应将电能转化为机械能，产生超声波。在超声检查中，人体组织就是超声波传播的介质。

超声声源振动频率>20 000Hz的机械波为超声波。超声诊断所用声源振动频率一般为1~20MHz。超声波的特点是其传播具有指向性，频率越高超声波的指向性越佳。

超声检查是运用超声波的反射原理对人体组织的物理特性、形态结构及功能状态做出判断的一种无创检查方法。医用超声中最常用的产生超声波的方法是压电式换能法，通过压电换能器，将电磁能量转换成声能发射超声波，又将声能转换为电磁能量以接收超声波信号，再通过信号处理、放大，转成视频信号到显示器上，形成超声图像。超声仪器以探头作为压电换能器，压电晶片作为压电材料。超声探头通过逆压电效应把电能转换成机械能，引起压电晶片的振动，从而发射超声波，又通过正压电效应接收超声波。

超声波的分辨率与超声图像质量密切相关，是超声诊断设备的主要性能参数之一。分辨率是指在超声图像上能分辨两个被检测目标的最小距离。超声图像的空间分辨率包括纵向分辨率、横向分辨率及侧向分辨率。纵向分辨率是指纵向距离上两个障碍物能被分辨的最小间距，主要与超声波的波长有关，超声波波长越短，纵向分辨率越好。成像系统的频带宽度是决定纵向分辨率的主要因素。横向分辨率是指横向距离上两个障碍物能被分辨的最小间距。侧向分辨率是指超声能区分垂直于声轴、位于探头短轴方向的两个障碍物的最小间距。侧向分辨率越高，组织断层越薄，超声图像越真实。超声在人体中传播时，超声能量不断衰减，衰减到一定程度时，不能产生可被接收的反射。能产生有效反射回声的传播距离是穿透力。穿透力主要与超声频率有关，超声波的频率越高，分辨率就越高，在人体中的衰减也越大，穿透力越弱；反之，频率越低，分辨率越低，穿透力就越强。

二、超声诊断仪分类

(一)A型超声

A型超声为幅度调制型，以脉冲波的幅度显示回声的高低，根据组织界面回波的距离，进行组织或脏器的厚度或大小的测量，并根据回波波幅的有无、多少、高低及形状进行诊断，多用于颅脑和眼科检查。

(二)B型超声

B型超声为辉度调制型，以灰阶显示回声的高低，采用辉度调制方式显示深度方向所有界面的反射回波，显示的是人体组织或脏器的二维超声断层图。超声仪将全部采样点的回波信号幅度转换成对应的灰阶，二维灰阶超声成像可提供组织脏器形态、结构的切面图像。二维灰阶图像回声的强弱与组织相对应的关系见表1-2-1。

(三)频谱多普勒超声

频谱多普勒超声是利用多普勒效应原理，对运动的脏器和血流进行检测。临床上用于检测心脏、血管等的血流动力学状态。按超声源在时域的工作状态，可将频谱多普勒系统分为连续波多普勒(CW)和脉冲波多普勒(PW)。

(四)彩色多普勒血流成像

彩色多普勒血流成像用自相关技术进行多普勒信号处理，把获得的血流信号经彩色编码后实时叠加在二维图像上，在直观的二维实时影像上，显现血流方向和相对速度。彩色多普勒超声血流图像既有二维超声图像的优点，同时又提供了丰富的血流动力学信息。

(五)彩色多普勒能量成像

探头接收从血管内红细胞散射回来的多普勒信号，被分解并提取和显示平均血流速度、速度变量、信号强度。彩色多普勒能量成像是利用血流中红细胞的密度散射强度或能量分布及信号振幅大小进行成像的，彩色信号的色彩和亮度代表其多普勒信号能量的大小，增强显示低速血流的能力。

(六)内镜超声

内镜超声是一种集超声检查与内镜检查于一身的设备，它将微型高频超声探头安置在内镜前端。当内镜进入腔内后，在内镜直接观察腔内形态的同时，又可

表1-2-1　二维灰阶图像回声的强弱与组织相对应的关系

回声强度	相对应的组织/物质
极强回声	骨骼、气体、结石、金属异物等
强回声	韧带、管腔壁(大血管、胆囊)
中等回声	肝、脾、肾皮质等
低回声	肌肉或腺体含水分较多的组织
无回声	水、体液(血、尿、胆汁、肠液、腹水)

进行实时超声扫描,以获得管道壁各层次的组织学特征及周围邻近脏器的超声图像。

(七)血管内超声

血管内超声是超声技术与导管检查相结合的一种介入性检查方法。运用该技术可准确了解血管的管壁形态及狭窄程度,同时可评价各种介入性治疗的效果,弥补了血管造影的某些不足。

三、超声探头的分类

(一)凸阵探头

凸阵探头探测深度可达30cm以上,常用于腹部、妇产科检查,工作频率多为3~5MHz,儿童选用5~10MHz;小凸阵探头用于经颅扫查,成人选用1.5~3.5MHz,3岁以下婴幼儿及新生儿选用3.5~7.5MHz(图1-2-1)。

(二)线阵探头

线阵探头可探测深度较为表浅,图像显示清晰,常用于外周血管、浅表器官检查,工作频率>7.5MHz(图1-2-2)。

(三)相控阵探头

相控阵探头用于成人心脏、小儿心脏检查,工作频率多为2~5MHz(图1-2-3)。

(四)腔内探头

腔内探头包括经食管探头、经阴道探头、腔镜探头、血管内探头、经直肠探头、术中探头等。腔内探头频率高,扫查灵活,多可直接位于脏器组织表面或接近脏器,避免了因位置较深或其他脏器带来的干扰,相比体表探头能更清晰地探测组织结构。

1.经食管探头

经食管探头用于心脏检查,探头置于食管内,可以近距离探测心脏结构(图1-2-4)。

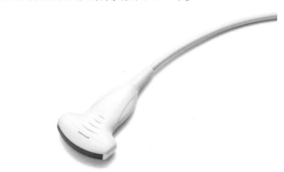

图1-2-1　常规腹部探头。

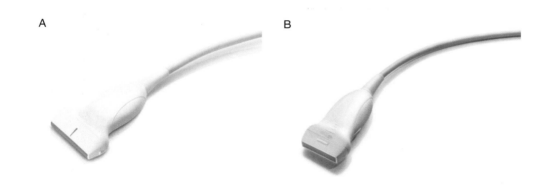

图1-2-2　高频线阵探头(A)用于浅表器官检查;低频线阵探头(B)用于血管检查。

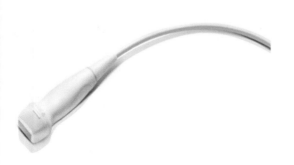

图1-2-3　相控阵探头。

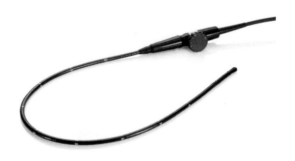

图1-2-4　经食管探头,用于经食管对心脏做二维检查。

2.腔镜探头

在电子内镜的基础上,通过内镜管道插入纤细的超声探头,以接触胃或肠内病灶。

3.经阴道探头

经阴道探头用于妇产科检查,也可用于直肠及泌尿科检查(图1-2-5)。

4.经直肠探头

经直肠探头用于直肠、泌尿科、妇产科检查。

5.血管内探头

血管内探头为径向扫查,口径小于2mm,工作频率可高达70MHz。

6.术中超声探头

不同术式应选用不同的术中超声探头,探头的形态有T形、I形或指式、端式、靴式等(图1-2-6)。

7.腹腔镜探头

腹腔镜探头的探头呈细长形,前部可做360°旋

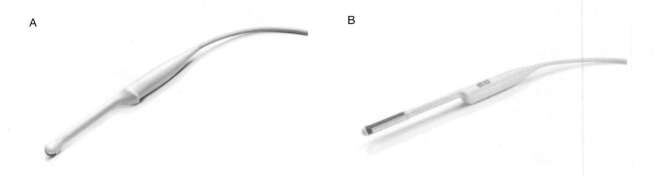

图1-2-5　(A)腔内端扫探头;(B)腔内双平面探头。

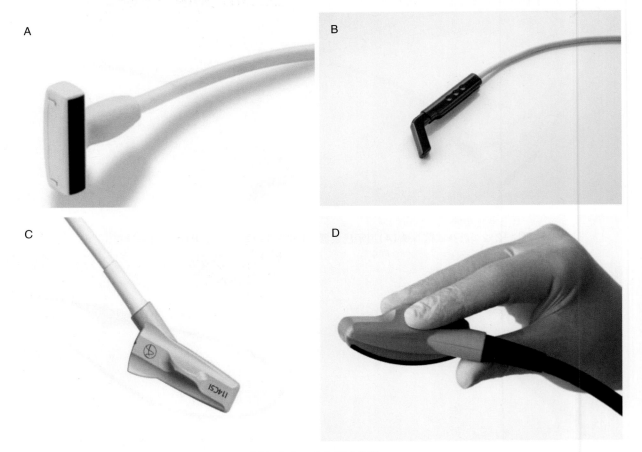

图1-2-6　术中超声探头。

转,阵元面位于探头顶端,可观察腹腔内器官组织内部结构和邻近组织的情况(图1-2-7)。

四、超声图像的认读与命名

(一)患者体位

观察、分析超声图像时,应首先了解患者体位及扫查切面,以便认读图像中的解剖结构,辨别解剖关系。通常将近探头的部分称为近场,远探头的部分称为远场。

1.仰卧位扫查

各种切面图像的近场为被检查者的腹侧结构,图像远场代表被检查者的背侧结构,习惯上将图像的左侧与右侧分别代表患者的右侧与左侧。

2.俯卧位扫查

图像的上方代表被检查者的背侧结构,图像的下方代表被检查者的腹侧结构,图像的左侧与右侧分别代表患者的左侧与右侧。

3.侧卧位扫查

经腹壁扫查,图像所示与仰卧位扫查相同;经背侧扫查,图像所示与俯卧位扫查相同。

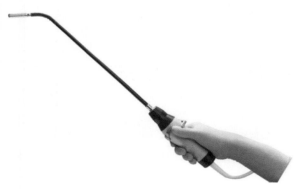

图1-2-7 腹腔镜探头。

4.侧卧屈曲位

侧卧屈曲位常用于经直肠超声检查,图像近场均为直肠黏膜,远场为直肠系膜,图像左侧为患者足侧,右侧为患者头侧。

5.膀胱截石位

膀胱截石位常用于经阴道超声检查,以线阵模式为例,图像近场为阴道后壁黏膜,图像左侧为患者右侧,图像右侧为患者左侧。

6.其他体位

其他体位可根据检查需要选择,如半卧位、坐位、站立位等。

(二)扫查切面

1.纵切面

纵切面由矢状切面扫查得到,探头与人体的长轴平行,图像的左侧为被检查者头侧结构,图像的右侧为被检查者足侧结构(图1-2-8)。

2.横切面

横切面探头与人体的长轴垂直,仰卧位时,图像的左侧为被检查者的右侧结构,图像的右侧为被检查者的左侧结构;俯卧位时,图像的左侧为被检查者的左侧结构,图像的右侧为被检查者的右侧结构(图1-2-9)。

3.斜切面

探头与人体的长轴成一定角度,如果斜切面近似于横切面,则以横切面所示为标准,如斜切面近似于纵切面,则以纵切面所示为标准(图1-2-10)。

4.冠状面

探头与腹壁或背部平行,图像的左侧为被检查者的头侧结构,图像的右侧为被检查者的足侧结构(图1-2-11)。

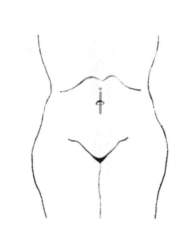
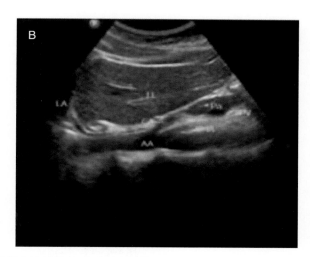

图1-2-8 上腹部肝左叶纵切图。(A)探头位置示意;(B)超声图像。

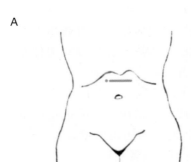

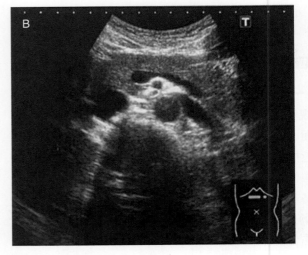

图1-2-9　上腹部胰腺横切图。(A)探头位置示意;(B)超声图像。

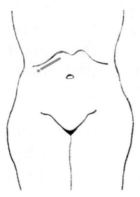

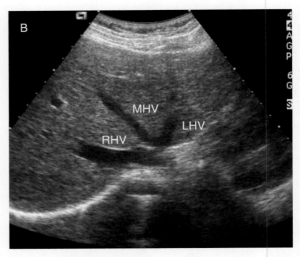

图1-2-10　肝脏肋缘下斜切图。(A)探头位置示意;(B)超声图像。RHV,肝右静脉;MHV,肝中静脉;LHV,肝左静脉。

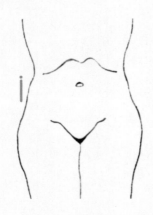

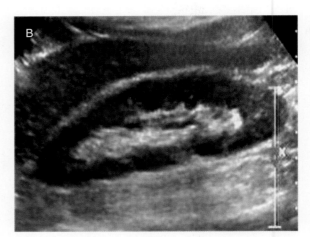

图1-2-11　右肾冠状图。(A)探头位置示意;(B)超声图像。

(三)回声的描述

1.回声强弱的命名

人体组织的反射回声强度分为强回声、高回声、等回声、低回声、无回声5个等级。

(1)强回声:灰阶明亮,后方常伴声影,见于骨骼、气体、结石、各种钙化灶等(图1-2-12)。

(2)高回声:灰阶较明亮,后方不伴声影,见于肾窦、纤维组织等(图1-2-13)。

(3)等回声:灰阶强度呈中等水平,见于肝、脾等实质脏器(图1-2-14)。

(4)低回声:呈灰暗水平的回声,见于肾皮质、炎性淋巴结、部分恶性肿瘤等均质结构(图1-2-15)。

(5)无回声:均匀的液体内无声阻差异的界面,见于充盈的膀胱、肝硬化腹水、正常胆汁及透声良好的囊肿(图1-2-16)。

2.回声形态的命名

(1)点状回声:均匀的物质内可见点状回声,直径<3mm,如胆囊壁小结晶、淤积的胆汁、速度较低的血流等(图1-2-17)。

(2)斑状回声:均匀组织内的不同回声,多为强回声,直径为3~5mm,如肝内钙化灶、胆囊、肾内结石等(图1-2-18)。

(3)团块状回声:均匀组织内的不同回声,直径>5mm,可为高回声、不均匀回声等。常用来形容实性占位性病变,如肝内血管瘤、肾脏错构瘤等(图1-2-19)。

(4)弧形回声、环状回声:回声显示较大的结石、胎儿颅骨、钙化的囊壁等(图1-2-20)。

(5)线条状回声:细线状回声或较粗线条状回声,显示脏器表面的包膜、囊肿内的分隔等(图1-2-21)。

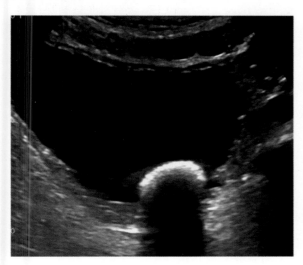

图1-2-12　膀胱内结石。

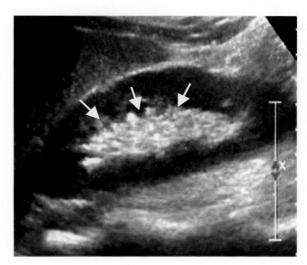

图1-2-13　肾窦(箭头)。

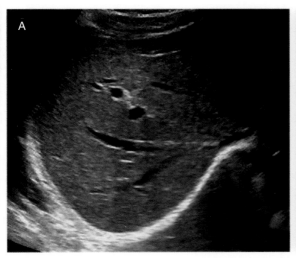

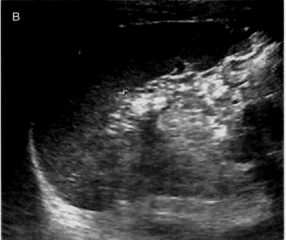

图1-2-14　(A)肝脏;(B)脾脏。

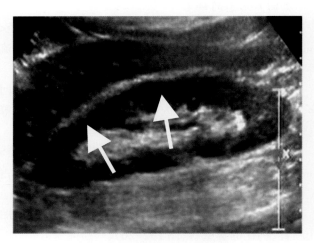

图1-2-15　肾脏实质(箭头)。

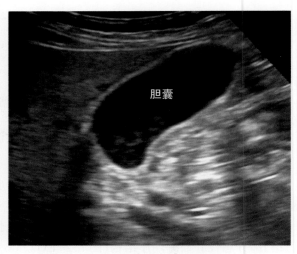

图1-2-17　胆囊腔内胆汁淤积,呈点状回声。

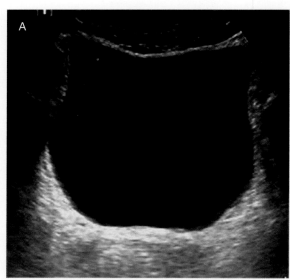

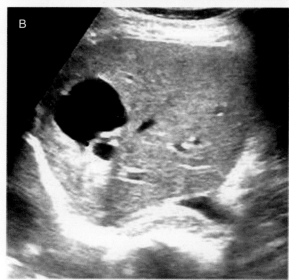

图1-2-16　(A)膀胱内无回声;(B)肝脏内透声良好的囊肿。

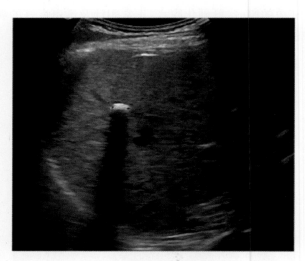

图1-2-18　肝内钙化灶。

3.回声分布的描述

回声分布情况分为均匀或不均匀,均匀指回声只有一种,不伴其他类型的回声;不均匀包括随机性不均匀和规律性的深度递减,指回声不只是一种,而是由两种或多种类型混杂(图1-2-22)。

4.病灶后方回声的描述

(1)回声增强:病灶后方回声较同等深度的周围组织明亮得多,多见于透声良好的囊肿、脓肿及其他液性区的后壁(图1-2-23)。

(2)回声衰减:在常规深度增益补偿正补偿调节后,病灶后方回声低弱或接近无回声区,多见于重度脂肪肝引起远场回声减弱(图1-2-24)。

(3)声影:在常规深度增益补偿正补偿调节后,病灶后方出现无回声区,多见于结石、钙化灶、骨、含气肺的后方(图1-2-25)。

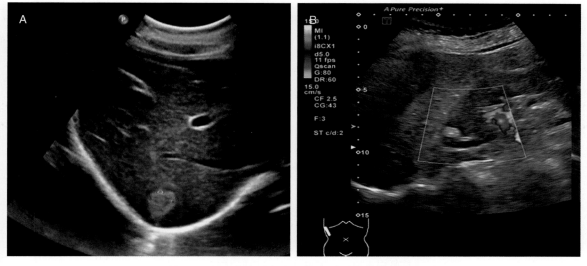

图1-2-19　(A)肝右叶血管瘤；(B)右肾错构瘤。

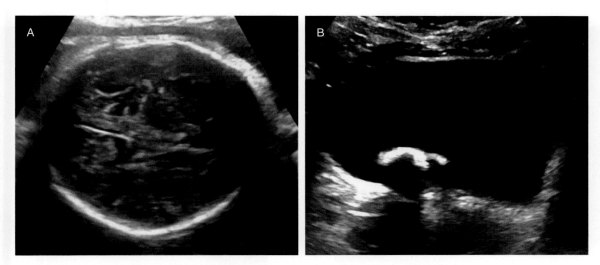

图1-2-20　(A)胎儿颅骨呈环状回声；(B)膀胱内结石呈弧形回声。

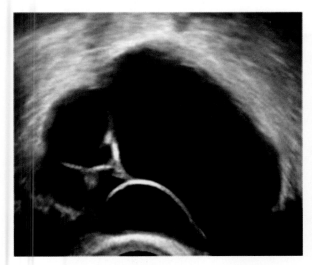

图1-2-21　卵巢囊肿内呈细条状强回声分隔。

5.特征性回声的描述

(1)"靶环"征及"牛眼"征：指病灶周围为低回声，内部为环状高回声，中心呈低回声，多见于转移性肝肿瘤(图1-2-26)。

(2)"假肾"征：指病灶中心呈高回声，周围为低声包绕的肿物，多见于胃肠道肿瘤、肠壁炎症、肠管外伤出血等(图1-2-27)。

(3)"彗星尾"征：指病灶后方出现狭长带状强回声，酷似彗星尾，多见于胆囊壁内胆固醇结晶、宫内节育器、胆管内气泡等(图1-2-28)。

(4)"驼峰"征：指实质脏器内的肿瘤向表面隆起(图1-2-29)。

(5)"双筒枪"征：指肝门部胆管因阻塞扩张后与门静脉平行，并且管径相近或更宽(图1-2-30)。

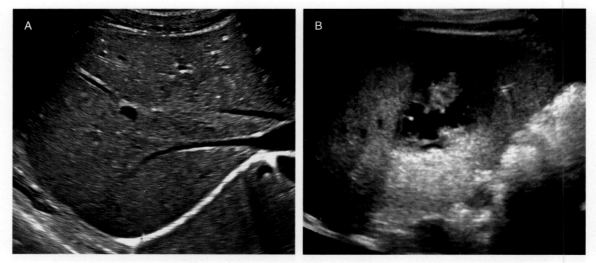

图1-2-22　（A）正常肝脏回声均匀；（B）肝脓肿，肝内回声不均匀，高回声与无回声区混杂。

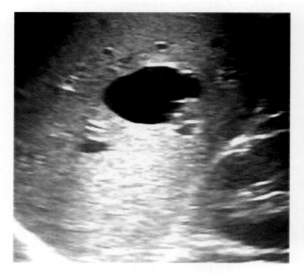

图1-2-23　肝囊肿后方回声增强。

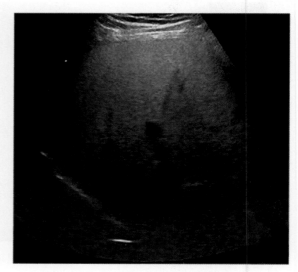

图1-2-24　脂肪肝患者，近场回声强于远场。

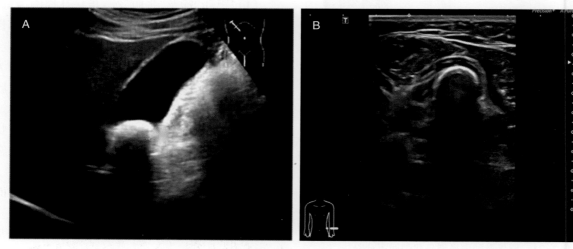

图1-2-25　（A）胆囊结石；（B）前臂骨性结构。

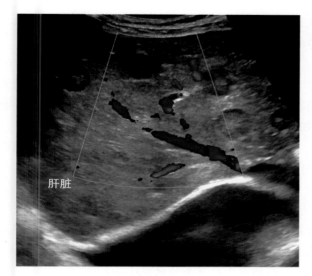

图 1-2-26 转移性肝肿瘤的"靶环"征及"牛眼"征。

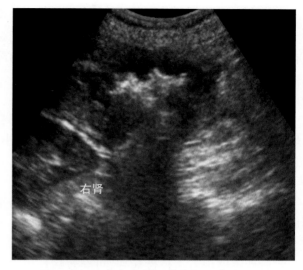

图 1-2-27 右肾旁胃肠道肿物的"假肾"征。

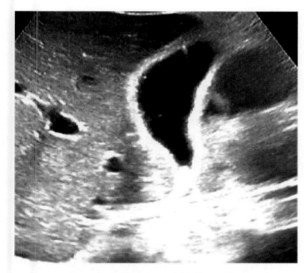

图 1-2-28 胆囊附壁胆固醇结晶的"彗星尾"征。

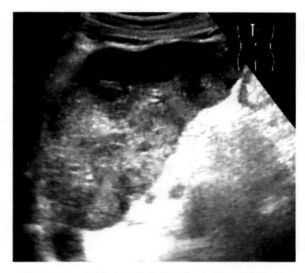

图 1-2-29 肝脏内多发实性占位,向肝脏表面隆起。

五、声像图主要分析内容

在正常组织结构中,寻找异常回声,通过对异常回声的观察、分析,做出超声提示,声像图的分析从以下几个方面入手。

(一)位置和活动度

通过分析所观察目标自体表的投影位置及图像中与周边邻近脏器的关系进行定位,通过改变体位、按压或深呼吸动作可了解其活动度。

(二)数目、大小和形态特征

观察目标的多少,在目标的最大切面上测量其互相垂直的两个径线,在与该切面垂直的切面中测量其最大径线为第3个径线,描述目标的形态,如圆形、梭形、不规则形等。

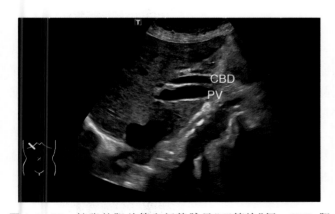

图 1-2-30 扩张的胆总管和门静脉呈"双筒枪"征。CBD,胆总管;PV,门静脉。

(三)边界和边缘回声

通过被检目标的有边界回声或无边界回声判断是否有包膜。根据光滑或粗糙及完整或中断来分析边缘回声,并观察其回声强度。

(四)内部回声

分析目标的内部回声特征及其均匀性,若内部有局灶性病变或管道结构等,要描述其部位、数目、大小、形态、回声特点等。

(五)后壁及后方回声

观察目标后壁、后方的回声增强或回声减弱乃至形成声影,或无明显变化。

(六)周围回声改变

实质性脏器内有占位性病变,可导致病灶周围回声改变。

(七)毗邻关系及毗邻结构的改变

判断病变与周围脏器的连续性,有无压迫、粘连或浸润等,并观察周围脏器回声的变化,如有无肿大淋巴结。

(八)血流的定性及定量分析

观察目标血流信号的有或无,丰富或不丰富,观察血流形态,通过彩色多普勒及频谱多普勒分析血流速度、血流时相、血流性质等。

六、超声伪像的识别

伪像是由仪器本身的性能或超声波在人体内传播特性形成的图像畸变或相对真实解剖结构的差异,主要反映在形状及位置的失真、回声亮度的失真。常见的伪像如下。

(一)二维超声图像中的伪像

1.与声波反射有关的伪像

(1)混响与振铃伪像。①混响:探头表面与高反射性界面之间声波多次往返,回波形成多次反射,在图像上显示等距相间的多个界面。靠近探头的高反射体界面产生外部混响,多见于正常胸膜-肺表面、腹壁肌-筋膜、腹直肌鞘膜的后方器官;离开探头的高反射性物体的内部产生内部混响,如宫内节育器。②振铃伪像:混响发生在某一薄层气体界面上,声波发生多次反射,并伴随明显衰减,如胃肠道内含气性内容物。

(2)镜面伪像:当声束遇到平滑的高反射性界面,在该界面似一镜面返回至探头,多见于膈、胸膜、脑膜和含气肺界面。

(3)侧壁回声失落:当声束与界面垂直时,回声强度最强;当声束与界面倾斜时回声强度减弱;当声束与界面倾斜入射角≥20°时,回声强度为零。

2.与声波折射有关的伪像

(1)侧边声影:当声束与球面反射体的边缘之间夹角较小时,无回波产生,如囊肿的侧壁、有包膜的肿瘤(如乳腺纤维瘤)等。

(2)棱镜效应:声束在两种相邻且声速不同的组织中构成倾斜界面时,透射的声束发生方向偏斜改变。

3.与声波散射有关的伪像

声束经过厚层散射体(如脂肪、肌肉组织)时,发生大量散射而产生伪像,图像模糊似迷雾状,深部组织显示不清,见于肥胖者及肌肉发达的超力体形。

4.与回声衰减有关的伪像

(1)声影:由强反射、强吸收或衰减产生后方组织回声减弱或无回声,如结石、瘢痕、骨骼等。

(2)透声性:均质性介质回声衰减值低于假定回声衰减值时,后方组织回声增强,见于囊肿、胆囊、膀胱等。

5.旁瓣效应伪像

声束有主瓣和旁瓣之分,主瓣进行超声扫描和成像,旁瓣也接收来自不同方向的回声,会在图像上产生杂乱无章的回声干扰而影响清晰度。

声束遇到过强的反射体时,常出现典型的"披纱"征("狗耳"征),多见于较大的胆囊结石、宫内节育器等。

6.与其他因素有关的伪像

增益、距离增益补偿调节、聚焦、动态范围调节不当,探头选择不当、扫查或测量方法失误等,不仅影响图像的质量,而且会造成伪像,进而影响图像的分析与观察。

(二)彩色多普勒血流图

有血流的部位显示无彩色或少彩色血流信号,其原因多见于彩色增益过低、壁滤波过高、聚焦不当、探测浅表器官低速血流时选用低频率探头、彩色取样框过大。

少血流部位出现过多彩色血流信号及彩色血流信号外溢情况多见于彩色增益过高、探查高速血流时脉冲重复频率(PRF)过低、壁滤波过低。

无血管部位出现彩色信号。

●镜面反射伪像:与二维超声图像中的镜面反射伪像相似,均有高反射性界面存在。

●闪烁伪像:心脏、大血管强烈的机械搏动与呼吸运动可使相邻器官图像产生杂乱的搏动性彩色血流信号干扰。

● 组织震颤伪像：被检者发音或测高速血流时出现彩色血流信号的干扰。

● 快闪伪像：强回声后方声影区内出现的红蓝镶嵌快速闪烁变化的彩色伪像。多见于表面有结晶的、不光滑的尿路结石及前列腺结石，彩色信号位于结石回声的表面，尤其是声影内。

● 液体流动产生多普勒效应，如输尿管口喷尿现象。

彩色信号的颜色及明暗度改变，影响血流方向和速度的表达，多见于下列情况：

● 彩色混叠：PRF过低，测量高速血流时采用高频率探头或较高多普勒频率。

● 探头倒置或血流方向翻转设置不当。

● 血管自然弯曲走行，仪器不能识别多普勒角度，出现流速快慢不均。

在实际超声检查中，要求操作者熟练掌握超声诊断仪的性能，努力获得清晰的声像图，正确分析图像特征，并能有效识别超声伪像，以便于对检查做出正确判断。

七、超声诊断技术的临床应用

超声技术应用于医学领域不久就得到医生及患者的认可。由于人体自身的复杂性、疾病的多样性，提高疾病的正确诊断率并非易事。针对临床需求及提高图像质量的重要性，医学超声技术仍在不断探索，不断有新的技术问世。从最早期的多普勒技术、三维超声、超声造影到不断出现的新技术，超声仪器更加多功能化，促进了临床诊断的进步。

（一）多普勒技术

应用多普勒效应，接收血流形成的超声多普勒频移检测血流，以诊断疾病。多普勒技术可分为两大类，即频谱多普勒与彩色多普勒血流成像。

1.频谱多普勒

频谱多普勒包括脉冲波多普勒和连续波多普勒。脉冲波多普勒换能器以短脉冲群方式发射超声波，在发射间歇期又用以接收回波信号。受PRF的限制，不能测量高速血流。连续波多普勒不受PRF的限制，可测量高速血流，无距离选通能力。

多普勒频谱图形的横轴代表时间，即血流显示的时相；纵轴代表频移，即血流的速度。在零位线上方的频谱代表血流朝向探头，在下方的频谱代表血流背离探头，通过仪器调节可把频谱上、下方向翻转。频谱在纵轴上的振幅代表频移的大小，即血流速度的大小。频谱辉度大，说明某一瞬间取样容积内速度相同的红细胞数量多，散射回声强，表现为灰阶值高，即亮度高；反之，则亮度低。频谱宽度表示某一瞬间取样中的红细胞运动速度分布范围的大小，如速度范围小（即红细胞运动速度相同的多），称为频谱窄或频带窄；如速度不同的多，则为频谱宽或频带宽。频谱宽度与取样容积的大小有直接关系，取样容积小，容易获得窄频谱；取样容积大，则易获得宽频谱。频谱宽度与取样容积大小受限制有关，大的动脉常为频带窄，外周的小动脉常为频带宽。

不同血流具有不同的多普勒频谱特点，可通过其判断血流的性质。层流的红细胞速度梯度小，运动方向一致，在多普勒频谱上显示为频谱窄、频谱图形规则；因红细胞运动的速度梯度大，方向多变，显示为频谱宽，频谱波形不够规则，形成湍流；动脉血流频谱呈脉冲波形，收缩期幅度大于舒张期，舒张期开始可能出现短暂的反向脉冲波形。静脉血流频谱呈连续的有或无起伏的曲线，曲线起伏由呼吸时静脉压力的增大或减小所致，对静脉远端部位加压也有同样的效果。

2.彩色多普勒

彩色多普勒以脉冲波多普勒技术为基础，用运动目标显示器、自相关函数计算、数字扫描转换、彩色编码等技术，达到血流的彩色显像。彩色多普勒血流显像以彩色信号的不同颜色表示血流方向，通常用红色表示血流朝向探头，蓝色表示血流背离探头。以彩色信号色调表示血流速度的高低，色调越浓即彩色越明亮，表示流速越高，色调越暗淡表示流速越低。以彩色信号显示方式表示血管的属性，动脉血流的彩色信号呈有规律地闪动，静脉血流的彩色信号为持续地显示。

3.能量多普勒

彩色多普勒由于受探测角度的影响，测量低速血流的能力受到限制。能量多普勒是建立在利用超声多普勒方法检测低速血流信号的基础上，除去了频移信号，仅利用由红细胞散射能量形成的幅度信号。可出色地显示细小血管分布，不受血流角度及弯曲度的影响。新近发展的方向性能量图全面利用了幅值及频移信号，既可显示血流方向，又可检测血流平均速度。

4.彩色多普勒速度能量图

彩色多普勒速度能量图综合了彩色多普勒速度图

和彩色多普勒能量图优势的新的多普勒显像方式,可在提供能量图血流显像敏感性的同时,提供彩色多普勒具有的血流速度和方向的信息。

(二)谐波成像

利用人体回波中谐波的非线性现象所形成的声像图称为谐波成像,根据非线性因素的不同可分为组织谐波成像和对比谐波成像。采用滤波技术去除基波而利用组织谐波进行成像的方法称为组织谐波成像。用这种方法可消除基波的噪声和干扰,以及旁瓣产生的混响,消除近场伪像干扰和近场混响,明显改善声噪比,提高图像的质量和对病灶的检测能力。对传统基波成像显像困难的患者,组织谐波成像对心内膜和心肌的显示,以及腹腔深部血管病变边界的显示、心腔血流状态、血栓的轮廓、腹部占位性病变、腹部含液性脏器内病变及囊性病变的内部回声有明显改变。

谐波成像是一种利用造影剂的非线性振动产生的谐波进行成像的技术,是利用造影剂使后散射回声增强,明显提高超声诊断的分辨率、敏感性和特异性的技术。随着仪器性能的改进和新型声学造影剂的出现,超声造影仪能有效增强实质性器官的二维超声影像和血流多普勒信号,反映和观察正常组织、病变组织的血流灌注情况。

(三)超声造影

超声造影是通过静脉注射超声造影剂,利用超声造影谐波成像技术,使超声造影剂产生强烈的反射回声,清晰显示组织器官的微循环灌注情况,从而增加图像的对比分辨率,提高超声诊断的敏感性和特异性。

(四)三维超声

二维图像的诊断较多地依赖于操作者的综合医学知识及掌握仪器的能力,在一定程度上有一些不足,高速采集图像,将超声诊断的二维化推向三维乃至多维化阶段,弥补了平面图像的不足。超声图像的三维重建通过具有并行采集和处理功能的多维或镶嵌阵列探头操纵声束进行体积扫描,得到实时三维数据,可同时显示物体的3个垂直平面:轴面、矢状面、冠状面。可沿着其中任意平行平面滚动观察,还可旋转到任意平面观察最感兴趣的结构。三维重建图像可自由旋转,从不同角度观察病变,以获得尽可能多的信息。三维

超声成像技术包括静态三维、动态三维和实时三维成像。三维超声成像包括以下几种方式。

1. 表面成像

表面成像技术对不同灰阶进行分割,提取出感兴趣结构的表面轮廓,适用于膀胱、胆囊、子宫、胎儿等含液性的空腔和被液体环绕的结构。

2. 透明成像

该技术采用透明算法实现三维超声重建,能淡化周围组织结构的灰阶信息,使之呈透明状态,着重显示感兴趣区域的结构,同时部分保留周围组织的灰阶信息。

3. 多平面成像

该技术对三维超声容积数据进行不同方向的剪切,生成新的平面图,主要用来获得C平面(又称冠状面)的回声信息。

4. 彩色多普勒血流三维成像

利用彩色多普勒血流方向图及多普勒能量图的血流信息,对血流的方向、范围进行三维成像,用于血管的走行、与周围组织的关系及感兴趣部位的血流灌注的评价。

三维超声拓展了常规二维腔内超声的应用。二维扫描不能提供空间结构信息,对二维图像的数据进行计算机处理后,实时重建为三维图像,获取肛管、直肠的全景图像,可自由旋转,任意切割。经直肠超声三维模式可清晰地显示直肠肿瘤的浸润、肛瘘的分型,在三维图像的各解剖平面上,可观察到肛门括约肌病变或跟踪瘘管走行,能更有效地指导医生的诊疗方案。

(五)组织弹性成像

组织弹性成像利用超声源对被测组织进行辐射激振,测量其动态位移,由应变与辐射力计算出相应的弹性系数加以显示,显示组织的弹性及老化状态。弹性成像技术的发展可客观地量化比较非正常组织不同于周围组织产生的病理变化,有效鉴别实质性肿瘤的良恶性,对恶性病变诊断具有较高的特异性和敏感性。目前已广泛应用于乳腺、前列腺、甲状腺等小器官。心肌弹性成像能客观、准确地对局部心肌功能进行定量评价,无角度依赖,分辨率高,可重复性好,可应用于心肌梗死和心肌缺血的定位。

第3节 男性生殖系统疾病超声检查的应用范围

超声检查是一种无创性、操作简便、重复性好、无放射性损害、实时动态显像的一种影像学检查方法,二维灰阶超声与多普勒超声成像技术有机结合,不仅可观察组织与脏器的切面结构、形态、内部回声等信息,同时还可实时提供血流动力学参数,包括血流方向、分布、流速等。因此,在男性生殖系统疾病诊断和鉴别诊断中,超声可作为许多疾病的首选影像学检查手段,而且发挥着重要的作用。但在男性生殖系统超声检查中,因超声只能扫及部分输精管(即输精管睾丸部、阴囊部、腹股沟管部及盆部末段),所以对于腹股沟深环至与输尿管相交处之间的输精管盆部是超声检查的盲区。

一、阴囊超声的应用范围

●正常睾丸及附睾的大小、形态、回声及血流分布特征。

●睾丸疾病:睾丸先天性发育异常、隐睾、睾丸肿瘤、睾丸炎、睾丸萎缩、睾丸血肿、睾丸扭转、睾丸囊肿。

●附睾疾病:附睾发育异常、附睾炎、附睾结核、附睾梗阻、附睾肿瘤、附睾囊肿等。

●鞘膜腔病变(鞘膜积液)包括睾丸鞘膜积液、精索睾丸鞘膜积液、精索鞘膜积液、交通性鞘膜积液、鞘膜腔钙化、阴囊血肿等。

●精索静脉内径,有无曲张、反流。

●输精管阴囊段有无缺如、发育异常,有无扩张,有无瘢痕组织。

二、阴茎超声的应用范围

●阴茎疾病:阴茎损伤、海绵体炎、阴茎硬结病、阴茎硬化性淋巴管炎、阴茎勃起功能障碍、阴茎异常勃起、阴茎癌。

三、经直肠超声(TRUS)检查的应用范围

●前列腺:显示前列腺大小、回声及结构特征,有无发育异常、囊肿、钙化、炎症、肿瘤等。

●射精管:显示射精管有无钙化、扩张、囊肿等。

●精囊:双侧精囊大小、形态结构及内部同声,有无缺如、发育异常、炎症、肿瘤等。

●输精管盆部末段:输精管盆部末段是否存在,有无缺如、钙化、发育异常、扩张等。

第4节 男性生殖系统疾病超声诊断思路

男性生殖系统疾病的超声检查,根据不同的人群及检查部位不同,选取适合的检查途径。

男科疾病涉及范围广泛,不仅有其局部表现,也有其全身表现。许多全身性疾病可表现出男科病特有的症状。在询问病史时,既要了解每一器官的状态,又要将它们视为一个统一体,考虑彼此间内在的结构和功能的联系。同时也要把生殖系统与全身其他系统视为一个统一体,考虑它们之间在结构和功能方面的直接或间接联系。

有些男科疾病与泌尿系疾病关系密切,询问病史时要熟悉泌尿系统疾病的症状特点,相互联系,全面地进行分析。

超声医生在超声诊断前,要全面、系统地进行超声检查。同时详细了解病史、临床症状、体征,结合体格检查及实验室检查结果综合分析,以提高超声诊断符合率。

第2章
前列腺疾病的超声诊断

第1节 解剖生理

一、前列腺的解剖

前列腺位于膀胱与尿生殖膈之间,前列腺上端与膀胱颈、精囊腺、输精管壶腹相邻;前列腺的前方为耻骨联合,其间有前列腺静脉丛、蜂窝组织及耻骨前列腺韧带;前列腺后方为直肠壶腹,其间仅有少量疏松结缔组织和直肠膀胱隔;前列腺下外侧面与肛提肌上部紧密相连,其上方的筋膜内有引流前列腺、精囊的血管和淋巴管穿过;前列腺上端宽大部位为前列腺底,下端尖细部位为前列腺尖,形似栗子,底与尖之间的部分为前列腺体,横径约4cm,前后径约为2cm,上下径约为3cm;前列腺体后面中间有一纵行浅沟,称前列腺沟,直肠指诊可触及此沟;前列腺肥大时,此沟消失。男性尿道在前列腺底部进入,经前列腺实质前部下行,由前列腺尖穿出,此部分称为尿道前列腺部,长约为3cm,后壁有一纵行隆起,称为尿道嵴,嵴中部隆起称为精阜。左、右射精管于前列腺底部后缘上方穿入前列腺,斜向前下方,开口位于尿道前列腺部后壁的精阜上。精阜两侧的尿道黏膜上有15~30条细小前列腺输出管的开口(图2-1-1和图2-1-2)。

前列腺是由腺组织和平滑肌组织构成的实质性器官,腺体组织占70%,由高柱状上皮组成。从青春期开始,前列腺在雄激素的刺激下分泌活动增强,分泌物为稀薄的乳白色液体,富含酸性磷酸酶、纤维蛋白溶酶等物质。肌纤维组织占30%,为前列腺的支架,在性冲动时,平滑肌的节律性收缩有助于腺体的分泌及分泌物的排出。前列腺增生时,肌纤维组织的比例明显增加。

前列腺有3层被膜,外层为前列腺筋膜,来源于直肠膀胱间的盆筋膜,紧贴在前列腺的前面及侧面,含丰富的静脉和疏松结缔组织;中层为纤维鞘,即前列腺固有包膜,位于前列腺体表面,为一层致密且坚韧的纤维组织和平滑肌包膜,其伸入腺体实质,将腺体分叶;内层是肌层,与前列腺组织内的大量肌纤维相连。

(一)前列腺的分叶

前列腺分为前叶、中叶、后叶和两侧叶(图2-1-3)。前叶很小,位于尿道前方和左、右侧叶之间,临床上无重要意义;中叶称前列腺峡,呈楔形,位于尿道和射精管之间;左、右侧叶分别位于前叶、尿道、中叶两侧,紧

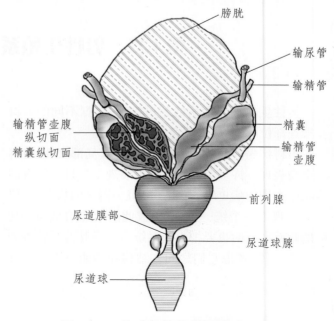

图2-1-1 前列腺、精囊及输精管背面观。

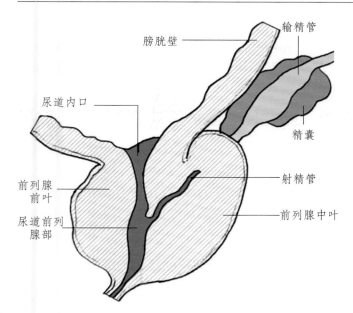

图2-1-2 前列腺、精囊及输精管侧面观。

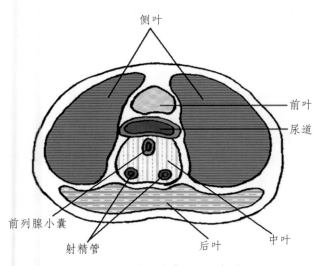

图2-1-3 前列腺横切面示意图。

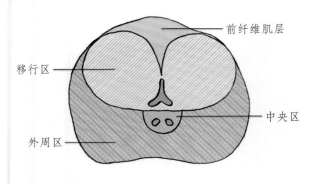

图2-1-4 前列腺的分区（横断面）。

贴尿道侧壁；后叶位于射精管、中叶和侧叶的后方。前列腺组织分为内腺和外腺，两腺之间由一层纤维肌组织隔开。外腺较大，相当于侧叶和后叶，是构成前列腺的主体部分，包含分支腺和主腺，是前列腺肿瘤的易发部位。内腺也称尿道腺，集中在尿道黏膜及黏膜下层，相当于中叶和前叶，又分为黏膜腺和黏膜下腺，是良性前列腺增生的好发部位，侧叶增生从两侧压迫尿道，容易引起排尿困难。中叶增生时，向上突入膀胱，发生尿道梗阻，且梗阻症状与前列腺大小不成正比。

（二）前列腺的分区

目前，多采用新的分区法，即中央区、外周区和移行区（图2-1-4和图2-1-5）。在两个射精管与尿道内口至精阜之间的前列腺组织呈圆锥状，称为中央区，约占25%；在中央区周围的组织为外周区，此区约占70%；移行区位于精阜之上、尿道周围，约占5%；中央区与外周区之间有明显界限。外周区是前列腺炎和前列腺癌（PCa）最常发生的区域，而移行区则是前列腺增生的易发部位。尿道周围还有一些腺体，主要由纤维和平滑肌组织构成，称为尿道周围腺体区，也是前列腺增生的发生地。既往所述前列腺侧叶增生实际上为移行区腺体增生；中叶增生实际上为尿道周围腺体增生，多数突入膀胱（图2-1-6）。

二、前列腺的血液循环

前列腺的动脉供应主要来源于膀胱下动脉、阴部内动脉和直肠下动脉。其中膀胱下动脉是前列腺最主要的血供来源。在前列腺内的动脉可分为两组，一组为外包膜组，主要供应前列腺的外周部分，此组动脉与

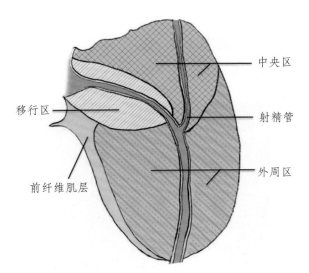

图2-1-5 前列腺的分区（矢状面）。

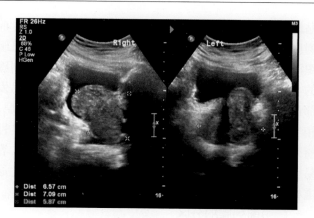

图2-1-6   前列腺增生中叶突入膀胱腔。

年龄及前列腺增生无明显关系；另一组为腺内组，也称尿道组，此组动脉位于膀胱前列腺连接部，相当于膀胱颈后唇5、7点位，穿入前列腺，然后与尿道平行下行至腺体内。它是前列腺血供的主要来源，随年龄增大而增多，且与前列腺增生密切相关。

前列腺静脉在其底部形成静脉丛，以其前面及侧面明显，主要收集阴茎背深静脉的回血并与阴部静脉丛、膀胱静脉丛有广泛的交通支，最后回流至髂内静脉。

三、前列腺的淋巴回流

前列腺的淋巴主要回流至髂内和骶前淋巴结，部分也可回流至髂外淋巴结。前列腺内的输出淋巴管在前列腺包膜外形成前列腺周围淋巴网，并汇成数支主要淋巴管，一部分从前列腺后侧离开腺体沿膀胱下动脉上行，引流至骶外淋巴结；另一部分则回流至髂内淋巴结，与精囊、直肠淋巴管有丰富的交通支，最后汇成髂总淋巴干；其余部分回流至膀胱旁淋巴结。

四、前列腺的神经支配

前列腺及其包膜有丰富的交感神经及副交感神经，分别来自骶前神经丛、盆神经丛。前列腺的神经由盆神经丛的下部发出，随前列腺动脉进入前列腺，分布于输精管盆部、输精管、尿道前列腺部、尿道膜部、尿道海绵体部、阴茎海绵体、尿道球腺等。

五、前列腺的功能

前列腺是男性最大的附属腺，其功能包括控制尿液自膀胱排出、射精时输送精液、分泌前列腺液（其中一些小分子物质和多种酶有利于精子的活动；5-还原酶可使睾酮代谢成生理活性更强的双氢睾酮，对生育非常重要）。

六、前列腺的解剖特点及相关疾病

小儿前列腺较小（图2-1-7），青春期前列腺迅速发育成熟。中年以后腺体逐渐退化，结缔组织增生，常形成前列腺增生，以前列腺上皮和间质增生为特征，是50岁以上男性的常见疾病。前列腺增生发生与雄激素有关，发病率随年龄的增加而递增。由于增生多发生在前列腺的中央区和移行区，尿道前列腺部受压会产生尿道梗阻的症状和体征，患者可出现排尿困难、尿流变细、滴尿、尿频和夜尿增多。长此以往，前列腺增生患者可产生尿潴留和膀胱扩张。尿潴留可进一步诱发尿路感染或肾盂积水，严重者可致肾衰竭。

前列腺癌是源自前列腺上皮的恶性肿瘤，多发在50岁以后，发病率随年龄增加逐步升高，其发病率和死亡率在欧美国家仅次于肺癌，居所有癌症的第2位。亚洲地区的发病率较低，但近年来呈逐渐上升趋势。去势手术（切除睾丸）或服用雌激素可抑制肿瘤生长，说明雄激素和前列腺癌的发生相关。同正常的前列腺一样，前列腺癌上皮细胞也具有雄激素受体，激素和受体结合可促进肿瘤生长。

早期前列腺癌一般无症状，常在前列腺增生的切

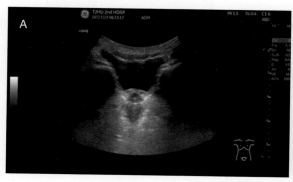
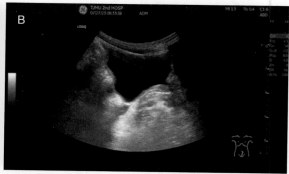

图2-1-7   小儿前列腺声像图。

除标本中或在死后解剖中偶然发现。因为大多数前列腺癌位于被膜下,呈结节状,肛诊检查可直接扪及。正常前列腺组织可分泌前列腺特异性抗原(PSA),当PSA的分泌量明显增多时,应高度怀疑前列腺癌,也对鉴别原发前列腺的肿瘤和转移癌有所帮助。必要时可进行前列腺组织穿刺,由组织病理学检查确诊。5%~20%的前列腺癌可发生局部浸润和远处转移,常直接向精囊和膀胱底部浸润,后者可引起尿道梗阻。血行转移主要转移到骨,尤以脊椎最常见,其次为股骨近端、盆骨和肋骨。男性肿瘤骨转移应首先考虑前列腺癌转移的可能。淋巴转移首先至闭孔淋巴结,随之到内脏淋巴结、胃底淋巴结、髂骨淋巴结、骶骨前淋巴结和主动脉旁淋巴结。偶见内脏的广泛转移。

第2节　检查方法

一、前列腺超声检查的适应证

- 前列腺结石的诊断与鉴别诊断。
- 前列腺囊肿的诊断与鉴别诊断。
- 前列腺炎性疾病的诊断与鉴别诊断。
- 前列腺增生。
- 前列腺肿瘤的诊断、定位及鉴别诊断。
- 精囊疾病的诊断与鉴别诊断。
- 前列腺疾病治疗效果的评估。
- 前列腺介入超声诊断与治疗。

二、前列腺超声的检查技术

前列腺超声检查的常用方法包括经腹部超声检查、经直肠超声检查和经会阴超声检查。

(一)经腹部超声检查

1.超声仪器及探头选择

用常规彩色多普勒超声诊断仪,配备腹部凸阵探头,频率范围为3.0~5.5MHz。

2.检查前患者准备

检查前嘱患者饮水,适当充盈膀胱。

3.患者体位选择

患者仰卧位,充分暴露下腹部。

4.检查方法

患者适度充盈膀胱后,仰卧位,暴露耻骨上区,涂抹耦合剂。首先进行斜冠状面扫查,探头横向置于耻骨联合上缘,声束方向向后下,指向前列腺和精囊。探头适当加压由上至下、由下至上进行扫查,获得前列腺和精囊一系列斜冠状面声像图,可在此切面上测量前列腺的最大左右径。然后探头顺时针旋转90°(即探头纵向置于耻骨联合上缘中线处),声束方向向后下方,探头适当加压由右向左、由左向右扫查,获取前列腺和精囊一系列矢状面声像图,在此切面上可测量前列腺最大上下径及前后径。经腹部途径对前列腺的扫查可能会因患者肥胖、腹部瘢痕、膀胱充盈过少、膀胱充盈过多等因素的干扰而影响前列腺显示的清晰效果。

(二)经直肠超声检查

经直肠超声检查是目前常用的前列腺超声检查方法之一,由于直肠壁薄,扫查路径短,可清晰显示前列腺大小、形态、内部结构、回声等情况,提高疾病诊断的准确性。

1.超声仪器及探头选择

用常规彩色多普勒超声诊断仪,配备经直肠端射式探头或经直肠双平面探头,频率为5.0~7.5MHz。

2.检查前患者准备

检查前嘱患者排空大便。

3.患者体位选择

患者可左侧卧位、截石位或膝胸卧位,对于年老体弱患者或可进行前列腺超声造影,前列腺穿刺活检的检查时患者为左侧卧位。

4.检查方法

患者准备好体位,经直肠超声检查前列腺前可先进行直肠指检,先了解前列腺的大小、硬度、局部表面是否有结节,检查时可重点观察。经直肠超声检查前先在探头表面涂上适量的耦合剂,然后套上保护套,在保护套外面涂上适量的耦合剂,将探头缓慢插入患者肛门。痔疮、肛裂、直肠肿瘤、直肠狭窄等患者慎用此检查方法。

经直肠端射式探头进入直肠后,从后向前侧动扫查前列腺的基底部至尖部,然后顺时针旋转探头90°,

从上到下侧动扫查前列腺,获得一系列前列腺斜冠状面图像。

经直肠双平面探头扫查前列腺时,切换至凸阵探头,由里至外移动扫查前列腺的基底部至尖部,获得一系列横切面图像,切换至线阵探头,向左、向右旋转扫查,获得一系列前列腺纵切面图像。

(三)经会阴超声检查

1.超声仪器及探头选择

用常规彩色多普勒超声诊断仪,多采用凸阵式变频探头,频率为3.5~5.0MHz。

2.检查前患者准备

检查前嘱患者清洗会阴部,适当充盈膀胱。

3.患者体位选择

患者可左侧卧位或截石位。

4.检查方法

在患者会阴部涂抹耦合剂,探头横置于会阴部,声束指向前列腺。探头适当加压自后下向前上,再向后下,获得前列腺一系列的斜冠状面声像图,测量前列腺最大左右径。然后探头顺时针旋转90°,适当加压,由右向左和由左向右,获得一系列纵切面声像图,测量前列腺最大上下径和前后径。但经会阴途径获得的前列腺声像图清晰度差,对前列腺整体形态、内部回声、早期病变及小病灶显示效果不佳,易漏诊,一般此方法很少使用。

第3节　正常声像图及超声测量

一、经腹部前列腺正常声像图及超声测量

前列腺超声表现横切面呈左右形态对称的"栗子"状、表面光滑、轮廓清晰、内部回声为较均匀的低回声,纵切面中线处可见向前列腺凹陷的尿道内口,尿道前列腺部呈线状低回声。

此途径测量前列腺时,于耻骨联合上缘获得前列腺最大横切面声像图,在前列腺最宽处从右侧边界到左侧边界连线获得前列腺最大左右径。前列腺正中线纵切面,从前列腺底部最高点到尖部最低点连线获得前列腺最大上下径。前后径是从前缘边界到后缘边界的最大径,即垂直于上下径的最大径,该纵切面显示尿道测量较为准确。

目前,较为简化的成人前列腺测量值左右径为4.0~4.5cm(图2-3-1)、上下径为3.0~4.0cm、前后径为2.5~3.0cm(图2-3-2)。前列腺体积计算可采用的公式为:前列腺体积≈0.52×左右径×上下径×前后径。

经腹部途径扫查前列腺,是一种估测前列腺大小的便捷方法,该方法对仪器设备要求简单,便于广泛开展。常用切面包括斜冠状面、正中线纵切面。

● 前列腺斜冠状面:此切面为前列腺左右径测量的最大切面,也是标准切面(图2-3-3)。

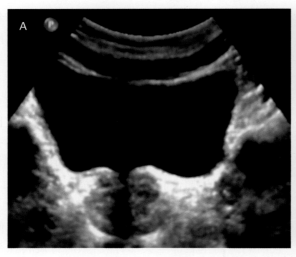
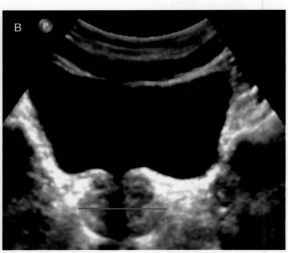

图2-3-1　前列腺横切面测量前列腺左右径(蓝线)。

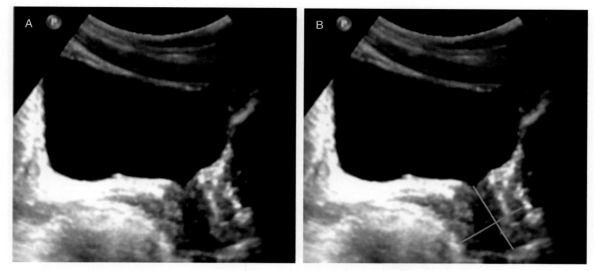

图2-3-2　前列腺纵切面测量前列腺上下径(橘线)及前后径(绿线)。

● 前列腺正中线纵切面：此切面为前列腺前后径及上下径测量的最大切面,也是标准切面(图2-3-4)。

二、经直肠前列腺正常声像图及超声测量

经直肠超声扫查前列腺可清晰观察前列腺各带区,前列腺整体回声较均匀,但各带区的回声略有差异。横切面或纵切面上,前列腺背侧及两侧为外周区回声略低;前列腺部尿道和外周区之间为中央区或移行区,呈圆形等回声。经尿道前列腺纵切面上,前列腺部尿道自尿道内口呈弓状弯曲到达尿道膜部,呈细管状低回声,回声均匀;其前方为纤维基质区,呈中等稍低回声,回声与中央区接近,而稍高于外周区回声;该切面还可观察到射精管,自前列腺底后缘斜行至前列腺部尿道后壁的精阜水平,呈纤细管状,回声较低。射精管与前列腺部尿道回声与周围腺体分界明显。

经直肠超声测量前列腺大小,横切面取前列腺最宽处,从右至左最大径为前列腺左右径(图2-3-5)。在前列腺经尿道纵切面上测量前列腺上下径及前后径(图2-3-6),上下径为从前列腺底部最上缘到尖部最下缘间的连线;前后径为从前列腺前缘边界到后缘边界的最大径,且垂直于上下径(图2-3-7和图2-3-8)。

经直肠超声评估前列腺的整体形态、大小、内部回声、包膜、前列腺内部病灶的形态、回声及周围组织解剖结构,显示较清晰。常用的横切面包括基底部横切面、体部横切面、精阜水平横切面、尖部横切面。基本纵切面包括正中纵切面、左右侧斜纵切面。

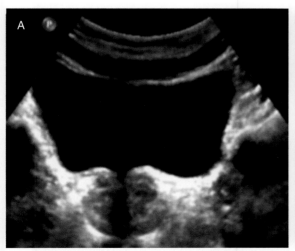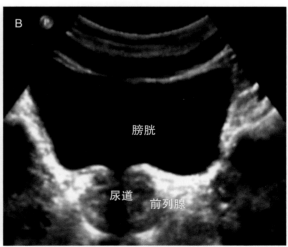

图2-3-3　前列腺斜冠状面。

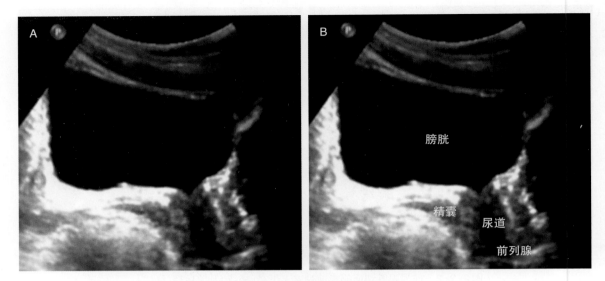

图2-3-4　前列腺正中线纵切面。

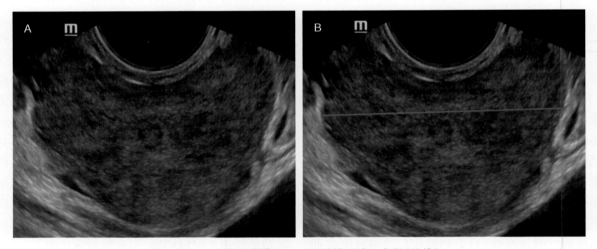

图2-3-5　在前列腺横切面上测量前列腺左右径（蓝线）。

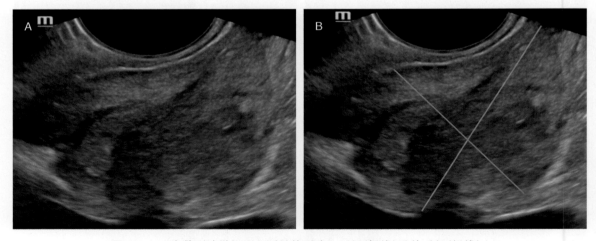

图2-3-6　在前列腺纵切面上测量前列腺上下径（橘线）及前后径（绿线）。

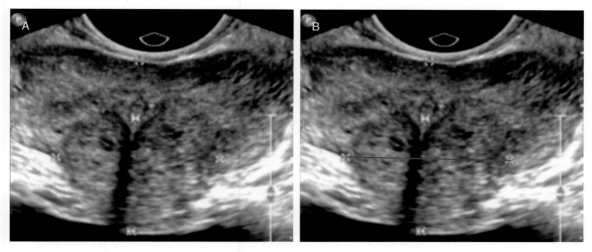

图 2-3-7　前列腺横切面测量前列腺内腺左右径(紫色)。

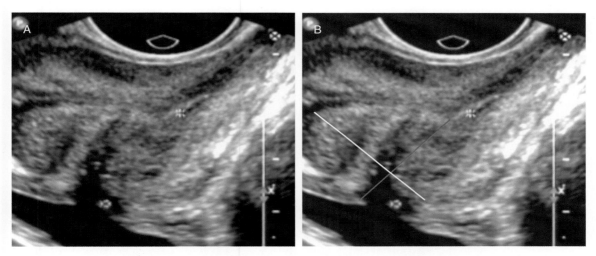

图 2-3-8　前列腺纵切面测量前列腺内腺上下径(红线)及前后径(白线)。

●前列腺基底部横切面:形态多圆钝,上下移动探头可获得此切面(图 2-3-9)。

●前列腺体部横切面:此切面显示前列腺左右径最大横切面,也是测量的标准切面,扫查时上下移动探头,以获得最大横切面(图 2-3-10)。

●前列腺精阜水平横切面:面积较体部横切面小,可显示尿道切面呈倒"V"状(图 2-3-11)。

●前列腺尖部横切面:尖部以外腺为主,内外腺分界不明显(图 2-3-12)。

●前列腺正中线纵切面:此切面显示尿道、射精管,是前列腺纵切面的标准切面,也是测量前列腺前后径及上下径的最大切面(图 2-3-13)。

●前列腺左右侧斜纵切面:左、右侧动探头可获得此切面,观察同侧精囊(图 2-3-14 和图 2-3-15)。

三、经会阴前列腺正常声像图及超声测量

此途径扫查前列腺时斜冠状切面上前列腺左右对称,形态较圆钝,在此切面前列腺最宽处连线测量最大左右径(图 2-3-16);纵切面前列腺前方可观察到尿道膜部、球部及尿道海绵体,后方为无回声的膀胱,此切面从前列腺上缘边界到下缘边界的最大径为上下径,前后径则为垂直于上下径的最大径(图 2-3-17)。

四、正常前列腺彩色多普勒及能量多普勒超声表现(图 2-3-18 至图 2-3-23)

前列腺血流信号的显示多采用经直肠彩色多普勒成像,选择扇形取样框,将前列腺完整包括,正常前列腺内部血流信号稀疏,呈棒状、放射状对称分布。前列

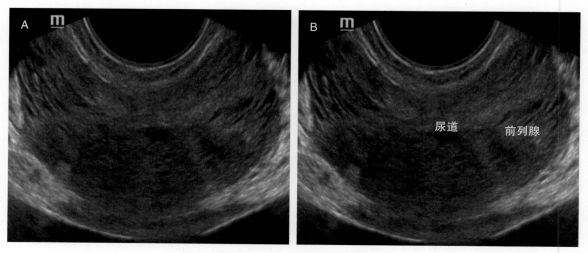

图2-3-9 前列腺基底部横切面。

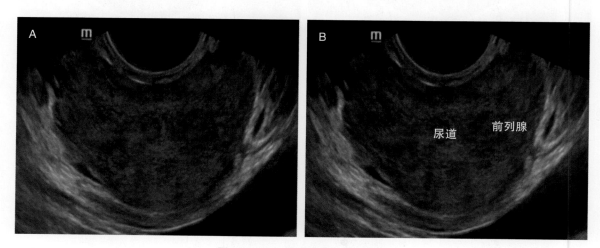

图2-3-10 前列腺体部横切面。

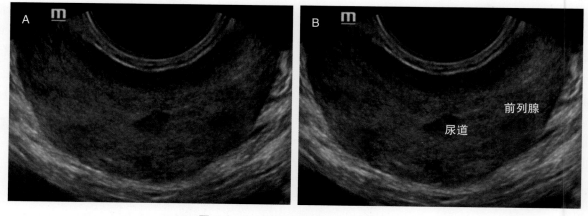

图2-3-11 前列腺精阜水平横切面。

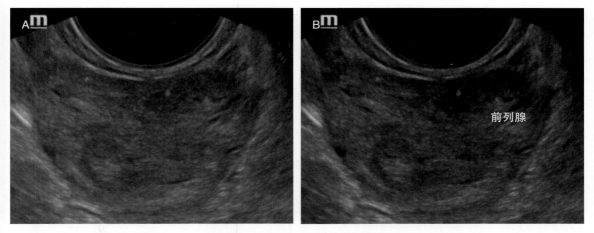

图2-3-12 前列腺尖部横切面。

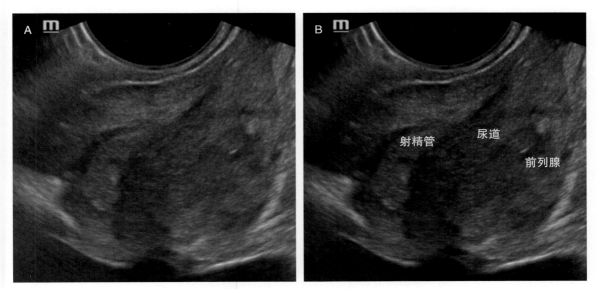

图2-3-13 前列腺正中线纵切面。

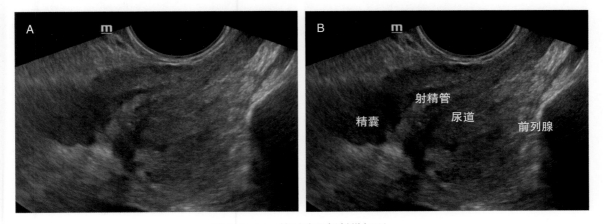

图2-3-14 前列腺左侧斜纵切面。

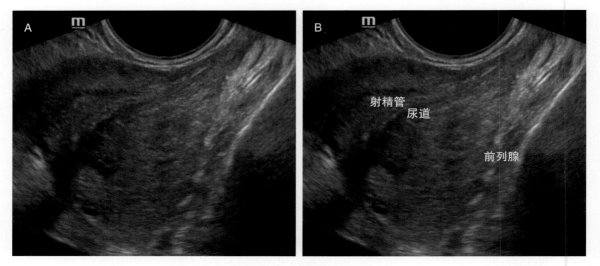

图2-3-15　前列腺右侧斜纵切面。

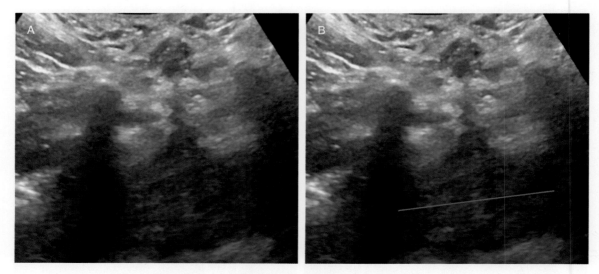

图2-3-16　在前列腺横切面上测量前列腺左右径(蓝线)。

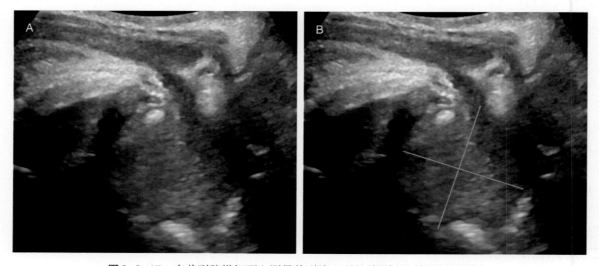

图2-3-17　在前列腺纵切面上测量前列腺上下径(橘线)及前后径(绿线)。

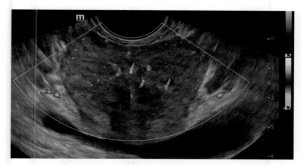

图2-3-18 前列腺体部横切面彩色多普勒成像。

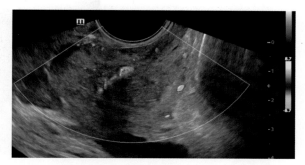

图2-3-19 前列腺正中线纵切面彩色多普勒成像。

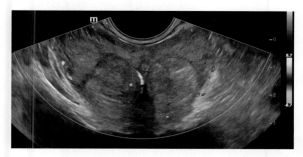

图2-3-20 良性前列腺增生体部横切面彩色多普勒成像。

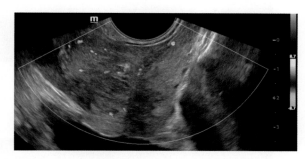

图2-3-21 良性前列腺增生正中线纵切面彩色多普勒成像。

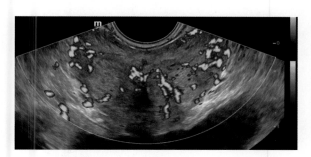

图2-3-22 前列腺体部横切面能量多普勒成像。

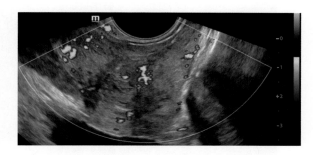

图2-3-23 前列腺正中线纵切面能量多普勒成像。

腺增生内腺血流信号增加,可见血流信号沿内腺绕行。

五、前列腺声像图观察内容

超声观察前列腺内容包括前列腺整体形态、大小、被膜、内外腺分界、内部回声,以及与周围组织、脏器的分界等。若前列腺内部病灶可为弥漫性的也可呈局灶性的,则观察病灶的形态、回声、边界、与周围组织的关系等。具体描述如下。

(一)形态(图2-3-24至图2-3-29)

正常前列腺形态规则,左右对称。若有病变存在,前列腺形态可不规则,如前列腺增生、前列腺癌。前列腺整体形态的规则与否是对前列腺疾病诊断的最初印象。

(二)大小(图2-3-30至图2-3-33)

随着年龄的增长,前列腺体积可有不同程度的增大,移行区增生压迫外周带时,超声上可表现出明显的内外腺边界,表现为内腺明显增大,外腺受压变薄,前列腺增生内外腺边界较清晰。若前列腺有弥漫性病变时,则前列腺内外腺分界不清、消失。另外,前列腺癌患者接受相关治疗后,超声随诊观察可发现前列腺体积减小。

(三)被膜(图2-3-34至图2-3-36)

前列腺被膜光滑、完整。若前列腺被膜不光滑、局部突出或中断多提示恶性病变。

(四)前列腺内部回声(图2-3-37至图2-3-50)

前列腺内部回声多均匀,呈低回声。局限性病灶可单发,也可多发,呈高回声、等回声、低回声或囊性无回声;弥漫性病变时前列腺内部回声杂乱、不均匀。观察病灶及前列腺内部血流灌注情况。前列腺内部还可

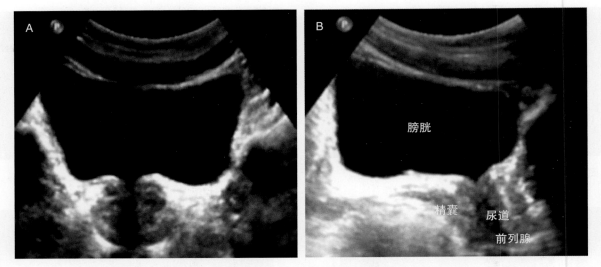

图 2-3-24　经腹部途径扫查,前列腺整体形态规则,左右对称。

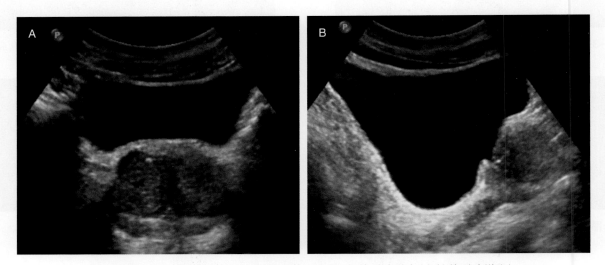

图 2-3-25　经腹部途径扫查,前列腺整体形态规则,前列腺增大(良性前列腺增生)。

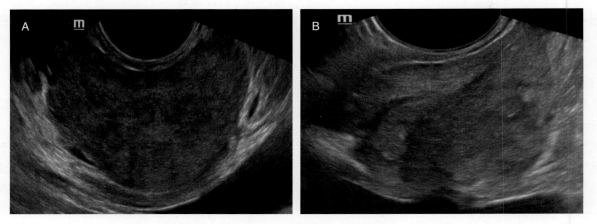

图 2-3-26　经直肠途径扫查,前列腺整体形态规则,左右对称。

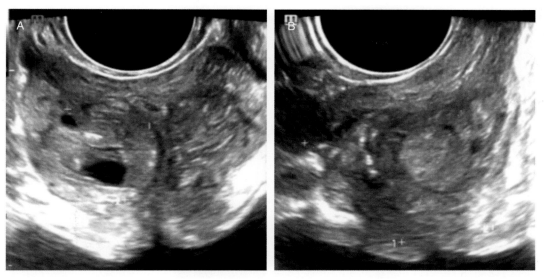

图2-3-27　经直肠途径扫查,前列腺整体形态不规则,左右不对称,前列腺增大(良性前列腺增生)。

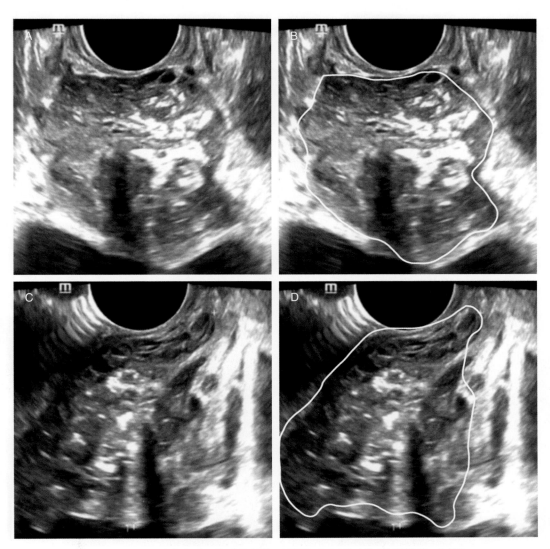

图2-3-28　经直肠扫查,前列腺整体不规则,左右不对称(前列腺癌,白线)。

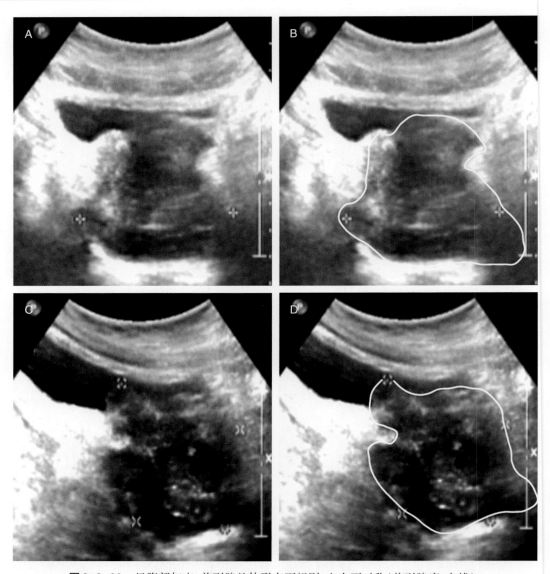

图2-3-29 经腹部扫查,前列腺整体形态不规则,左右不对称(前列腺癌,白线)。

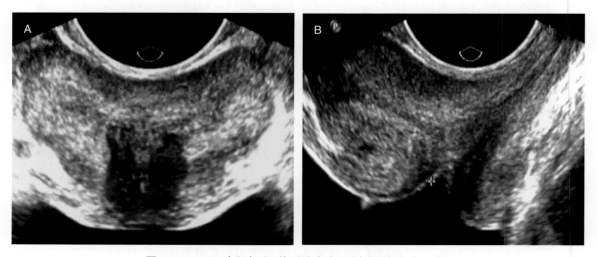

图2-3-30 经直肠扫查,前列腺大小、形态规则,左右对称。

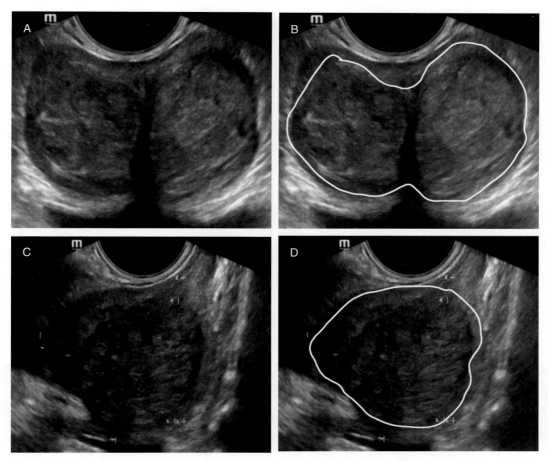

图 2-3-31 经直肠扫查,前列腺增大,内腺增大(良性前列腺增生,白线)。

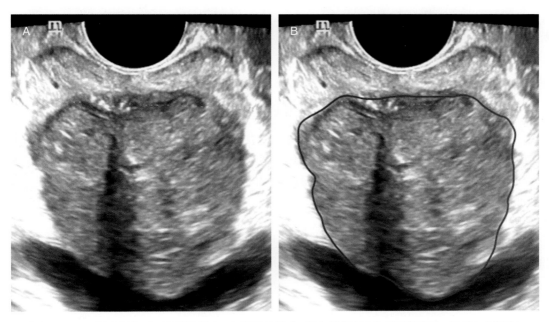

图 2-3-32 经直肠扫查,前列腺增大,内腺明显增大,突向膀胱(良性前列腺增生,黑线)。(待续)

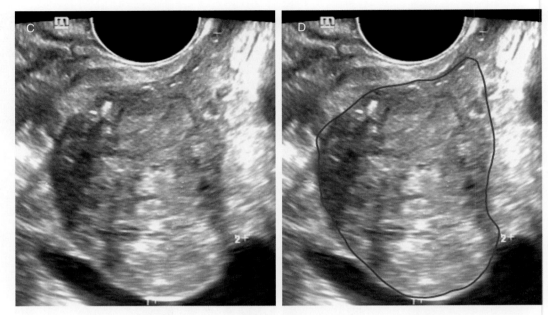

图2-3-32(续)

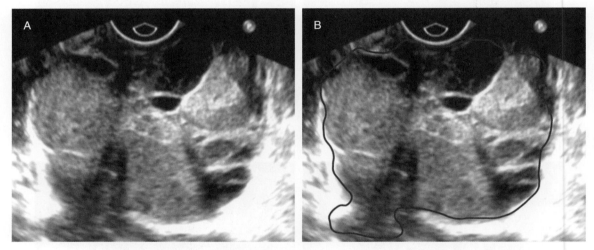

图2-3-33　经直肠扫查,前列腺增大,内外腺边界不清(前列腺癌,黑线)。

观察到钙化强回声,多见于前列腺增生、慢性前列腺炎。另外,还需重点观察前列腺外腺回声的变化,回声减低或局灶性低回声病变考虑前列腺癌的可能。

(五)与周围组织、脏器的分界(图2-3-51和图2-3-52)

正常前列腺与周围组织脏器如膀胱、精囊、直肠边界清晰。前列腺弥漫性病变或明显占位性病变时,可累及周围组织、脏器,边界不清。

(六)周围有无增大的淋巴结(图2-3-53和图2-3-54)

超声检查过程中发现腹腔、盆腔出现增大的淋巴结,考虑前列腺癌的可能。

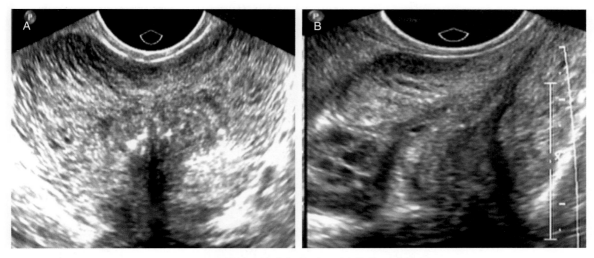

图2-3-34 前列腺被膜光滑、完整（良性前列腺增生）。

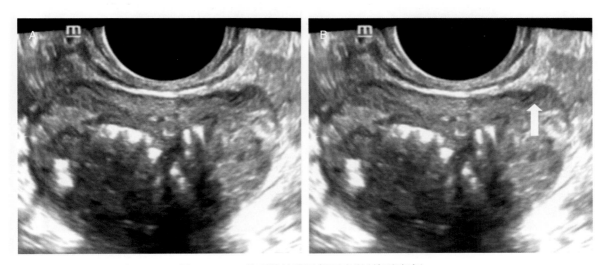

图2-3-35 前列腺被膜局部不光滑（前列腺癌）。

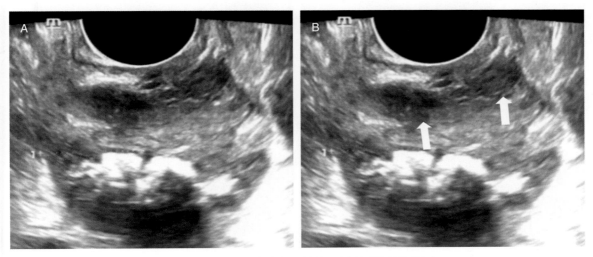

图2-3-36 前列腺被膜不光滑、不连续（前列腺癌）。

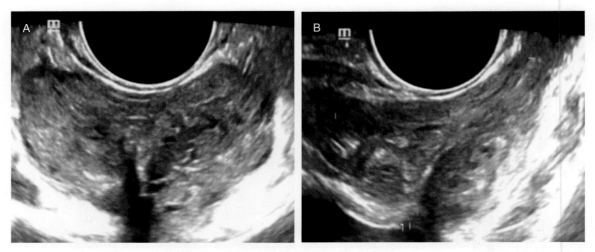

图2-3-37　经直肠扫查,前列腺内部呈低回声,较均匀。

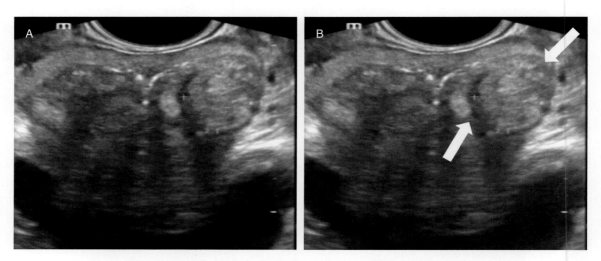

图2-3-38　前列腺内部局灶性病灶,呈高回声(良性前列腺增生)。

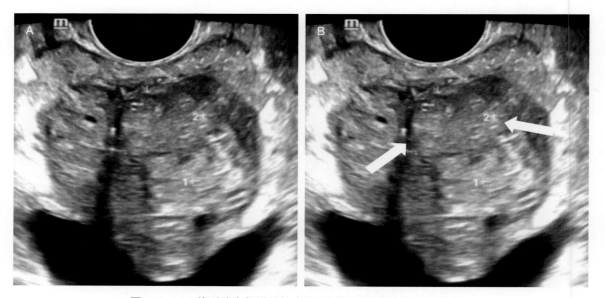

图2-3-39　前列腺内部局灶性病灶,呈等回声(良性前列腺增生)。

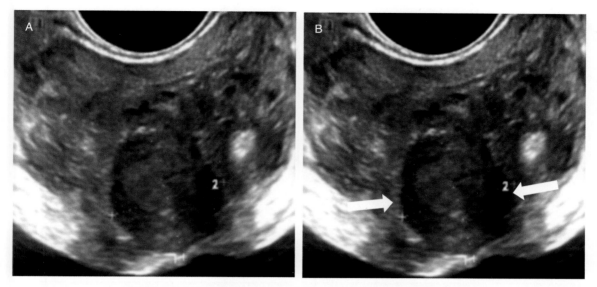

图2-3-40　前列腺内部局灶性病灶，呈低回声（良性前列腺增生）。

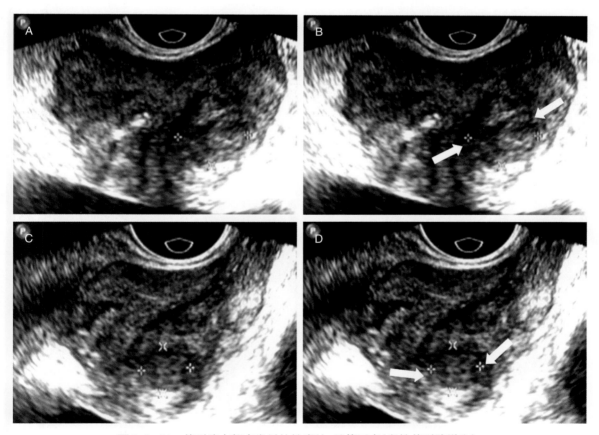

图2-3-41　前列腺内部多发局灶性病灶，呈等回声（良性前列腺增生）。

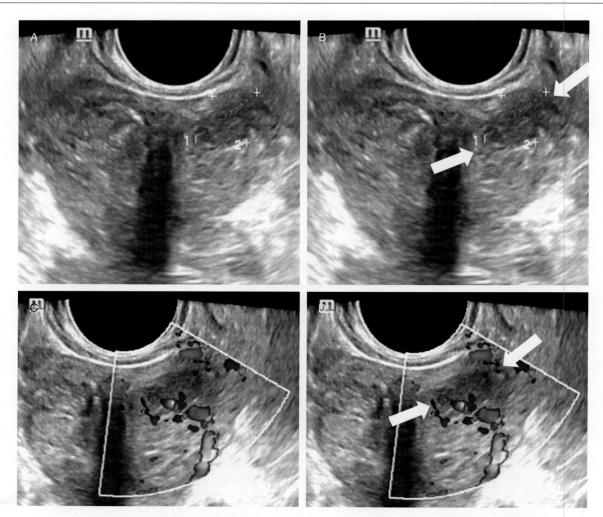

图 2-3-42　经直肠扫查，前列腺局灶性病变，呈低回声，病灶内部及周边可见血流信号（良性前列腺增生）。

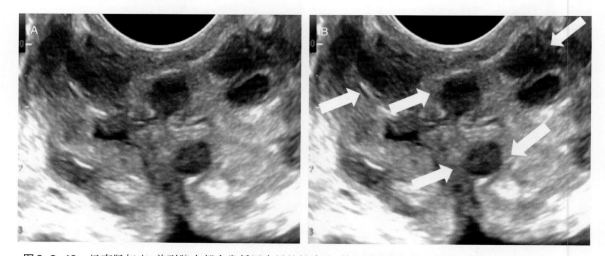

图 2-3-43　经直肠扫查，前列腺内部多发低回声局灶性病灶，前列腺内部血流信号丰富（前列腺脓肿）。（待续）

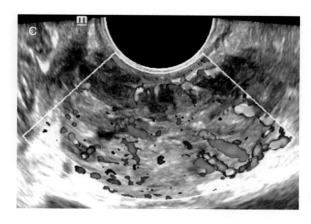

图2-3-43（续）

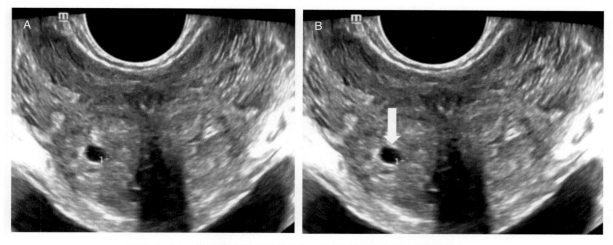

图2-3-44　前列腺内部局灶性病灶,呈囊性无回声(前列腺囊肿)。

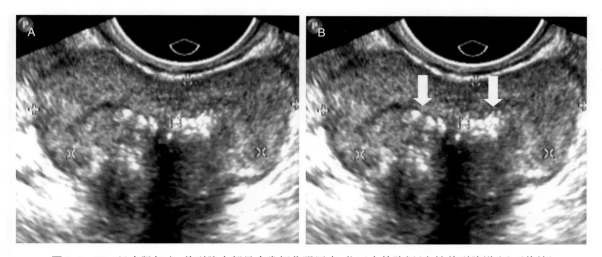

图2-3-45　经直肠扫查,前列腺内部呈多发钙化强回声,位于内外腺间(良性前列腺增生)。(待续)

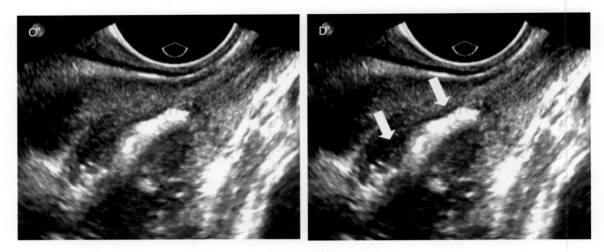

图2-3-45（续）

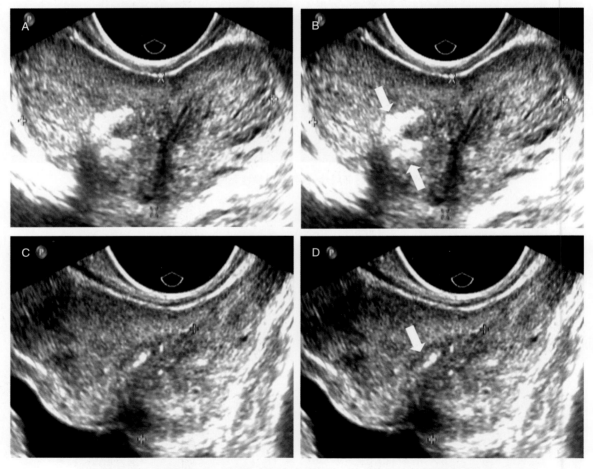

图2-3-46　经直肠扫查,前列腺内部多发钙化强回声,位于内腺(慢性前列腺炎)。

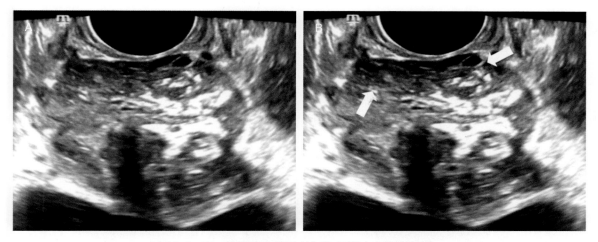

图2-3-47 前列腺内部回声杂乱,不均匀(前列腺癌)。

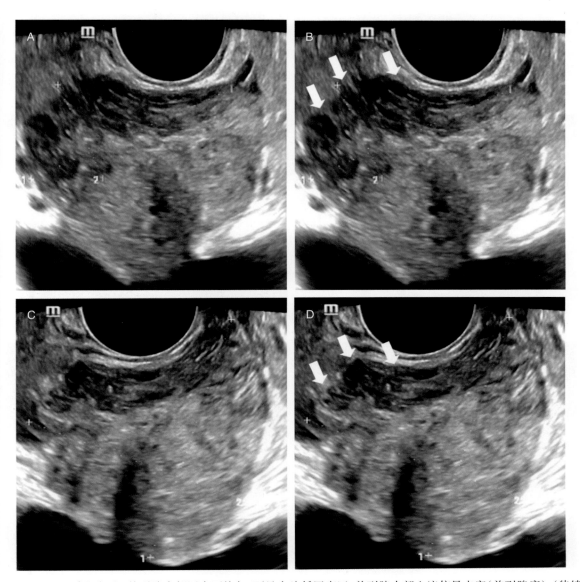

图2-3-48 经直肠扫查,前列腺内部回声不均匀,可见大片低回声区,前列腺内部血流信号丰富(前列腺癌)。(待续)

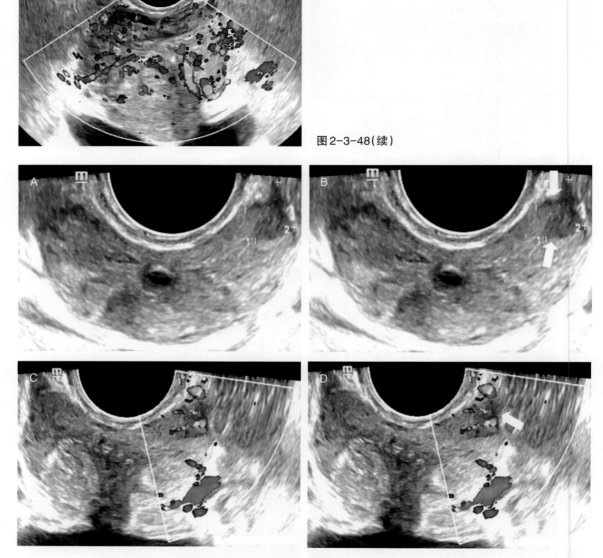

图2-3-48（续）

图2-3-49　前列腺左侧叶外腺局部回声减低,血流信号丰富(前列腺癌)。

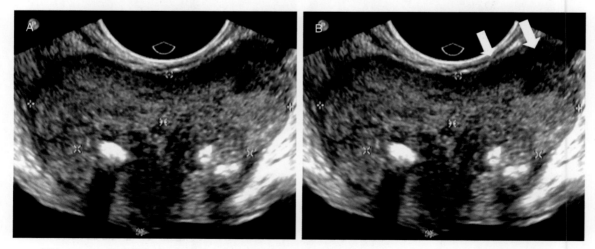

图2-3-50　经直肠扫查,前列腺左侧叶外腺见片状低回声区,内可探及血流信号(前列腺癌)。(待续)

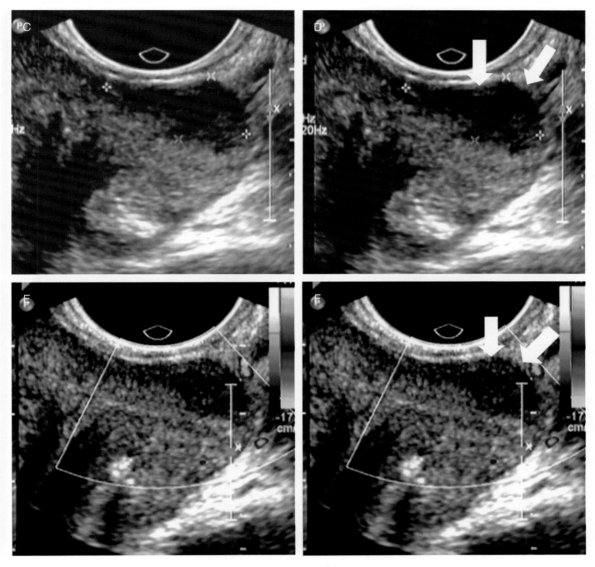

图2-3-50(续)

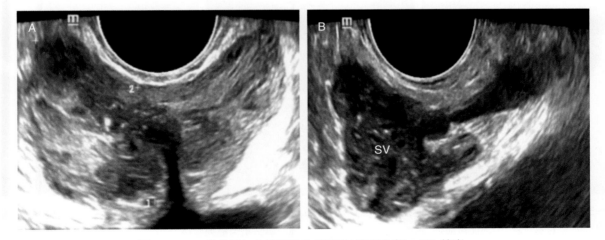

图2-3-51　前列腺与右侧精囊分界不清(前列腺癌)。SV,精囊。

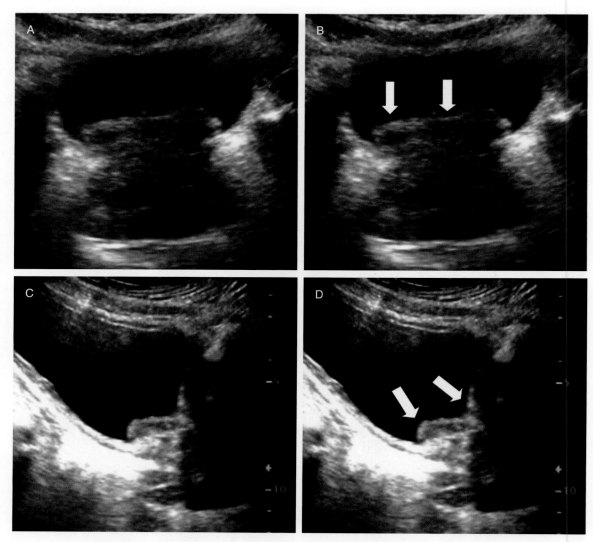

图2-3-52　经腹部扫查,前列腺与膀胱边界不清(前列腺癌)。

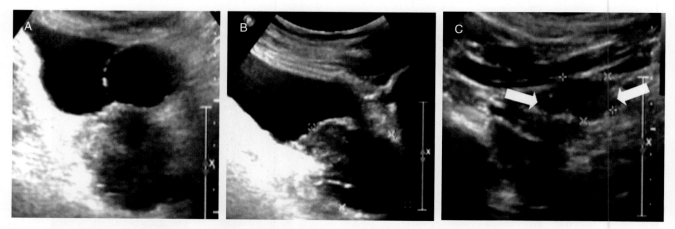

图2-3-53　患者因尿潴留膀胱留置尿管后复查超声,腹部扫查时发现左侧髂血管旁可见低回声结节。扫查前列腺观察到前列腺形态不规则,左右不对称,内部回声减低、不均匀,被膜不光滑。病理穿刺结果为前列腺癌。

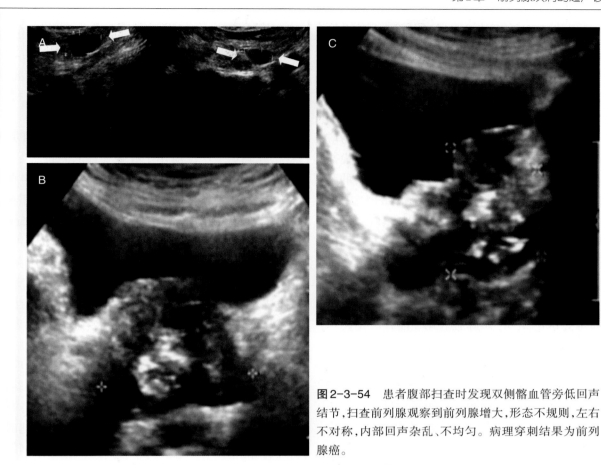

图2-3-54　患者腹部扫查时发现双侧髂血管旁低回声结节,扫查前列腺观察到前列腺增大,形态不规则,左右不对称,内部回声杂乱、不均匀。病理穿刺结果为前列腺癌。

第4节　超声新技术在前列腺超声诊疗中的应用

一、前列腺弹性成像

(一)弹性成像技术

超声弹性成像(USE)是Ophir和Coworker于1991年提出来的,该技术借助探头向病灶施加外力,通过检测外力作用下病灶的形变程度反映组织的硬度,以此判断病灶的良恶性,从影像学角度为临床提供组织质地信息。

1.弹性成像基本原理

弹性成像评估组织的弹性,即组织在外力的作用下抵抗变形的趋势,或在外力消除后恢复其原始形状的趋势。假设组织是完全弹性的,其形变不随时间变化,弹性可用胡克定律来描述:

$$\sigma = \Gamma \cdot \varepsilon$$

其中σ指应力,是单位面积上的力;ε为应变,是单位长度的膨胀量;Γ为弹性模量。根据发生形变的方式,定义了3种类型的弹性模数:杨氏模数(Young's modulus,E)、剪切模数(Shear modulus,G)和体积弹性模数(Bulk modulus,K)。当弹性模数越大,材料抵抗形变的能力越大,被认为刚性越大。

弹性模数除了描述静态的组织形变,还用来表征波的传播速度。超声波中波的传播类型分为纵波和横波。纵波是质点运动与波传播方向平行,其在软组织中的传播速度约为1540m/s。纵波的波速与体积弹性模数K的平方根成正比,由于在B型超声中纵波在不同组织之间波速差相对较小,因此,体积弹性模数K不能为弹性成像测量提供足够的组织对比。横波是质点运动与波传播方向垂直。横波的波速,即剪切波的波速与剪切模数G的平方根成正比,其在软组织中的速度为1~10m/s。横波在软组织中低波速与高波速的差值为弹性成像的测量提供了合适的组织对比。

2.超声弹性成像技术

根据弹性成像的物理原理,超声弹性成像技术主要分为应力成像和剪切波弹性成像(SWE)。

(1)应力成像:应力成像通过对组织施加外力来测量组织的硬度。组织因施加压力而发生的形变称为应变。质硬的病变形变较小,相对的应变较低,杨氏模数E较高,反之亦然。应力成像是第1个应用于超声的弹性成像技术,目前在超声中有两种应力成像的方法,即压力弹性成像(SE)和声学辐射脉冲成像(ARFI)。

● 压力弹性成像(SE):SE根据组织激励方式不同分为两种。第1种,操作者通过超声换能器对组织进行手动加压,手动加压对浅表器官(如乳腺、甲状腺等)效果好。这种激励方法的主要缺点是手工应力不能有效地传递至更深的组织,如肝脏。第2种方法是超声换能器保持稳定,通过心脏搏动、呼吸等生理运动使组织产生位移,可评估深部脏器的弹性。压力弹性成像通过手动或生理运动施加的外力并不能测量,但是通过假设均衡的施压力来测量组织应力可定性测算杨氏模数和组织弹性。应力测量显示半透明彩色弹性图覆盖在B型超声灰阶图像上。每种超声设备按彩色编码评估组织硬度会有所不同,组织质硬显示为蓝色,质软显示为红色,平均硬度为绿色,亦可反向设置颜色。临床上也可通过计算应变比对组织硬度进行定量测量,即选取正常组织与目标病变区域的形变比值,应变比>1,表示应变小于正常对照组织,低应变,刚度大;应变比<1,则表示病变区域高应变,刚度小。

● 声学辐射脉冲成像(ARFI):ARFI是测量应力的另一种方法。它是通过超声聚焦在组织内部产生激励源,在超声轴向产生$10\sim20\mu m$的局部位移,并在短时间($0.1\sim0.5ms$)内衰减。由于组织内部应力的传播与组织的弹性呈正相关,通过电离辐射的方式在组织内部形成轴向传播的剪切力。根据内部激励带来的剪切力引起的组织形变即可得到组织的应变场的变化。ARFI有效避免了手动激励的不一致性,发射的低压脉冲波直达选中的靶器官或目标,具有更高的重复性与可比性,最大限度降低操作者个体差异带来的误差。该技术适用于不同深度的脏器,可对组织的硬度进行定性定量测量。

(2)剪切波弹性成像(SWE):与应力成像检测组织形变不同,SWE采用动态压力产生平行或垂直方向的剪切波测量剪切波波速,从而定性和定量分析组织的

弹性。SWE用于测量多种不同组织的弹性,包括肝脏、肾脏、乳腺、前列腺、甲状腺及肌腱。目前应用于SWE的技术主要有瞬间弹性成像(TE)、点剪切波弹性成像(pSWE)、二维剪切波弹性成像(2D-SWE)和三维剪切波弹性成像(3D-SWE)。

● 瞬间弹性成像(TE):TE是第1个商业化的SWE系统,在临床上广泛应用于肝脏弹性的测量。尽管TE是一项基于超声的技术,但并不使用传统超声探头,TE的探头由A型超声换能器和机械振动装置组成,操作中机械振动装置在体表(定位皮肤下$2.5\sim6.5cm$,无大血管结构的肝脏成像区域)施加可控的低频"冲击",产生剪切波并通过组织传播。利用A型超声射频回波信号测量剪切波波速并计算杨氏模数E。由于剪切波是横波,在液体中无法传播,所以在体表推动产生剪切波后,如遇腹水则无法向深部脏器传播;肥胖患者会影响信号的获取而降低弹性检测成功率。

● 点剪切波弹性成像(pSWE):在pSWE这项技术中,由ARFI引发的纵波通过吸收声波能量内部转化为剪切波导致组织的微小位移,再利用相邻的超声束检测从聚焦点出发沿侧向传播到感兴趣区的到达时间,即可计算出感兴趣区域内的平均传播速度,并转换成杨氏模数E,从而定量测量组织的弹性。与TE不同的是,pSWE可在常规超声设备上使用标准超声探头进行组织弹性的测量,而且pSWE不同于TE的体表外力施加,其剪切变力由组织内部产生,因此pSWE受腹水及肥胖的影响更小。

● 二维剪切波弹性成像(2D-SWE):2D-SWE是目前常用的SWE方法。不同于ARFI应力成像和pSWE中观察单一焦点位置,2D-SWE可同时快速连续观察多个焦点区域的弹性变化,相当于创建了一个近圆柱形的剪切波锥,对多维剪切波可实时监测并计算剪切波波速或杨氏模数E,生成定量弹性成像图。该技术的优点是实时显示叠加在灰阶超声图像上的彩色定量弹性成像图,使操作者能同时获得组织解剖及硬度信息。

● 三维剪切波弹性成像(3D-SWE):3D-SWE基于机械式自动扫描的容积探头,在SWE模式下,探头可自动采集感兴趣区内一系列切面的2D-SWE信息,通过计算机进行图像处理与重建,即可观察和定量测量组织在横切面、冠状面和矢状面3个维度上的弹性信息。

3.前列腺弹性成像技术应用

临床上通常选择经直肠超声对前列腺进行检查及

引导穿刺活检,但经直肠灰阶超声对前列腺癌显示率有限。随着超声仪器研制的进展和诊断水平的不断提高,新型的超声弹性成像技术可提供组织硬度等信息,有助于提高前列腺癌诊断的准确率。

（二）前列腺应变弹性成像

1. 检查方法

经直肠前列腺超声检查通常采用凸型或端式探头,5~10MHz。检查时患者取左侧卧位或截石位,先进行完整的前列腺横切面和矢状面的灰阶超声检查,以及彩色多普勒超声检查,寻找可能病变的区域。然后进行前列腺应变弹性成像。首先横切面扫查观察前列腺整体的弹性,寻找典型质硬的区域。探头从前列腺基部到前列腺尖部逐步扫描,对前列腺每一个可疑病灶进行轻度加压—释放的重复检查,探头的加压应重复使用不同的压缩比,直到图像序列稳定、可复制,获得弹性数据。

2. 弹性评分

在前列腺弹性图中,外周区和中央区为中等硬度,弹性图呈绿色;血管及周围脂肪组织质地软,呈红色;移行区较小,一般呈绿色或蓝色。因此,正常的前列腺弹性图通常表现为以绿色为主,红色和蓝色的部分较小。

目前,常用的前列腺弹性评分标准是将前列腺灰度及压力弹性成像获得的组织刚度结合起来量化病灶的性质。该评分标准共分为1~5分:1分,应变均匀,整个前列腺腺体呈均匀绿色（图2-4-1）;2分,应变对称而不均匀,腺体呈蓝绿相间的马赛克状态（图2-4-2）;3分,病灶出现不对称应变,呈不对称蓝色（图2-4-3）;4分,病灶边缘应变,中心无应变,图像显示病灶边缘为绿色,中心为蓝色;5分,病灶整体及周边组织无应变,呈蓝色。1~2分为前列腺良性病变,≥3分提示为恶性肿瘤的可能性大（图2-4-4和图2-4-5）。

（三）前列腺剪切波弹性成像

1. 检查方法

患者取左侧卧位,首先对前列腺整体进行灰阶超声和彩色多普勒超声评估。启动剪切波弹性成像模式,横切面观察前列腺整体刚性,检测质硬区域,然后从前列腺基部到前列腺尖部逐步扫描寻找可疑病灶并进行分析,避免加压。扫查过程中,每个切面需要保持稳定直到出现稳定信号。

2. 弹性分析

剪切波弹性成像彩色编码一般蓝色代表组织质软,绿色或黄色质地中等,红色质硬,高度提示恶性可能（图2-4-6和图2-4-7）。对可疑病灶可以计算弹性值,包括平均值、标准差、最大值和最小值。

超声弹性成像技术作为前列腺超声检查的新拓展,为前列腺良恶性病变的定位、定性及引导穿刺活检提供了丰富的信息,但弹性成像技术仍存在一定的局限性,并不是所有前列腺癌都会质硬,并不是所有质硬病变都是前列腺癌,如前列腺钙化、前列腺结石、前列腺纤维化都可能影响质地的判断。应变弹性成像和剪切波弹性成像虽然成像原理不同,但两者各有优势,相互补充,为前列腺疾病的诊断提供硬度信息,以提高前列腺癌的检出率和诊断的准确性。

二、前列腺超声造影技术的应用

（一）超声造影技术

超声检查由于便捷、经济、实用、无创等优势已成为临床常规首选的检查方式。但超声也存在其局限性,灰阶超声上诸多病变的声学特征与正常组织相似,难以区别;多普勒超声由于受到红细胞反射不足、信噪比低及血流动力学的影响,对小血管和低速血流信号敏感性差。因此,仅靠灰阶超声和多普勒超声无法辨别病变与正常组织的异同,诊断及鉴别诊断存在困难。为了改善超声显像的缺陷,进一步提高超声诊断的能力,增强超声造影剂的成功研发及应用,明显改善了常规超声扫查时组织界面回声的声学特性阻抗差或对比分辨率,获得了解剖结构增强显像,提高了超声诊断的敏感性和特异性。

1. 超声造影的物理基础及成像技术原理

超声造影（CEUS）又称为声学造影或对比增强超声。该技术的物理基础是利用血液中气体微泡在声场中的非线性效应和所产生的强烈背向散射来获得对比增强的图像。作为增强剂的造影微泡静脉注入后,随血流分布到全身,以血液示踪剂的形式实时、动态地反映正常组织与异常组织血供及微循环的情况。超声造影剂与专用成像技术的结合,有效增强了组织器官灰阶超声图像和多普勒超声图像的对比分辨率,大大提高了超声诊断的准确性。

目前,国内使用的微泡超声造影剂只能耐受低机械指数的声压,机械指数一般小于0.2。机械指数较小时,采用同向、反向或序列脉冲等不同的脉冲编码技术可选择性地提取由微泡造影剂产生的非线性谐波信号,而滤除组织产生的线性基波信号,使目标病灶或组

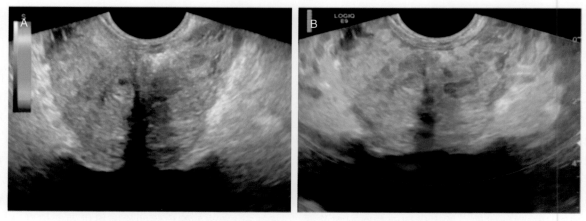

图2-4-1   前列腺弹性成像声像图。1分，应变均匀，整个腺体呈绿色。

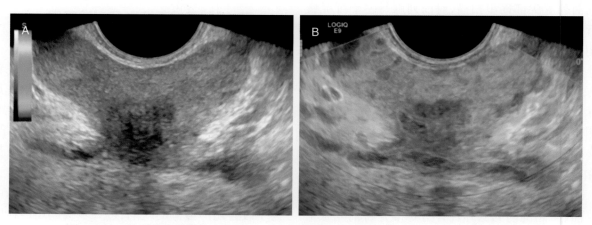

图2-4-2   前列腺应变弹性成像图。2分，对称异质应变，腺体呈蓝绿相间的马赛克状态。

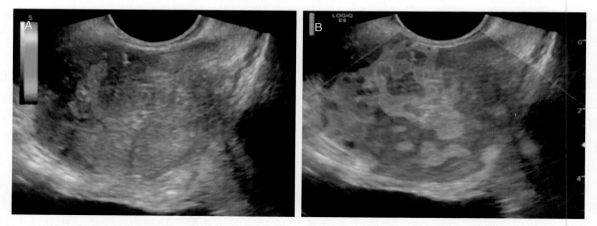

图2-4-3   前列腺应变弹性成像图。3分，前列腺不对称应变，呈不对称蓝色。手术病理结果为前列腺癌。Gleason评分4+3=7分。

织血流显像更加突出、清晰。机械指数较高时，微泡瞬间爆破，产生的非线性谐波信号持续时间短，缩短成像时间，但可利用高机械指数下造影剂破裂瞬间产生的强谐波信号，再转换低机械指数条件，从而实现实时、动态观察器官或组织再灌注的过程。

2.超声造影剂

（1）超声造影剂的分类：根据超声造影剂制备材料和方法的不同，造影剂分为三代产品。第一代超声造

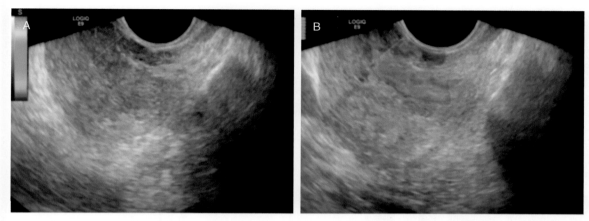

图2-4-4 前列腺外腺结节应变弹性图。前列腺外腺低回声结节为可疑病灶,弹性成像呈蓝色,硬度高于周围组织。穿刺病理结果为前列腺癌。Gleason评分4+4=8分。

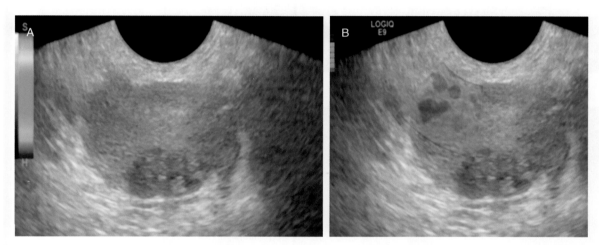

图2-4-5 前列腺外腺结节应变弹性图。前列腺外腺低回声结节为可疑病灶,略突出前列腺被膜,边界不清,弹性成像呈蓝色,硬度高于周围组织。穿刺病理结果为前列腺癌。Gleason评分4+3=7分。

影剂是无壳型造影剂,以空气或氮气为主要成分,分子量小,受动脉压力影响大,微泡内自由气体扩散迅速,稳定性差。第二代超声造影剂以包裹空气的血清白蛋白微泡为代表,但在血液循环中持续时间短,增强效果不够理想。第三代造影剂微泡内以惰性气体为填充物,其特点是溶解性低、弥散性低、稳定性高,在全身血液循环中持续时间长。

目前我国使用最广泛的是意大利博莱科(Bracco)公司研制的血管性超声造影剂声诺维(SonoVue)。该造影剂主要成分为六氟化硫气体和白色冻干粉末,其稳定性好、血液循环持续时间长,在低声压背景下改善背向散射和谐频信号,可用于全身脏器和病灶组织的增强显像及功能评价。近期进入临床的另一种新型造影剂是美国通用(GE)公司生产的示卓安(Sonazoid),

其造影剂微泡内含全氟丁烷气体,该造影剂的特点是微泡谐频频谱宽,增强效果好,延迟相具有亲库普弗(Kupffer)细胞特性,多用于肝脏疾病的诊断。

(2)超声造影剂的适应证

● 了解腹部脏器,如肝、胆、胰、脾、肾、膀胱、前列腺、子宫病灶内血供及微血管灌注情况,判断病变的性质。

● 了解浅表器官,如甲状腺、乳腺、淋巴结、睾丸病灶内血管灌注情况,判断病变的性质。

● 用于腹部大血管、心脏大血管、脑血管及颈部血管疾病的检查。

● 用于心脏检查,了解心脏肿瘤、血栓、心内血流方向及心肌灌注的情况。

● 用于手术、介入或药物治疗过程中的监测及疗

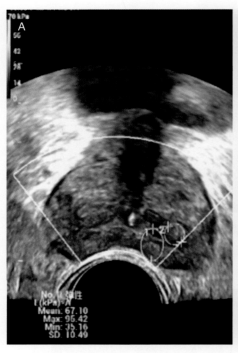
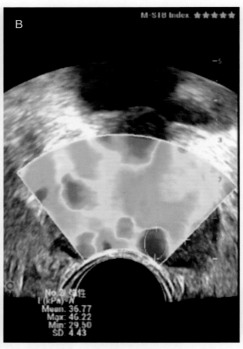

图2-4-6 前列腺剪切波弹性成像图。前列腺左侧叶外腺红色质硬区域,最大杨氏模数为95.4kPa;其旁前列腺组织质地中等,呈蓝色,最大杨氏模数为46.2kPa。手术病理结果为前列腺腺癌。Gleason评分4+3=7分。

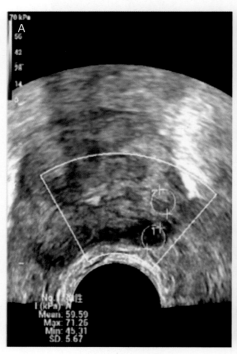
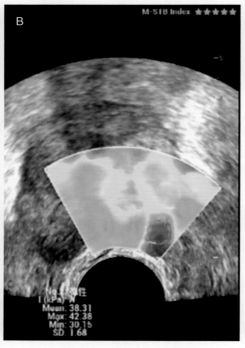

图2-4-7 前列腺剪切波弹性成像图。前列腺左侧叶外腺低回声区,典型质硬模式,呈红色,最大杨氏模数为71.3kPa;周围前列腺组织质地中等,呈黄色,最大杨氏模数为42.4kPa。穿刺病理结果为前列腺腺癌。Gleason评分4+4=8分。

效评估。

(3)超声造影剂的禁忌证

● 对六氟化硫或超声造影剂任何成分过敏者。

● 心功能Ⅲ级/Ⅳ级、急性心肌梗死、不稳定型心绞痛、严重的心律失常、严重的心瓣膜疾病。

● 肝肾衰竭。

(4)严重的慢性阻塞性肺疾病、呼吸功能障碍、重度肺动脉高压

● 未控制的高血压。

● 孕妇或哺乳期女性,18岁以下未成年人。

3.超声造影与CT增强及MRI增强比较

超声造影的优势是可以实时、动态地监测病灶内

血供及微血管灌注情况。超声造影剂的微气泡粒径通常为2~5μm，经外周静脉注入后能自由通过肺循环，再到体循环，到达靶器官或组织，但不能穿过血管内皮进入组织间隙，因此超声造影剂是真正的血池显像剂。微泡超声造影剂经过肺呼到体外，对肝、肾及脑部无毒性，无甲状腺功能损害，安全性高，人体耐受性良好，副作用发生率极低，而且超声造影操作便捷，可在术中、床旁等场景中辅助临床诊断。

但超声造影也存在一定的局限性，如病灶位置过深、过多、过大，肠气干扰、骨骼遮挡等也可影响超声造影显示效果。通常超声造影一次观察一个病灶，若病灶过多需要多次注射造影剂观察。病灶过大，超声显示不完全，对病灶整体的观察不全面，可能会影响诊断的准确性。

(二)前列腺超声造影检查技术

1.前列腺超声造影适应证

● 血清前列腺特异抗原(PSA)升高。

● 直肠指检前列腺异常。

● 影像学检查发现前列腺可疑病灶。

● 前列腺癌治疗或治疗后评估。

2.检查前准备

● 检查前患者需排净尿液及大便。

● 告知患者需进行前列腺超声造影检查的目的，并签署知情同意书。

● 详细了解患者病史、实验室检查、影像学资料，明确前列腺超声造影检查的重点病灶和可疑病灶。

● 严格掌握造影剂禁忌证，避免不良反应，为防止出现造影剂超敏或过敏反应，应配有心肺复苏设备及抢救药品。

● 经外周建立静脉通道，通常选取左肘部静脉，连接三通开关，抽取适量生理盐水以保证静脉的通畅。

3.检查方法

(1)仪器设备：采用配备机械指数<0.2的造影软件及经直肠腔内探头的彩色多普勒超声诊断仪。探头首选端式探头，探头频率为5.0~7.5MHz。

(2)超声造影剂的配制：按照超声造影剂说明书的要求配制造影剂，以声诺维为例，冻干六氟化硫粉末加入5mL生理盐水振摇制成微泡混悬液。

(3)患者体位：患者左侧卧位，屈曲双腿。

(4)超声造影方法

● 先对前列腺进行常规灰阶超声检查，记录前列腺的整体形态、大小、内外腺比例及大小，寻找异常回声区，并确定造影的目标病变。

● 超声造影条件的设定

○ 增益的调节：增益调节后图像显示前列腺为无回声，前列腺被膜显示为线状回声。

○ 深度的调节：图像显示目标病灶置于扫查区域的中部，并呈现完整的目标病灶及适量的邻近组织。

○ 聚焦点的调节：常规置于目标病灶的底部水平，为了使图像更加均匀，可适当增加聚焦点的数量，但一般不宜超过2个。

○ 帧频的调节：在超声造影过程中要求实时显像及避免微泡不必要的破坏，缩短造影成像时间，帧频一般设定为8~20帧/秒。

○ 动态范围调节：适当的动态范围调节以真实地显示组织增强的差异为宜。范围过低的图像增强对比度，但由明到暗之间会丢失过多的细节导致图像粗糙；范围过高的图像虽然更细腻，但缺乏明暗间的对比度，增强的差异显示不佳。

○ 图像显示方式：可使用双幅显示方式，常规超声图像和造影图像同时显示目标病灶，实时对比、观察目标病灶的增强过程。

○ 图像存储：造影开始前确认超声诊断仪存储空间是否充足，造影检查开始的同时立即动态存储图像资料，储存时间不少于120秒。

(5)启动超声造影条件：经肘静脉团注2.4mL造影剂，后快速注射5mL生理盐水，注射同时启动计时器开始计时。连续实时、动态观察目标病灶的血供灌注情况，并同时进行图像存储。若需对病灶目标进行二次观察，间隔时间至少大于10分钟，在超声造影剂安全剂量范围内可注射2次。

(6)造影检查结束后：静脉通道保留30分钟，观察患者，如无不适再拔针。超声造影检查须配备抢救车，以防止不良事件发生。

4.超声造影观察内容

回放记录的前列腺超声造影图像，分析目标病灶增强后的情况。

(1)增强时相：前列腺超声造影增强时相分为增强早期和增强晚期。增强早期为注射造影剂开始至30秒，增强晚期为注射造影后31~120秒。

(2)增强水平：目标病灶的增强水平与周围前列腺组织的增强水平进行对照，高于周围前列腺组织为高增强，与周围前列腺组织增强水平相当为等增强，低于周围前列腺组织为低增强。

(3)增强强度分布：分为无增强、不均匀增强和均匀增强。目标病灶内部始终无造影剂进入,为无增强;目标病灶内部增强水平不一,为不均匀增强;目标病灶内部增强水平一致,为均匀增强。另外,还需注意观察目标病灶内是否存在无灌注的坏死区。

（4）增强模式:目标病灶增强开始、消退时间与周围前列腺组织比较,分为快速增强、同步增强、慢速增强、快速消退、同步消退、慢速消退。

（5）时间-强度曲线:应用超声造影软件获得目标病灶造影剂灌注的时间-强度曲线,对目标病灶开始增强时间、增强持续时间、达峰时间、峰值强度、消退时间及曲线下面积进行定量分析。

5.前列腺超声造影的临床应用价值

（1）前列腺良恶性疾病的鉴别诊断

● 良性病变:例如良性前列腺增生,目标病灶增强早期呈等增强或低增强,与周围组织同步增强,呈均匀增强,一般不出现快速消退现象。

● 恶性病变:多应用于前列腺癌的超声诊断,主要表现为目标病灶快进、快退、高增强、不均匀增强。

○ 引导前列腺穿刺活检:超声造影显著提高了前列腺癌的阳性检出率。病灶较小时灰阶超声难以发现,超声造影显示异常灌注区指导穿刺活检,提高穿刺活检的有效性和前列腺癌诊断的精准性。

○ 指导前列腺癌的治疗及疗效的评估:治疗前超声造影可评估肿瘤的大小、范围及血供情况;治疗过程中可监测肿瘤的进展、复发等情况;治疗后(如射频消融后)评估病灶坏死组织及活性组织范围、血供。

6.正常前列腺及常见前列腺病变的超声造影表现

（1）正常前列腺超声造影表现(图2-4-8至图2-4-11):正常情况下,注射造影剂后在增强早期前列腺内造影剂由外周区两侧开始逐渐充盈整个腺体,呈均匀高增强;增强晚期,前列腺内造影剂开始廓清,呈低增强。

（2）异常前列腺超声造影表现(图2-4-12至图2-4-14):当前列腺内病灶呈现增强早期快进、高增强、不均匀增强;或外腺与内腺同步增强,甚至早于内腺增强,而且峰值强度等于或高于内腺时,警惕前列腺恶性肿瘤的可能,多见于前列腺癌。

三、前列腺穿刺活检

（一）适应证

1.前列腺初次穿刺指征

● 血清 PSA>10ng/mL,任何 f/tPSA 和 PSAD 值。

● 直肠指检发现前列腺可疑结节,任何 PSA 值。

● 经直肠超声、超声造影、超声弹性成像或其他影像学检查技术(如 MRI 或血清 PSA 为 4~10ng/mL 时,f/tPSA 异常或 PSAD 值异常;若 PSA 为 4~10ng/mL,f/tPSA、PSAD 值、影像学正常,应密切随诊)。

● 转移性病灶病理诊断提示前列腺癌。

2.前列腺重复穿刺指征

● 初次穿刺活检病理未见恶性证据,但发现不典型增生或高级别上皮瘤变。

● 复查血清 PSA>10ng/mL,任何 f/tPSA 或 PSAD 值。

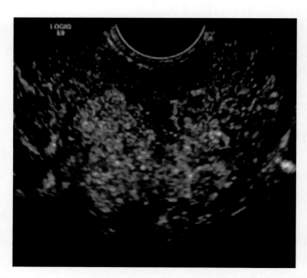

图2-4-8 前列腺超声造影:增强早期,注射造影剂20秒,造影剂由外周区两侧开始增强,逐渐充盈整个腺体,呈较均匀高增强。

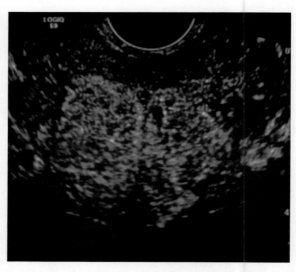

图2-4-9 前列腺超声造影:增强早期,注射造影剂30秒,前列腺整个腺体呈均匀高增强。

● 复查血清 PSA 为 4~10ng/mL，f/t PSA、PSAD 值、直肠指检或影像学检查结果异常。

● 复查血清 PSA 为 4~10ng/mL，f/t PSA、PSAD 值、直肠指检或影像学检查表现均正常，每3个月对血清 PSA 进行复查。若 PSA 连续两次 >10ng/mL，或 PSAV> 0.75ng/(mL·年)，需重复穿刺。

(二)禁忌证

● 处于急性感染期或发热期。

● 高血压危象。

● 处于心功能不全失代偿期。

● 有严重出血倾向的疾病及凝血功能障碍。

● 高血压、糖尿病等并发症控制不良或不稳定期。

● 合并严重的内痔、外痔、肛周或直肠病变。

● 严重的免疫抑制状态。

(三)前列腺穿刺活检前准备

1.穿刺活检前常规检查

穿刺前完善血常规、尿常规、凝血功能检查及血清学检查(如艾滋病、梅毒、乙肝、丙肝等)。

2.肠道准备

经直肠前列腺穿刺活检前患者需清洁肠道，碘伏灌肠或碘伏棉球消毒。

经会阴前列腺穿刺活检前通常无须清洁灌肠，仅需排空大便，必要时可使用甘油灌肠剂灌肠。

3.预防性抗生素的应用

经直肠前列腺穿刺活检前推荐口服或静脉预防性使用抗生素 1~3 天，首选药物为喹诺酮类抗生素。推荐在穿刺前2小时口服氟喹诺酮类，穿刺后继续服用，总用药时间不超过72小时。

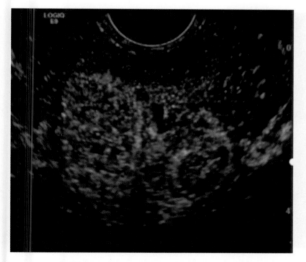

图 2-4-10　前列腺超声造影：增强晚期，注射造影剂 40 秒，前列腺内造影剂开始廓清。

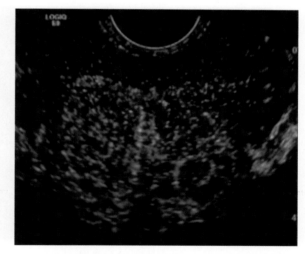

图 2-4-11　前列腺超声造影：增强晚期，注射造影剂 60 秒，前列腺内造影剂进一步廓清，呈低增强。

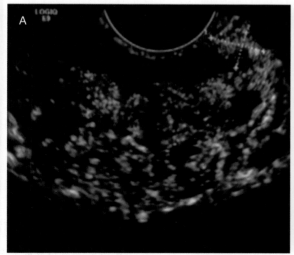
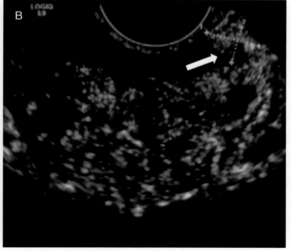

图 2-4-12　前列腺超声造影：增强早期，注射造影剂 12 秒，左侧叶外腺可见高增强结节。穿刺活检结果为前列腺癌。

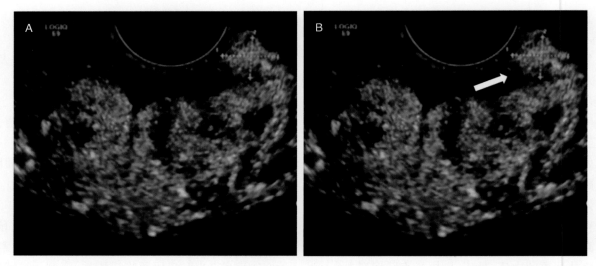

图2-4-13　前列腺超声造影:增强早期,注射造影剂14秒,左侧叶外腺可见高增强结节。穿刺活检结果为前列腺癌。

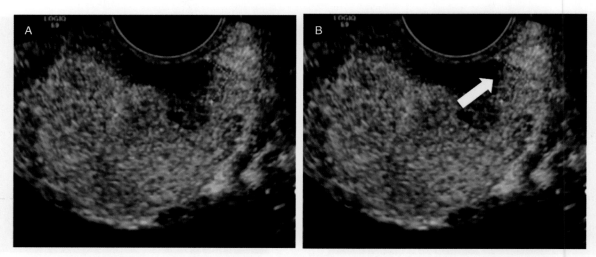

图2-4-14　前列腺超声造影:增强早期,注射造影剂30秒,左侧叶外腺可见高增强结节。穿刺活检结果为前列腺癌。

经会阴前列腺穿刺活检术前不需要预防性使用抗生素。

4.围手术期抗凝及抗血小板药物的使用

因心脑血管疾病或其他情况需长期应用抗凝或抗血小板药物者,术前应评估凝血风险,慎重决定相关药物的使用或暂停。

5.设备和器械准备

采用具有经直肠引导前列腺穿刺功能的超声诊断仪,配备相应的超声探头和穿刺架,一次性活检针及活检枪、无菌探头隔离套、无菌手套、滤纸、消毒液、甲醛溶液等。

6.麻醉方式

经直肠前列腺穿刺活检推荐直肠内表面麻醉,利多卡因或丁卡因胶浆直接涂抹直肠黏膜,联合前列腺周围神经阻滞可取得更好的效果。

经会阴前列腺穿刺活检选择前列腺周围神经阻滞联合会阴部神经阻滞。

四、前列腺穿刺活检方式

超声引导前列腺穿刺方式主要有两种:一种是利用经直肠端式超声探头引导下经直肠前壁对前列腺进行穿刺活检;另一种是利用双平面直肠探头或单平面线阵探头引导经会阴对前列腺进行穿刺活检。

(一)超声引导下经直肠前列腺穿刺活检操作方法

● 患者左侧卧位。

● 穿刺前先进行直肠指诊,评估会阴、肛门区手术史,有无肛瘘、痔疮等

● 会阴部、肛门及直肠内消毒,常规消毒铺巾。

- 注入利多卡因或丁卡因胶浆进行直肠黏膜表面麻醉，必要时增加前列腺周围神经阻滞。
- 穿刺架安装在腔内探头上，套入涂有无菌耦合剂的无菌探头隔离套，探头缓缓置入直肠探查。
- 超声检查观察前列腺异常回声的位置及大小，确定穿刺目标。
- 超声引导下前列腺多点穿刺，在前列腺底部、中部、尖部、内、外穿刺，左右对称，共穿刺 12 针。若发现可疑病灶，还需在病灶位置穿刺 1~2 针。
- 从穿刺枪上取下活检标本，将标本放入含 4% 甲醛标本瓶中，并记录穿刺部位。
- 穿刺完毕取出探头，消毒直肠穿刺区。观察前列腺、尿道及周围组织器官有无出血，如有明确出血点，首先压迫止血。待直肠壁无明确出血后，塞入无菌干燥纱布，4~6 小时后取出，观察纱布表面有无明显血染。

（二）超声引导下经会阴前列腺穿刺活检操作方法

- 患者取截石位，将阴囊托起。
- 穿刺前先进行直肠指诊。
- 会阴部皮肤常规消毒铺巾。
- 应用约 20mL 的 1% 利多卡因，先进行皮下神经阻滞，范围超过穿刺范围较适宜。
- 采用双平面直肠探头或单平面线阵探头引导穿刺，观察前列腺异常回声的位置及大小，确定穿刺目标，多点穿刺。
- 从穿刺枪上取下活检标本，将标本放入含 4% 甲醛的标本瓶中，并记录穿刺部。
- 穿刺完毕，观察会阴部皮肤是否有血肿，给予纱布加压包扎会阴部穿刺部位。观察尿道外口是否有渗血，如有严重血尿，建议留置三腔导尿管，并进行膀胱冲洗。

（三）超声引导下前列腺穿刺活检注意事项

- 穿刺应避免损伤尿道、膀胱及精囊。
- 术后患者应适当增加饮水量。
- 经直肠穿刺患者术后须遵医嘱继续服用抗生素。
- 术后第 2 天化验血常规及凝血功能，恢复常规用药。

（四）超声引导下前列腺穿刺活检常见并发症及处理

常见并发症包括出血、感染、迷走神经反射、急性尿潴留等。

1. 出血

术后出血主要表现为血尿、血便、血精。血尿较为常见，出现严重血尿时可留置三腔导尿管牵引压迫止血，膀胱镜下冲洗血块，电凝止血，持续膀胱冲洗并应用止血药物。血便多数为经直肠穿刺损伤直肠黏膜导致，穿刺后常规填塞纱布并加压止血，可明显减少血便的发生。血精也是常见的穿刺后并发症，数次射精后可自行消失。

2. 感染

感染主要表现为尿路感染、血行感染、精囊炎、附睾炎等。应适时调整或选择敏感抗生素，并及时进行血、尿细菌培养及药敏检测。

3. 迷走神经反射

患者过度紧张和不适可致迷走神经反射，会出现头晕、全身冷汗、面色苍白、恶心呕吐、心动过缓、血压下降等症状。当出现迷走神经反射时，应立刻停止操作，并将患者调整为头低脚高位，吸氧，适时给予静脉补液，多可缓解症状。

4. 急性尿潴留

急性尿潴留需要留置尿管，并口服 α 受体阻滞剂及抗生素。

五、经直肠与经会阴前列腺穿刺活检术比较

超声引导下前列腺穿刺活检术主要有经直肠和经会阴两种途径。虽然两者的操作方法有所不同，但总体而言，在超声引导下这两种途径对疾病的检出都是安全、有效的。下文将对经直肠与经会阴途径前列腺穿刺活检术在病变检出率和并发症方面进行比较。

（一）前列腺癌检出率的比较

研究分析显示，经直肠前列腺穿刺活检与会阴前列腺穿刺活检的检出率相似。但对于前列腺直肠指诊阳性、血清 PSA<4ng/mL、PSA 为 4~10ng/mL、fPSA/tPSA ≥0.15，经直肠超声检查阴性的患者检查时，经会阴前列腺穿刺检出率更高。可能原因是经会阴穿刺针方向与外周带相对平行，可获取较多的外周带组织，而且经会阴穿刺针从前列腺尖部进入，避免了尖部肿瘤的漏针，该部位的肿瘤也是经直肠穿刺的盲区。因此，经会阴前列腺穿刺活检术对前列腺移行区及前列腺尖部的前列腺癌的检出率高于经直肠前列腺。

（二）经直肠与经会阴前列腺穿刺术并发症的比较

前列腺穿刺活检的主要并发症为感染、血尿、血便、下尿路症状等，虽然两种穿刺活检术的并发症大多数较轻微，严重的并发症少见，但不能完全避免。经直肠途径穿刺减轻了患者的疼痛感，患者的耐受性更好。经会阴途径穿刺降低了患者直肠出血、发热等并发症的可能，但两种途径在急性尿潴留和血尿方面无显著差异。

1. 血尿及血便

血尿和直肠出血是前列腺穿刺的常见并发症之

一,但大多数肉眼血尿及直肠出血均较轻微,无须特殊处理,患者可在几天内缓解。但也有严重出血的情况,尤其是服用阿司匹林等抗凝药物的患者。因此,对于这类患者,应在接受前列腺穿刺活检前至少1周停用抗凝药物。经直肠穿刺活检导致的直肠出血可能与直肠壁血供丰富有关,因此,穿刺完毕压迫直肠可有效降低直肠出血的发生率。经会阴穿刺导致直肠出血非常少见,对于经会阴穿刺的患者,采用压迫会阴部后加压包扎预防穿刺部位出血。

2. 术后感染

前列腺穿刺活检后感染也很常见,感染主要表现为发热、菌血症,由于肠道定植菌群的存在,经直肠穿刺感染风险较高。因此,穿刺前应进行充分的肠道准备及预防性使用抗生素,可降低穿刺后感染的发生。而对于有感染倾向的患者(包括糖尿病、前列腺炎和导尿的患者),应建议经会阴前列腺穿刺活检,以避免穿刺后发生败血症和严重发热。

3. 疼痛及耐受度

由于直肠壁的神经是自主神经,对牵拉等钝痛敏感,对痛觉敏感性差,因此,经直肠前列腺穿刺患者疼痛感轻,耐受性更好。而会阴部的阴部神经对穿刺等锐痛敏感,经会阴前列腺穿刺患者的疼痛可持续到活检术后,可应用镇痛药物缓解患者的疼痛。因而,部分选择经会阴前列腺穿刺活检患者需在麻醉下实施操作。

综上所述,超声引导下经直肠与经会阴前列腺穿刺活检对前列腺癌的检出率及并发症无明显差异。

第5节　前列腺囊肿

一、病因病理

前列腺囊肿是发生在前列腺内任何部位的一种良性囊性病变,根据其形成原因分为先天性前列腺囊肿和后天性前列腺囊肿。

先天性前列腺囊肿是因胚胎发育异常形成的囊肿,包括前列腺囊肿和米勒管囊肿。前列腺囊肿起自前列腺小囊,位于前列腺中线区,尿道后方,开口于精阜中部的一个盲端憩室样结构,此结构为两侧米勒管下段融合为一的末端残留。前列腺囊肿往往合并单侧肾缺如、尿道下裂、两性畸形等先天性泌尿生殖系统畸形,可与尿道相通,其内含有精液成分。前列腺囊肿体积较小,直径通常小于2cm,一般不超出前列腺底部。米勒管囊肿起自融合于精阜水平的米勒管尾侧末端,因米勒管退化不全而形成的囊肿,位于精阜以上水平,是中线囊肿。组织学上囊壁被覆立方或柱状上皮,囊内为清亮或巧克力色液体。米勒管囊肿极少合并先天性泌尿生殖系统畸形,不与尿道相通,无精液潴留。若米勒管囊肿较大,可向后上方生长超过前列腺底部。

后天性前列腺囊肿常见,可单发,也可多发,位于前列腺任何位置,多见于中线旁。后天性前列腺囊肿多是继发于慢性前列腺炎、前列腺增生等引起前列腺腺管狭窄、闭塞,分泌物贮积而形成的潴留性囊肿。镜下可见囊壁为分泌上皮。

二、临床表现

前列腺囊肿的症状一般与囊肿的大小和部位有关。较小的前列腺囊肿无明显的临床症状,多为偶然发现。若囊肿较大压迫尿道可出现排尿困难、尿不尽甚至尿潴留等症状。当前列腺囊肿压迫射精管时,精道梗阻,可导致男子不育症的发生。前列腺囊肿还可合并感染和前列腺结石。肛门指诊时,前列腺小囊肿一般指诊无异常,囊肿较大时触感明显,可触及质硬结节,进行超声检查可明确诊断。

三、超声检查

(一)灰阶超声(图2-5-1和图2-5-2)

先天性前列腺囊肿表现为前列腺尿道后方中线区可见圆形或"水滴"形囊性无回声区,囊壁光滑,内部透声良好,后方回声增强,边界清晰;未见精囊与输精管扩张相关表现;若继发感染或出血,病灶内透声差,可出现等回声或高回声的感染物或沉积物;后天性前列腺囊肿位于前列腺任何部位,通常为多发,大小不一,呈圆形或椭圆形的囊性无回声区,形态欠规则,囊壁光滑,内部透声良好,后方回声增强,边界清晰。

(二)彩色多普勒超声

前列腺囊肿内部无血流信号,其周边可见点状或

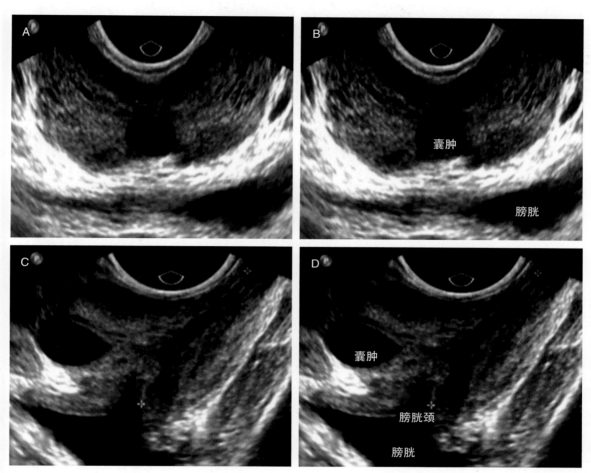

图2-5-1　米勒管囊肿灰阶图像前列腺中线处、基底部、尿道后方、射精管上方囊肿,前列腺横切面显示横切面呈类圆形;前列腺纵切面呈"水滴"形,尖端指向尿道。

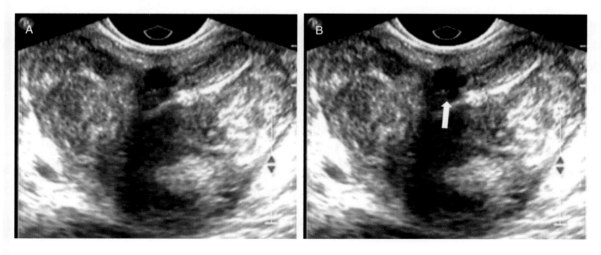

图2-5-2　前列腺增生合并前列腺囊肿灰阶图像。患者,73岁,因前列腺增生、尿潴留并膀胱留置尿管前列腺横切面及纵切面显示前列腺囊肿位于内腺。(待续)

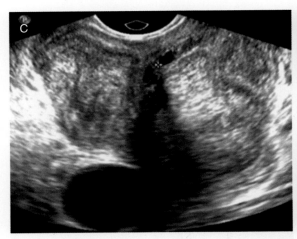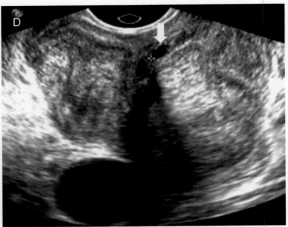

图 2-5-2(续)

环状血流信号。

(三)超声造影

前列腺囊肿超声造影表现为囊性无回声病灶内始终无造影剂灌注。

四、鉴别诊断

(一)先天性前列腺囊肿与后天性前列腺囊肿

可根据两者单发或者多发、部位、形态进行鉴别。

(二)射精管囊肿(图 2-5-3)

射精管囊肿位于前列腺基底部射精管走行位置,横切面表现为圆形,纵切面呈尖端指向精阜的椭圆形或"水滴"形囊性无回声区,与后尿道之间有前列腺组织间隔,底部与同侧精囊相连。先天性前列腺囊肿较射精管囊肿更紧贴后尿道,而且与射精管和精囊不通。两者声像图鉴别困难时可通过排精试验鉴别,射精管囊肿在排精过程中排泄物可通过或滞留在囊肿中,而先天性前列腺囊肿在排精过程中排泄物从囊肿外绕行。另外,还可通过经直肠囊肿穿刺检测囊内是否含有精子来鉴别,射精管囊肿内含有不具备受孕能力的无活动力精子,而先天性前列腺囊肿内通常无精子。

五、超声检查注意事项

前列腺囊肿具有特征性声像图的表现,经腹壁超声或经直肠均可做出明确诊断,尤其是经直肠超声可具体观察囊肿在前列腺组织内部的具体位置、形态特征、相关临床症状,对先天性前列腺囊肿、后天性前列腺囊肿及射精管囊肿进行诊断与鉴别。

六、典型病例超声报告

病例 1

患者男,77 岁,排尿困难加重数月就诊。

实验室检查:血清 PSA 为 3.45ng/mL,FPSA 为 1.48ng/mL,F/T 为 20.1%。

经直肠超声表现(图 2-5-4):前列腺外腺左右径 5.8cm×前后径 5.0cm×上下径 6.3cm,内腺左右径 5.6cm×前后径 4.2cm×上下径 5.3cm,前列腺体积增大,形态饱满,内腺明显增大,外腺受压变薄,包膜完整、光滑,内部回声不均匀。前列腺内腺可见多发囊性无回声,内部透声良好,囊壁薄、光滑,边界清晰,较大约为 0.5cm×0.5cm。前列腺纵切面内外腺间可见强回声团块,大小约为 1.0cm。

超声提示:前列腺增生,前列腺结石,前列腺多发囊肿。

临床诊断:前列腺增生,前列腺结石,前列腺多发囊肿。

病例 2

患者男,32 岁,婚后 4 年因未避孕未育就诊。

实验室检查:精液量为 0.8mL,pH 值为 6.2,离心后未见精子,果糖(−);FSH 为 5.2mIU/mL,LH 为 6.23mIU/mL,PRL 为 13.20μg/L,T 为 21.4nmol/L。

经直肠超声表现(图 2-5-5):前列腺左右径 3.9cm×前后径 3.1cm×上下径 3.3cm,前列腺包膜完整,内部回声均匀。前列腺中线处、前列腺基底部、尿道后方、射精管上方可见 2.9cm×3.3cm×3.0cm 的囊性无回声区,内部透声良好,囊壁薄、光滑,横切面呈

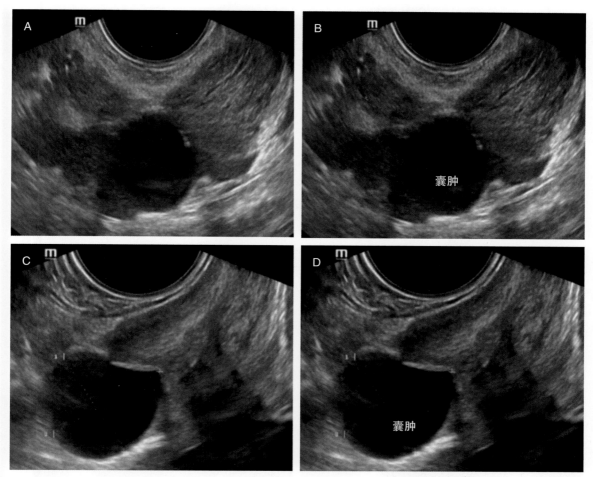

图2-5-3　射精管囊肿灰阶图像。前列腺横切面显示基底部中线处有类圆形囊肿;前列腺纵切面显示囊肿位于射精管走行区,呈"水滴"形,尖端指向精阜。

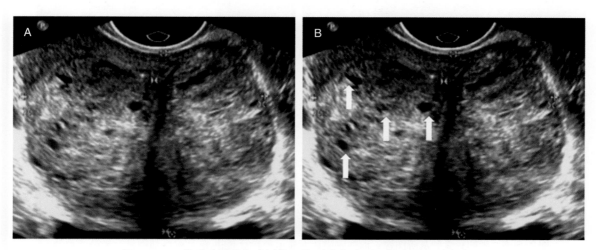

图2-5-4　前列腺囊肿灰阶图像。前列腺内腺可见多发囊肿。(待续)

类圆形,纵切面呈"水滴"形,尖端指向尿道,与精囊不相通。

超声提示:前列腺中线囊肿,考虑米勒管囊肿。
临床诊断:米勒管囊肿。

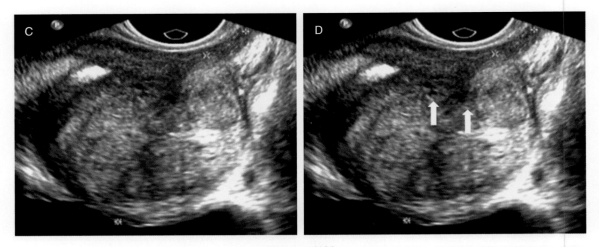

图2-5-4(续)

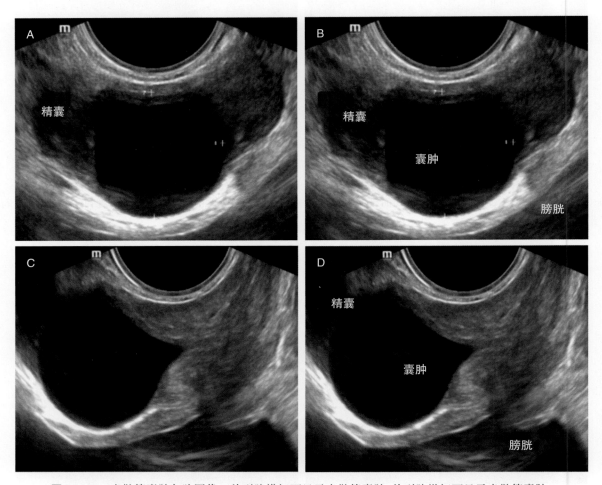

图2-5-5　米勒管囊肿灰阶图像。前列腺横切面显示米勒管囊肿,前列腺纵切面显示米勒管囊肿。

第6节 前列腺炎

一、病因病理

前列腺炎是由于前列腺受到病原微生物和(或)某些非感染因素作用下发生的炎症反应,由此患者可出现一系列与前列腺相关联的局部或全身症状,包括骨盆区域疼痛不适、排尿异常、尿道异常分泌物等。

细菌性前列腺炎的危险因素主要包括前列腺手术、尿道狭窄、良性前列腺增生、包茎、尿道炎、糖尿病和其他免疫力低下的情况,多由泌尿系统感染蔓延而来,如尿道炎、膀胱炎及肾盂肾炎。最常见的致病菌是大肠杆菌,其他革兰氏阴性菌(如克雷伯菌、变形杆菌、铜绿假单胞菌和革兰氏阳性肠球菌)也是常见的致病菌。急性细菌性前列腺炎镜下可见前列腺腺泡周围中性粒细胞弥漫性浸润,渗入腺泡腔内,腺泡腔遭到破坏,形成许多细胞碎屑,间质充血水肿,严重者可有小脓肿形成。若急性前列腺炎治疗不彻底可转为慢性前列腺炎,或由泌尿系统反复感染导致。慢性前列腺炎镜下可见前列腺导管及腺泡周围浸润慢性炎症性细胞,以淋巴细胞和浆细胞为主,可伴有少量中性粒细胞。腺泡上皮可出现萎缩、化生或纤维结缔组织增生。

二、分类

1995年,美国国立卫生研究院(NIH)将前列腺炎分为4型:Ⅰ型(急性细菌性前列腺炎)、Ⅱ型(慢性细菌性前列腺炎)、Ⅲ型(慢性前列腺炎或慢性骨盆疼痛综合征)、Ⅳ型(无症状的炎症性前列腺炎)。根据患者临床表现Ⅲ型分为六大类:泌尿系统症状、社会心理症状、器官特异症状、感染症状、神经系统或全身症状、骨骼肌触痛症状。

三、临床表现

Ⅰ型:多为急性发病,全身症状表现为发热、畏寒、乏力等。局部症状可表现为会阴部、腰骶、阴囊坠胀疼痛,同时伴有尿频、尿急、尿痛等尿路刺激症状,甚至出现血尿、排尿困难、急性尿潴留等。肛门指诊可触及饱满或体积增大的前列腺,触痛或压痛明显,若触之有波动感,则要注意有前列腺脓肿的可能。

Ⅱ型:症状不一,反复发作,可有尿频、尿急、尿痛、排尿不适、尿不尽感、夜尿增多;也可出现各种疼痛,主要表现为尿道刺痛、灼痛,下腹部、耻骨、腹股沟区、会阴部甚至阴茎部的疼痛。

Ⅲ型:症状反复发作,病程迁延,症状可表现为下腹部、阴囊坠痛、尿道流白、下尿路刺激征等,部分患者还可出现性功能障碍。慢性病程和反复发作的特点使患者出现焦虑、抑郁、紧张等心理问题,这些改变可引起非自主神经功能障碍,导致后尿道神经肌肉功能障碍,表现为盆腔疼痛和排尿功能障碍,甚至加重前列腺炎症状。肛门指诊时触痛明显,可诱发下腹或盆腔疼痛。

Ⅳ型:无临床相关症状。

四、超声检查

(一)灰阶超声(图2-6-1和图2-6-2)

急性前列腺炎表现为前列腺体积增大,形态饱满,内部回声不均匀,可见片状低回声区。慢性前列腺炎的二维超声表现差异大,与患者症状主诉并不一致,主要与患者病程及病理改变有关,通常前列腺大小及形态多无明显变化或变化不大,包膜清晰完整,左右对称,内部回声多不均匀,可见斑片状/局灶性低回声或弥漫性低回声,常伴有钙化灶,大小和分布不一,多呈斑点状强回声成片排列,后方一般无声影。

(二)彩色多普勒超声(图2-6-3)

急性前列腺炎或慢性前列腺炎急性发作时,前列腺内部血流信号可增加,周缘区增加较明显。

(三)超声造影

前列腺炎超声造影无明显特征。慢性前列腺炎超声造影表现为病灶与周围实质同步增强,增强程度与周围实质相当或低于周围实质。

五、鉴别诊断

(一)前列腺癌

急性前列腺炎超声上表现为前列腺体积增大,内部回声减低,与前列腺癌鉴别时,可因经直肠检查时前

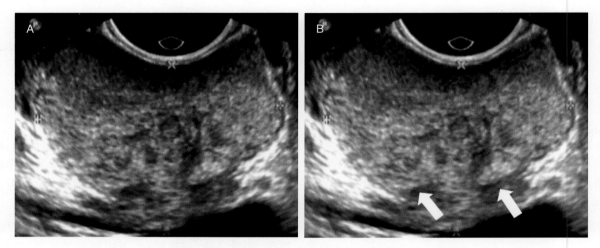

图2-6-1　急性前列腺炎灰阶图像。前列腺内部可见片状低回声区(箭头)。

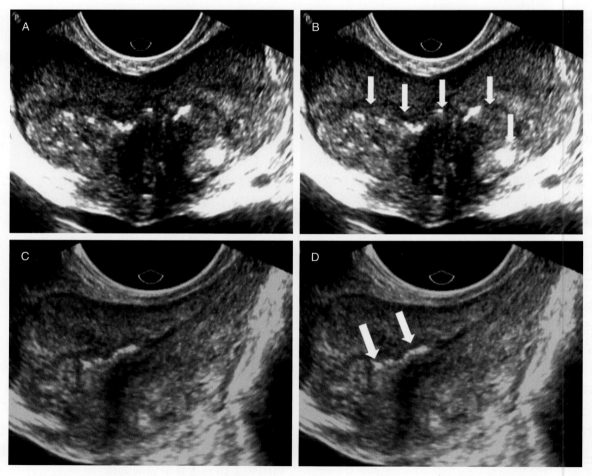

图2-6-2　慢性前列腺灰阶图像。横切面显示前列腺内部回声不均匀,可见成片点状强回声;纵切面可见强回声位于射精管附近。

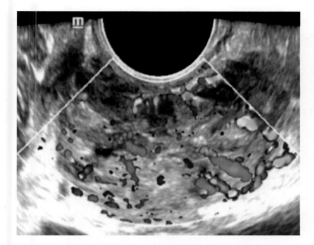

图2-6-3　急性前列腺炎彩色多普勒显示前列腺血流信号丰富。

者有明显触痛,有助于两者的鉴别(图2-6-4)。慢性前列腺炎因其声像图缺乏特征性诊断标准,难以与前列腺癌相鉴别,若患者有明显尿路感染症状,年龄小于50岁,可偏向慢性前列腺炎,但也需密切随访通过血清PSA或超声引导下前列腺穿刺活检进行鉴别诊断(图2-6-5)。

(二)前列腺肉瘤

前列腺肉瘤好发于中青年,肛门指诊前列腺质软,血清PSA多无升高。早期前列腺肉瘤与前列腺炎灰阶超声特征表现相似,鉴别困难,通常需要超声引导下前列腺穿刺活检进行鉴别诊断。

六、超声检查注意事项

急性前列腺炎经直肠超声检查时有明显触感,超声表现为前列腺体积增大,内部回声减低,加之患者临床表现、体征及实验室检查,诊断急性前列腺炎较为可靠。但对于慢性前列腺炎超声诊断,因其病因、病理的复杂多变,超声表现也缺乏明确特征,可根据前列腺体积增大饱满、内部回声不均匀,判断前列腺炎的存在。总体上,超声对于急性前列腺炎和前列腺脓肿的诊断要优于慢性前列腺炎。

七、典型病例超声报告

病例1

患者男,40岁,尿频、尿急、尿痛2天就诊。

实验室检查:血常规白细胞计数为9.14×10⁹/L,尿常规白细胞计数为398.00个/μL,白细胞(高倍视野)为85.00个/HPF。

经直肠超声表现:前列腺左右径3.9cm×前后径2.7cm×上下径4.0cm,前列腺形态饱满,包膜完整,内部回声不均匀,可见斑片状低回声区,前列腺内部血流信号增加。

超声提示:急性前列腺炎。

临床诊断:急性前列腺炎。

病例2

患者男,36岁,尿无力,下腹坠胀数月就诊。

经直肠超声表现:前列腺左右径4.8cm×前后径2.7cm×上下径3.9cm,前列腺形态饱满,包膜完整,内部回声不均匀,可见数粒强回声斑点呈"条索"样分布,指向精阜,大小为0.2cm。

超声提示:前列腺增大,前列腺结石。

临床诊断:慢性前列腺炎,前列腺结石。

八、临床专家述评

前列腺炎是一种难以有效治疗且常见的泌尿男科疾病。据估计,近一半的男性在其生命的某个阶段会出现前列腺炎症状,这是继良性前列腺增生(BPH)和前列腺癌后第三大最常见的男性尿路疾病,前列腺炎可能占全球所有泌尿科生殖系统和泌尿系统诊治的25%,影响所有年龄组的男性,特别高发于中年组。前列腺炎在欧洲、北美和亚洲的发病率为3%~16%,其中一半反复发作,这说明前列腺炎是一个重要且普遍的健康问题。超声诊断前列腺炎已普及并日益深入,尤其经直肠途径,因方法简便、无痛、图像清晰,现已成为引起临床广泛重视的重要方法。急性前列腺炎声像图上有3个主要特征:①尿道周围出现低回声晕;②腺实质回声不均匀,出现多个低回声区;③前列腺周围因前列腺静脉丛充血、肿胀,出现无回声区。此外,前列腺轻度肿大,包膜有时模糊不清,但形态仍对称。慢性前列腺炎很少有特征性的声像图改变,前列腺增大不明显,形态一般对称,包膜增厚或不整齐,内部回声不均匀,可有强回声斑,也可有低回声区,很难与前列腺癌相鉴别。前列腺炎常常合并前列腺结石,其声影不可误诊为前列腺癌造成的包膜破坏。经直肠超声检查诊断前列腺炎的优点如下:①不需要患者膀胱充盈,不受肠道气体干扰,患者随到随做;②经直肠壁紧靠前列腺,能更清晰地观察前列腺外腺、内腺的内部结构;③能尽早发现前列腺内部细小的异常光团,有利于前列腺囊肿、脓肿及前列腺肿瘤的早期诊断;④有利于前列腺炎和前列腺增生的鉴别诊断;⑤可同时观察精囊有

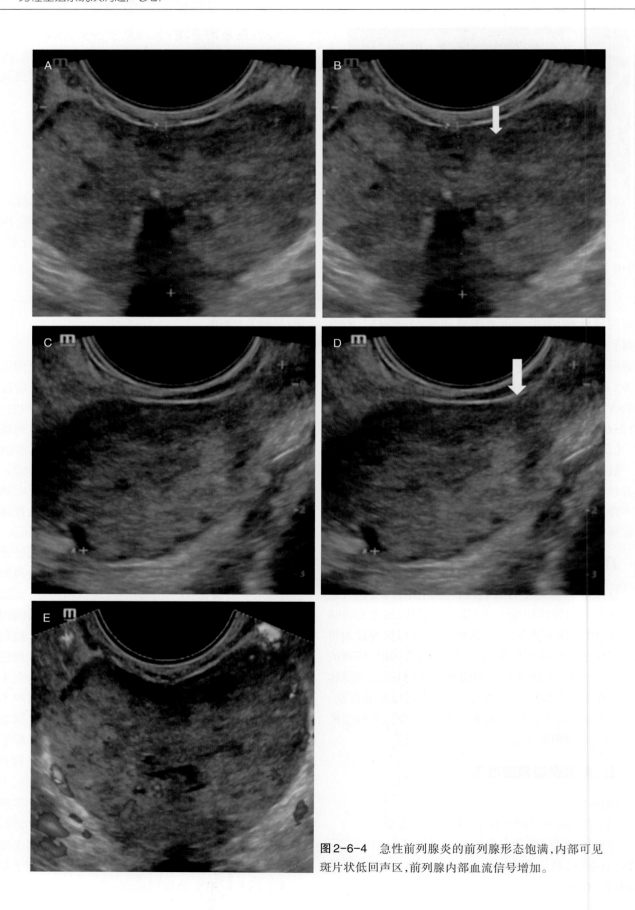

图2-6-4 急性前列腺炎的前列腺形态饱满,内部可见斑片状低回声区,前列腺内部血流信号增加。

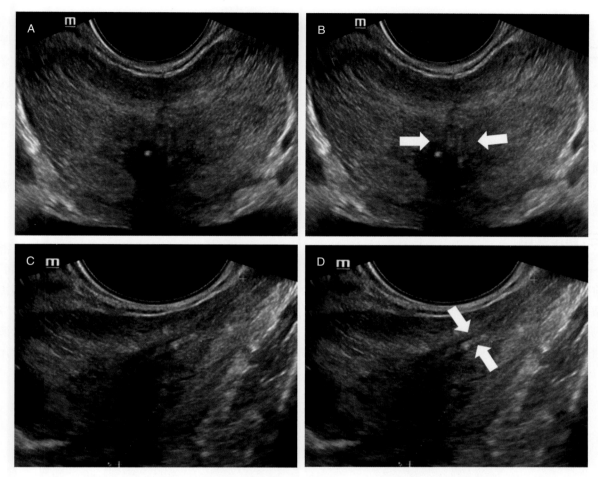

图2-6-5　慢性前列腺炎的前列腺横切面可见数粒强回声斑点，前列腺纵切面可见强回声斑点，指向精阜。

无异常情况。经直肠超声检查诊断慢性前列腺炎操作简单，因不进行按摩操作，患者痛苦小，容易接受，如与前列腺液常规结合，可对慢性前列腺炎的诊断提供更加明确的依据。对于部分因惧怕疼痛而拒绝进行前列腺液常规检查的患者，经直肠超声可部分代替前列腺液常规检查，且对临床有较高的参考价值。

第7节　前列腺脓肿

一、病因病理

前列腺脓肿致病菌主要为大肠杆菌和金黄色葡萄球菌，克雷伯菌、铜绿假单胞菌、变形杆菌也是常见致病菌。主要的感染途径为泌尿生殖系统逆行感染，感染的尿液反流入前列腺导管，引起急性细菌性前列腺炎，若炎症未得到及时控制，可出现腺泡感染坏死、血管破坏发展成为前列腺脓肿。这种情况可能出现于尿道器械检查、尿路感染、急性尿潴留及急性尿道炎，致

病菌多为大肠杆菌。

血源性感染临床上少见，通常由金黄色葡萄球菌引起的肝脓肿、肾上腺脓肿、阑尾炎、憩室炎、皮肤感染、皮下感染等远处原发性感染通过血液传播，进入前列腺而导致脓肿。

前列腺脓肿早期局部腺体充血、水肿，继而坏死、液化形成脓腔，甚至脓腔可占据整个前列腺。脓腔可单发或多发，脓腔内为坏死组织及脓液，脓肿壁早期由炎症充血带构成，晚期由纤维肉芽组织构成完整脓

肿壁。

二、临床表现

本病患者常有发热、寒战、全身肌肉酸痛、腰痛等全身症状，以及一系列泌尿系统症状，主要表现为尿频、尿急、尿痛、排尿困难、会阴部疼痛不适、肛门坠胀等，部分患者可出现急性尿潴留。脓肿形成后可向前列腺周围脂肪结缔组织、尿道、直肠浸润，甚至会阴部破溃。若脓肿破溃，脓液进入血液引发全身感染，可导致脓毒血症、休克和全身多器官衰竭。

三、超声检查

（一）灰阶超声（图2-7-1）

前列腺脓肿不同病理时期超声表现呈多样性，取决于脓肿腔内结构及脓肿壁结构。脓肿形成初期，病灶局限，形态规则，多为圆形或类圆形，边界较清晰，早期因细胞浸润，多呈等回声，回声分布不均匀。后期脓肿成熟，表现为低回声或类似无回声囊状结构，内部多呈透声较差的无回声区或低弱回声区，脓肿壁厚薄不均。经直肠检查时探头向前列腺施压，可有明显触压痛或波动感。产气细菌所致脓肿，可在无回声区内见到气体回声，为诊断前列腺脓肿的可靠征象。若脓肿破溃，可发现前列腺包膜不完整，其周围脂肪结缔组织可出现相应的回声改变。

（二）彩色多普勒超声（图2-7-2和2-7-3）

前列腺脓肿内部无明显血流信号，病灶周边可有环状血流信号包绕。

（三）超声造影

前列腺脓肿的超声造影表现与病理阶段密切相关。在脓肿形成期腺体细胞变性、炎症细胞浸润、前列腺组织溶解、液化形成脓肿，多个脓腔病灶之间由未彻底坏死组织形成分隔。因此，在早期多表现为"花瓣"征。脓肿进一步发展，内部分隔彻底液化坏死，多个脓腔融合成大脓腔，坏死的脓腔超声造影表现为无增强

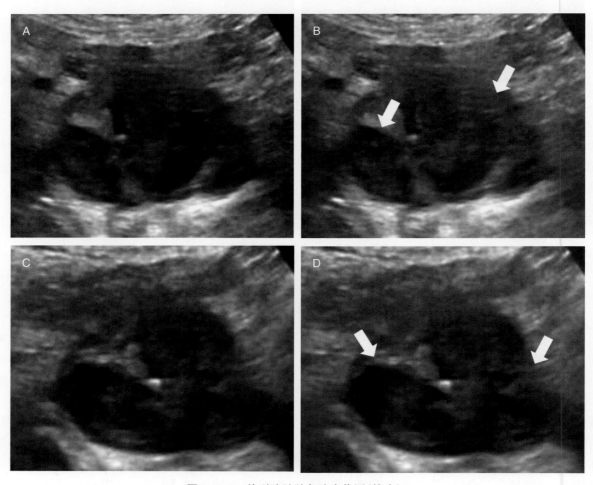

图2-7-1　前列腺脓肿灰阶声像图（箭头）。

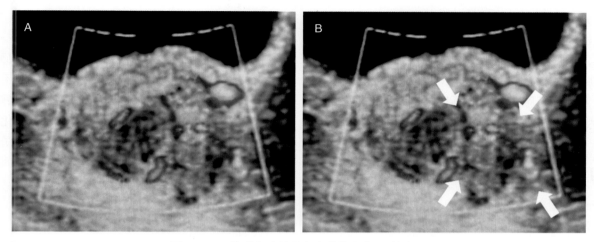

图2-7-2　前列腺脓肿彩色多普勒声像图（箭头）。

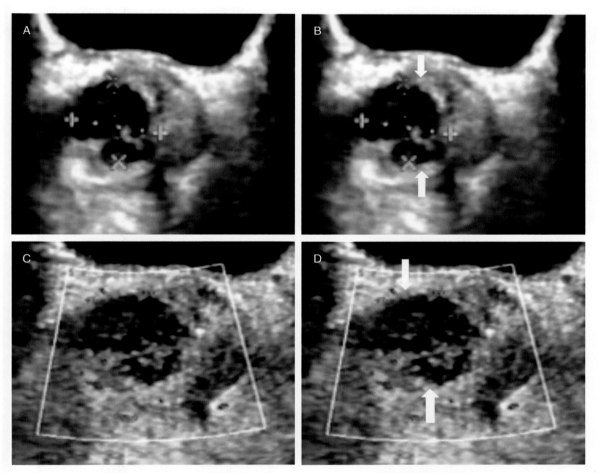

图2-7-3　前列腺脓肿灰阶及彩色多普勒声像图。经腹部超声横切面可见前列腺内部不规则液性暗区，暗区内可见低回声，暗区内部未见血流信号，周边可见"短棒"状血流信号。

区。当分隔及内部炎性水肿组织进一步坏死,形成内层为炎性肉芽肿组织,外层为纤维肉芽肿组织的典型脓肿壁,其周围还可伴有炎性充血水肿带,超声造影表现为脓肿壁呈厚壁且快速环状增强。脓肿壁的强化程度及边界反映了脓肿形成的不同时期,前列腺内多发脓肿,因脓肿形成的病理时期不同,脓肿壁强化表现不同。

四、鉴别诊断

(一)前列腺囊肿(图2-7-4)

前列腺囊肿表现为圆形或椭圆形无回声区,壁薄光滑,内部透声良好,后方回声增强。前列腺脓肿液化表现为低或无回声,类似囊肿表现,但脓肿体积较囊肿大,形态多不规则,边缘不清,内部透声差或有低弱回声存在。前列腺囊肿多无明显临床症状,囊肿较大,可出现压迫症状。前列腺脓肿表现为局部炎症症状或全身感染症状。

(二)前列腺癌(图2-7-5)

前列腺囊肿与前列腺癌的临床表现区别很大,根据患者的病史、症状、直肠指检及超声检查一般不难鉴别。前列腺脓肿早期浸润呈局限性低回声或等回声不规则团块时,需与前列腺癌相鉴别。未完全液化的前列腺脓肿在探头施压时触痛明显,短期追踪随访中可液化形成脓腔,而前列腺癌低回声结节在短时间内可无明显变化。

五、超声检查注意事项

前列腺脓肿通过超声检查观察前列腺内部病灶结构及回声情况,彩色血流信号能提供病灶区域血流信息。前列腺脓肿患者做经直肠检查时,往往痛苦难忍,选择经腹超声检查时结合患者的临床表现、体征及实验室检查,一般不难做出前列腺脓肿的超声诊断。

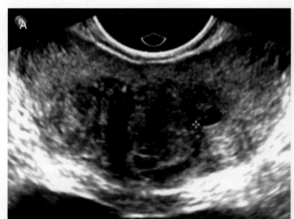
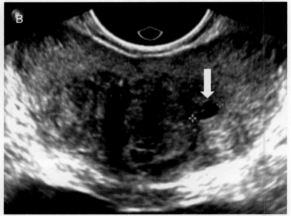

图2-7-4 前列腺囊肿灰阶声像图(箭头)。

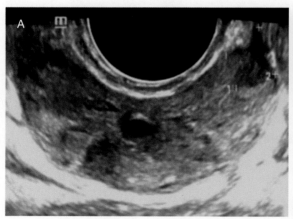
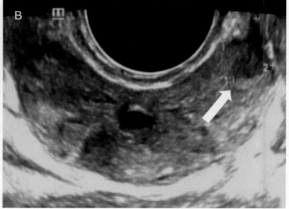

图2-7-5 前列腺癌灰阶声像图(箭头)。

六、典型病例超声报告

病例1

患者男,50岁,发热伴尿路刺激症状及肛周疼痛1个多月。

实验室检查:血常规白细胞计数为$11.05×10^9$/L,中性粒细胞比率为84.1%,血红蛋白为121g/L。尿常规白细胞计数为481.00个/μL,白细胞(高倍视野)为120.25个/HPF。

经直肠超声表现(图2-7-6):前列腺左右径4.8cm×前后径4.5cm×上下径5.0cm,前列腺增大,形态饱满,包膜完整、光滑,内部回声不均匀,可见多发不规则液性暗区,暗区内透声差,可见低回声团块,前列腺内部血流信号丰富。

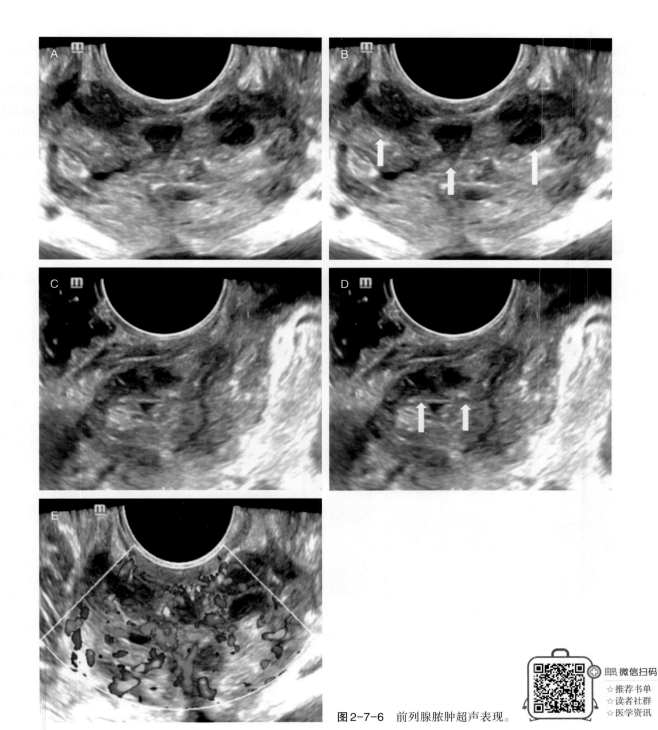

图2-7-6　前列腺脓肿超声表现。

超声提示:前列腺内多发液性暗区,考虑脓肿形成。

临床诊断:前列腺脓肿。

病例2

患者男,47岁,发热伴排尿困难2周。

实验室检查:血常规白细胞计数为13.05×10⁹/L,中性粒细胞比率为84.1%,血红蛋白为125g/L。尿常规白细胞计数为698.00个/μL,白细胞(高倍视野)为236.30个/HPF。

经腹部前列腺超声表现(图2-7-7):该患者因无法耐受经直肠超声检查,改进行经腹部超声检查。前列腺左右径6.6cm×前后径5.0cm×上下径5.6cm,前列腺增大,形态饱满,包膜尚完整,内部回声不均匀,可见多发不规则液性暗区,暗区内透声差,部分暗区内可见低回声团块。

超声提示:前列腺内多发液性暗区,考虑为脓肿形成。

临床诊断:前列腺脓肿。

七、临床专家述评

前列腺脓肿(PA)在临床中比较少见,常由泌尿生殖道逆行感染或原发感染灶血行播散引起,糖尿病、免疫抑制、尿道侵入性操作和前列腺活检都是可能的诱发因素。早期可无明显症状,随着病情发展会出现尿频、尿急、尿痛、排尿困难、急性尿潴留,以及下腹部胀痛不适等症状。如果炎症未得到及时有效控制,病情会进一步恶化,甚至导致败血症,从而危及生命。前列腺脓肿占所有前列腺疾病的0.5%~2.5%。研究报道66.7%的患者直肠指诊经常能发现前列腺波动感,与急性前列腺炎非常类似。所以经直肠超声和MRI影像学检查是诊断前列腺脓肿非常重要的辅助工具。典型前列腺脓肿的二维声像图为液性无回声区伴细密点状回声,探头加压即可观察到脓液出现涌动迹象。但无法准确判断脓肿内部结构。CT、MRI对前列腺脓肿的诊断作用优于常规经直肠二维超声,但其价格昂贵且并不比经直肠超声更灵敏,并且在引导介入治疗方面存在不足。结合经直肠腔内超声造影有利于更好地判断前列腺内病灶是否液化或者液化是否充分,同时有利于指导下一步治疗,包括穿刺抽液并冲洗病灶。因此,建议当患者有尿道刺激症状和排尿困难时应进行经直肠彩超检查前列腺。当怀疑有前列腺脓肿时应进一步进行经直肠超声造影检查,对直径<15mm且病灶未液化呈"花瓣"征者先保守治疗,定期复查超声判断是否充分液化,再决定是否进行穿刺治疗。

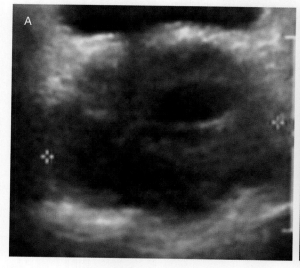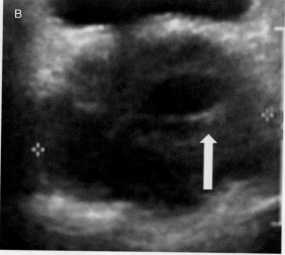

图2-7-7　前列腺脓肿灰阶图像。经腹部超声显示前列腺增大,形态饱满,内部可见多发不规则液性暗区。(待续)

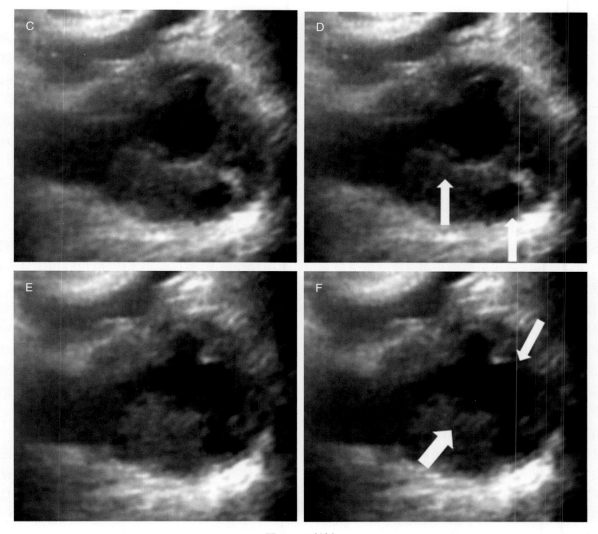

图2-7-7(续)

第8节　良性前列腺增生

一、病因病理

良性前列腺增生是一种由前列腺上皮细胞和间质成分过度增殖引起的进行性前列腺增大的组织学诊断。良性前列腺增生的病因尚不能完全确定,可能原因包括:性激素水平及其受体作用,雌激素/雄激素比例失衡,以及其受体的表达量不同影响前列腺细胞的生长、增殖、凋亡,可能与前列腺增生的发生、发展有关系。前列腺上皮细胞和基质细胞增殖或受损引发程序性细胞死亡或凋亡导致细胞堆积,抑或两者间相互作

用紊乱,均可造成前列腺大小异常。生长因子和神经递质单独或联合作用亦可导致前列腺增生。前列腺慢性炎症的浸润,促进前列腺上皮和间质的增殖,导致良性前列腺增生的发生。目前,已知与良性前列腺增生相关的危险因素包括老龄、久坐、缺乏运动、吸烟、饮酒、肥胖、糖尿病、炎症等。

良性前列腺增生以移行区形成增生性结节多见,结节大小不等,几毫米至数厘米,质地柔韧。以上皮增生为主的结节呈海绵状膨胀性生长,以腺体增生为特点,分泌乳汁样液,腺腔内可见淀粉样小体形成;以间

质增生为主的结节呈编织状,可为纤维组织-平滑肌、平滑肌、纤维组织-小血管增生,而腺体成分减少、萎缩;亦可呈弥漫性增生,即腺体、平滑肌和纤维组织同时增生,形成上皮和间质混合性增生结节。

二、临床表现

良性前列腺增生病变进展缓慢,症状时轻时重,引起的下尿路症状与前列腺增生后的体积大小不成正比,而与梗阻程度、病变发展速度等有关。

良性前列腺增生早期表现为膀胱刺激症状,包括尿频、尿急、夜尿增多。为克服排尿阻力,膀胱逼尿肌长期不稳定地过度收缩,使膀胱内压升高,可出现急迫性尿失禁。若膀胱逼尿肌结构和功能进一步受损,可出现残余尿,甚至充溢性尿失禁。随后表现为梗阻性症状,排尿困难。良性前列腺增生引起的排尿梗阻主要是膀胱出口梗阻,增生的前列腺推挤尿道前列腺部,使后尿道变形,排尿阻力增大,增生的前列腺可突向膀胱腔,即"中叶增生",导致排尿梗阻,排尿时间延长、尿线细、尿无力、尿不尽等。梗阻后并发症包括复发性尿路感染、膀胱结石、血尿、肾积水、输尿管扩张,甚至肾功能损害。

直肠指诊触及前列腺增大,表面光滑,中央沟变浅或消失,质地柔韧而有弹性。临床应用尿流率检查,以最大尿流率为诊断指标明确前列腺增生是否存在排尿功能障碍、有无梗阻。最大尿流率<15mL/s,说明排尿不畅,<10mL/s则表明严重梗阻。

三、超声检查

(一)灰阶超声 (图2-8-1至图2-8-5)

前列腺体积增大,形态饱满,左右形态基本对称,被膜完整,以内腺增生为主,外腺受压变薄。内腺可见单发或多发的增生性结节,增生的结节形态多规则,呈圆形或椭圆形,可为低回声、等回声或高回声。前列腺"中叶增生"突向膀胱腔,尿道受压偏移。前列腺增生常合并前列腺囊肿、前列腺结石。病程较长的患者可合并膀胱壁增厚,内壁表面不光滑、凹凸不平,多发小梁或小房形成。合并膀胱结石也较多见。梗阻严重者可出现双肾积水及双输尿管全程扩张。

(二)彩色多普勒超声 (图2-8-6和图2-8-7)

前列腺内腺血流信号可增多,增生的结节周边可见环形的血流信号,外腺血流信号稀少或无明显血流信号。

(三)超声造影 (图2-8-8)

前列腺增生超声造影表现为造影剂进入内腺早于外腺,增强强度高于外腺,增强持续时间长于外腺。内腺增生的结节增强模式由周边向中央逐渐增强,增强开始时间及消退时间与周围内腺实质灌注同步,增强程度也与周围内腺实质相当。外腺增生的结节增强模式多表现为内部无造影剂灌注或呈轻度增强,增强程度低于周围外腺实质。

四、鉴别诊断

(一)前列腺癌

前列腺增生与晚期前列腺癌不难鉴别,前列腺增生各径线增大,整体形态尚规则,内外腺边界清晰;晚期前列腺癌形态显著不规则,内外腺边界不清。前列腺增生结节与局灶性前列腺癌鉴别可依据超声造影,增生结节呈无增强或轻度增强,内腺增生结节增强时间、强度与周围腺体一致。结节状前列腺癌病灶超声造影与周围腺体比较呈快进快退、高增强造影模式。结节状病灶诊断困难,可经直肠超声引导穿刺活检明确诊断。

(二)膀胱颈肿瘤 (图2-8-9和图2-8-10)

膀胱颈肿瘤可通过多角度、多切面与突向膀胱腔的前列腺增生相鉴别,观察膀胱颈部异常回声是否与前列腺回声一致,是否与前列腺相连续及血流信号来源判断。突向膀胱的增生组织与前列腺相连,无边界,彩色多普勒观察血流信号来源于前列腺,与前列腺连续,基于上述声像图特点判断膀胱颈部异常回声为增生的前列腺组织。反之,若膀胱颈部异常回声与前列腺不连续,有边界,表面强回声附着较多见,血流信号源于肿瘤基底部,与前列腺不相连,则为膀胱颈部肿瘤。

五、超声检查注意事项

超声诊断前列腺增生主要依据如下:前列腺体积增大,形态饱满,以内腺增大为主,内腺可见低回声、等回声或高回声为形态规则的类圆形实性结节,包膜完整,边界清晰。前列腺外腺受压变薄,尿道受压偏移。经直肠超声根据上述声像图特点,可较容易地诊断前列腺增生,而且可清晰地观察前列腺形态和内部结构变化,以及增生的前列腺突向膀胱腔的程度。再结合经腹部超声了解前列腺增生是否对尿路造成梗阻及梗阻的程度,包括肾脏、输尿管是否有积水、扩张的情况,

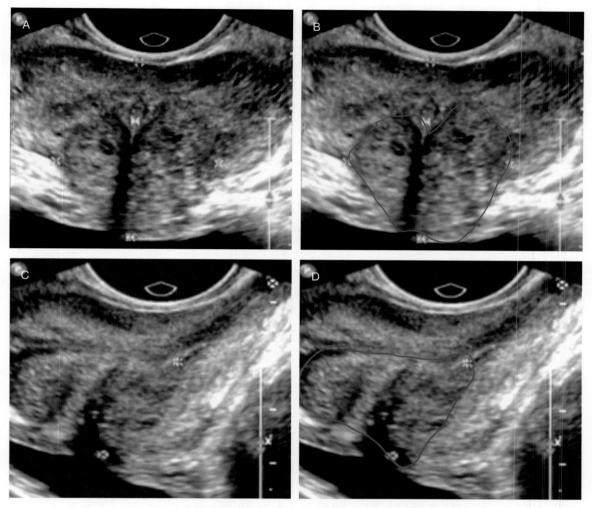

图2-8-1　良性前列腺增生灰阶图像。前列腺内腺增大,蓝线。

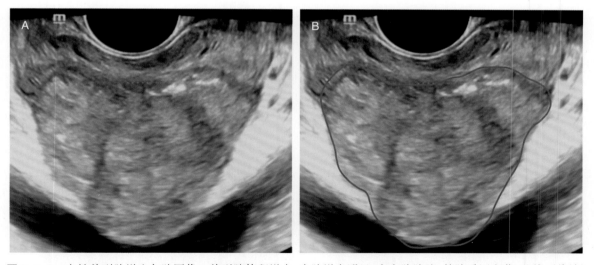

图2-8-2　良性前列腺增生灰阶图像。前列腺体积增大,内腺增大明显,突向膀胱腔,外腺受压变薄,蓝线。(待续)

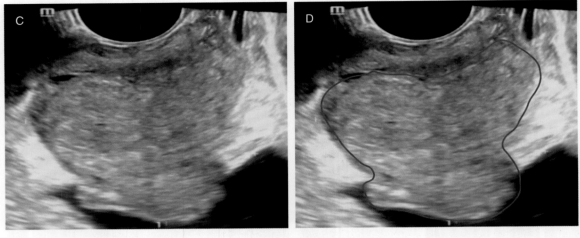

图2-8-2(续)

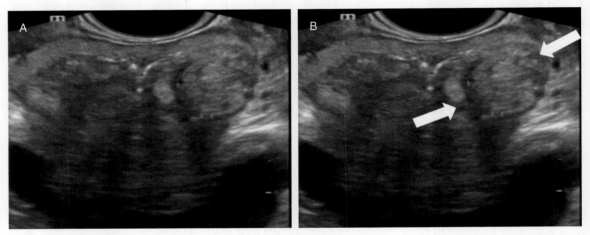

图2-8-3   良性前列腺增生伴增生结节灰阶图像。前列腺体积增大,内腺增大明显,突向膀胱,内腺可见高回声类圆形结节,形态规则,包膜完整,外腺受压变薄。

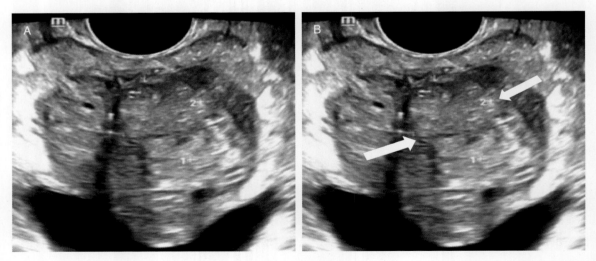

图2-8-4   良性前列腺增生伴增生结节灰阶图像。前列腺体积增大,内腺增大明显,突向膀胱,内腺可见等回声类圆形结节,形态规则,包膜完整,外腺受压变薄,尿道受压偏移。

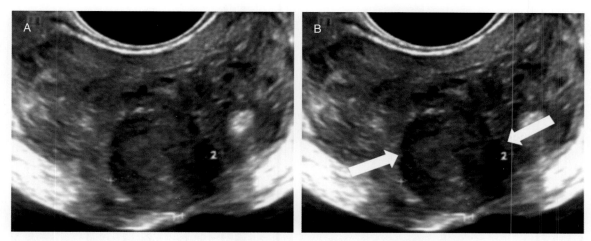

图2-8-5 良性前列腺增生伴增生结节灰阶图像。前列腺体积增大,内腺增大明显,突向膀胱,内腺可见低回声类圆形结节,形态规则,包膜完整,外腺受压变薄。

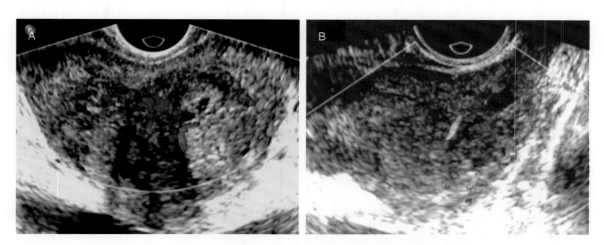

图2-8-6 前列腺增生彩色多普勒图像。前列腺内腺血流信号丰富,外腺血流信号稀少。

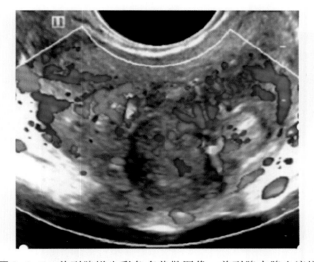

图2-8-7 前列腺增生彩色多普勒图像。前列腺内腺血流增多,增生结节内部血流丰富,周边可见环形血流信号。

膀胱是否存在梗阻性改变。因此,对前列腺增生患者的超声检查要有整体观。

六、典型病例超声报告

病例1

患者男,53岁,尿频、尿急数月就诊。

实验室检查:血清PSA为6.7ng/mL。

经直肠超声表现(图2-8-11):前列腺大小为左右径4.4cm×前后径3.3cm×上下径4.1cm,内腺大小为左右径2.8cm×前后径2.3cm×上下径2.9cm。前列腺体积增大,内腺增大较明显,包膜完整,内部回声不均匀,彩色多普勒内腺可见短棒样血流信号。

超声提示:前列腺增生。

临床诊断:良性前列腺增生。

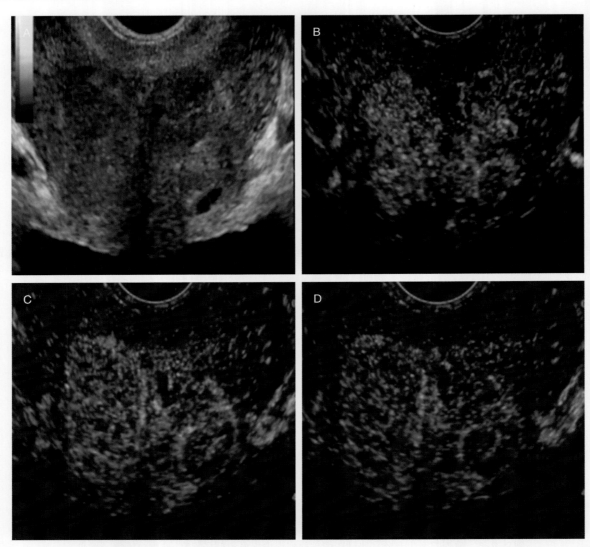

图2-8-8 前列腺增生超声造影图像。前列腺内腺增强早期(20秒)快速高增强,增强晚期(68秒)均匀、缓慢消退;前列腺外腺增强早期(28秒)开始增强,呈低增强,增强晚期(68秒)已基本消退;造影剂进入内腺早于外腺,增强强度高于外腺,增强持续时间长于外腺。

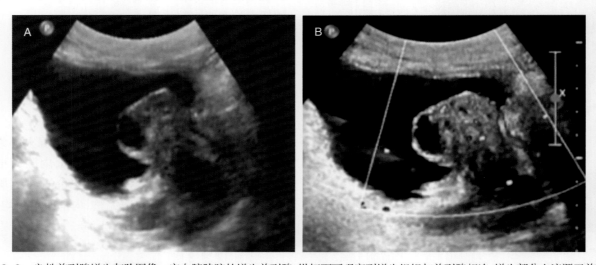

图2-8-9 良性前列腺增生灰阶图像。突向膀胱腔的增生前列腺,纵切面可观察到增生组织与前列腺相连,增生部分血流源于前列腺。

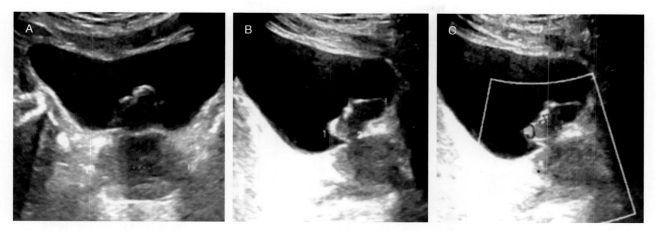

图 2-8-10　膀胱颈部肿瘤灰阶图像。经腹部超声可见膀胱颈部不规则低回声团块,与前列腺不相连,边界较清晰,表面可见强回声附着,内部血流信号源于肿瘤基底,病理为高级别尿路上皮癌。

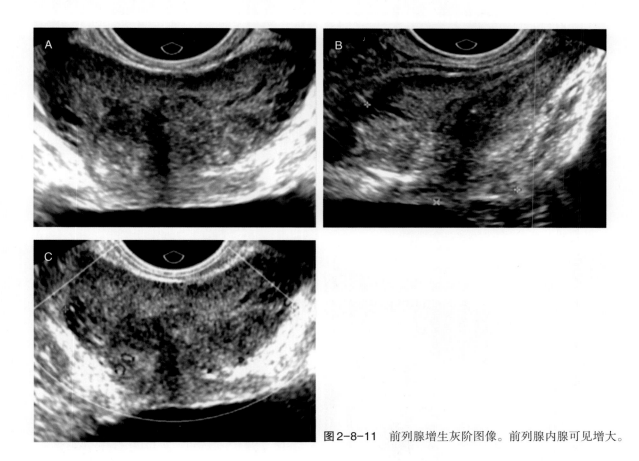

图 2-8-11　前列腺增生灰阶图像。前列腺内腺可见增大。

病例 2

患者男,60 岁,排尿困难数月就诊。

实验室检查:血清 PSA 为 4.9ng/mL。

经直肠超声表现(图 2-8-12):前列腺大小为左右径 4.8cm×前后径 3.9cm×上下径 4.3cm,内腺大小为左右径 4.0cm×前后径 3.3cm×上下径 3.5cm。前列腺体积

增大,内腺明显增大,向膀胱腔内突,外腺受压变薄,尿道受压偏移,包膜完整。前列腺内部回声不均匀,内腺可见多发等回声及高回声结节,较大结节为 2.4cm×2.2cm,形态规则,呈类圆形。结节内部回声不均匀,可见数个囊性无回声区,较大结节为 1.0cm×0.8cm。彩色多普勒超声可见前列腺内腺血流信号丰富,结节周边

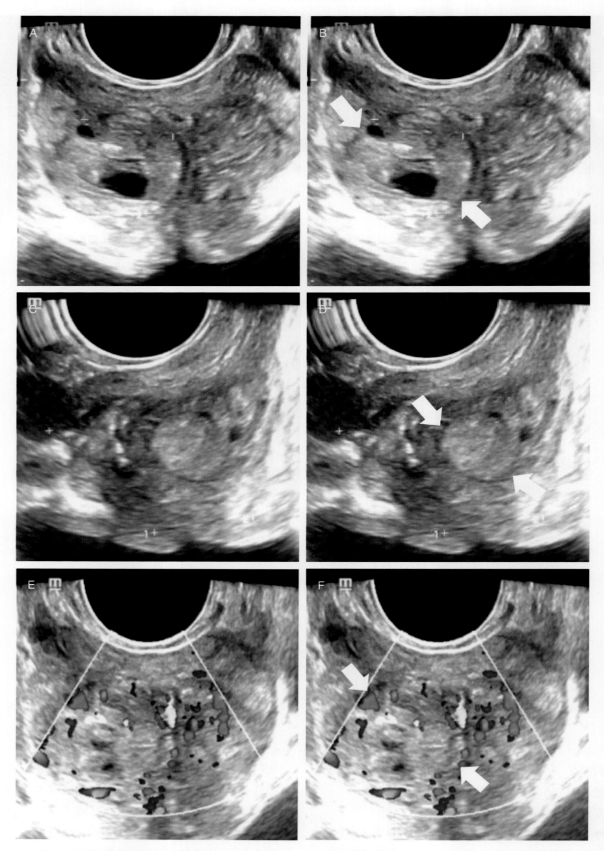

图 2-8-12 前列腺增生灰阶图像。前列腺体积增大,内腺明显增大,突向膀胱,内腺可见多发等回声类圆形结节,形态规则,包膜完整,外腺受压变薄,尿道受压移位。

可见环状血流信号。

超声提示：前列腺增生；前列腺内部多发等回声结节，考虑增生结节。

临床诊断：良性前列腺增生。

七、临床专家述评

良性前列腺增生是引起中老年男性排尿障碍最为常见的一种良性疾病。主要表现为组织学上的前列腺间质和腺体成分的增生、解剖学上的前列腺增大、尿动力学上的膀胱出口梗阻（BOO）和以下尿路症状（LUTS）为主的临床症状。组织学上良性前列腺增生的发生率随年龄的增长而增加，一般发生在40岁以后。60岁男性人群中良性前列腺增生的发生率大于50%，80岁时高达83%。增生的前列腺使前列腺的体积逐渐增大，压迫尿道和膀胱颈，使膀胱排空尿液受阻。残余尿的存在是发生泌尿系统感染和继发结石的基础。如果不积极治疗，前列腺增生进一步发展，尿道受到的压迫逐渐加重，膀胱排尿能力进一步下降，膀胱内残余尿液逐渐增多。膀胱内的压力升高，使膀胱内尿液反流至输尿管和肾盂，引起两侧上尿路积水，肾盂内压增高，使肾实质缺血性萎缩，引起肾功能减退。为明确诊断，需要询问患者病史、体格检查、尿常规、血清特异性抗原、残余尿及尿流率检查。

超声检查具有无创无痛、操作简便、诊断高效等诸多优势，是老年良性前列腺增生首选的影像学检查

方式，在临床上被广泛应用。前列腺的超声检查可采用经腹部、经直肠和经会阴途径，根据不同的人群，选取适合的检查途径。当某种检查途径获取的图像不满意时，可采取多种检查途径、多种成像方法相结合以提高诊断效能。通过经腹部无创超声检查可测量有良性前列腺增生症状患者的残余尿体积。经腹部超声或经直肠超声 TRUS 可准确地评估前列腺体积和确定膀胱内前列腺突出的程度，即膀胱颈与前列腺中叶尖端之间的距离。膀胱内前列腺突出的程度与BOO 对尿动力学的严重程度相关，其阳性预测值为94%。经直肠超声检查前列腺增生图像清晰、内部结构分明，血流动力学测定准确可靠，诊断率高，优于经腹超声检查，可提高前列腺增生的诊断率。但操作相对烦琐，基层医院普及相对困难，是一种侵入性成像方式，可能会引起患者不适和焦虑。经腹部二维超声是目前临床上探查前列腺的最佳途径。目前认为，经腹部超声和经直肠超声对于前列腺大小及相关影像指标的测量存在很好的一致性，经腹部超声基本可取代经直肠超声及经会阴超声用于临床前列腺超声的检查，但对肥胖体形、腹部瘢痕等患者，经腹部超声检查存在一定的困难，可考虑进行经直肠超声或经会阴超声检查。

不推荐常规使用上尿路造影、CT 和 MRI。然而，对于有尿路感染、尿石症、肾功能不全和（或）血尿的患者，这些检查可能是有必要的。

第9节　前列腺结石

一、病因病理

前列腺结石是指发生在前列腺腺泡内和腺管内的结石，主要由前列腺分泌物、前列腺炎症堵塞分泌管或尿道-前列腺反流引起。其中尿道-前列腺反流多见于尿道狭窄、排尿无力、经尿道前列腺切除术等，这会导致排尿时尿道将少量尿液残存于前列腺导管中，尿液中含有的盐结晶凝结最终形成前列腺结石。

前列腺结石的核心是淀粉样小体和脱落的上皮细胞，在磷酸盐和钙盐的作用下沉积而成的。前列腺结石主要位于前列腺后叶前部和外侧叶的排泄管或腺泡内。大小不一，从0.5mm到5mm不等。其化学成分与膀胱结

石相同，常见有草酸钙结石、磷酸盐结石和尿酸盐结石。

二、临床表现

前列腺结石一般无临床症状。若合并前列腺增生可出现前列腺增生的相应临床表现，如尿频、尿急、排尿困难、尿线变细等；若合并慢性前列腺炎可出现膀胱刺激症状等。

三、超声检查

（一）灰阶超声（图2-9-1和图2-9-2）

前列腺结石表现为位于前列腺内的散在或集簇多发强回声斑点，后方多无声影，若结石堆积成团其后方

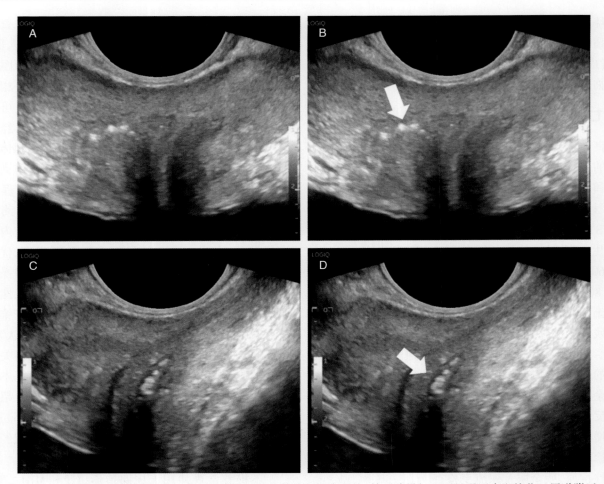

图2-9-1 前列腺结石灰阶图像。前列腺横切面可见数粒强回声斑块,前列腺纵切面可见强回声斑块位于尿道附近。

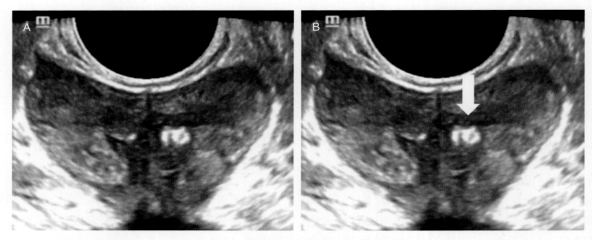

图2-9-2 前列腺结石灰阶图像。前列腺横切面可见前列腺内外腺间团块状强回声斑块。

可出现声影。伴有前列腺增生的患者,前列腺结石可因内腺增生挤压至移行区和外周区交界处,即内腺和外腺之间呈弧形排列强回声带。

(二)彩色多普勒超声(图2-9-3和图2-9-4)

前列腺结石堆积成团,彩色多普勒超声可见结石

后方闪烁伪影。

四、鉴别诊断

(一)尿道结石(图2-9-5)

尿道结石位于尿道腔内,多发少见,体积较前列腺

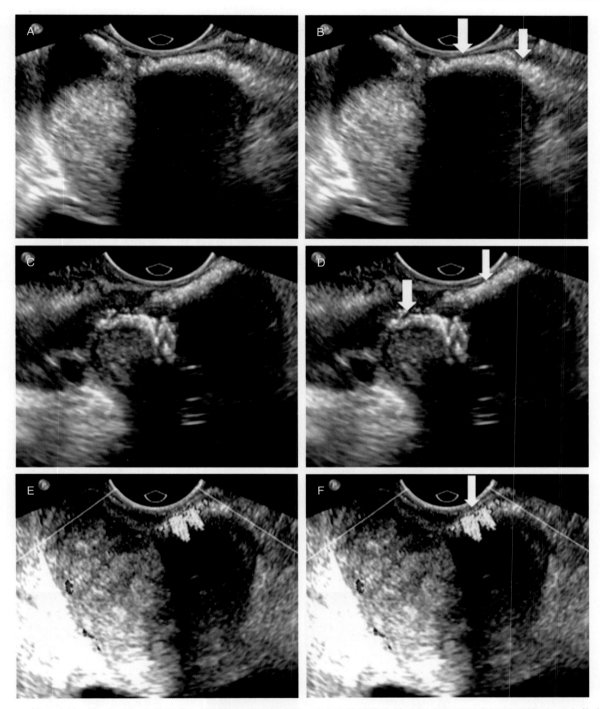

图 2-9-3　前列腺结石灰阶图像及彩色多普勒图像。前列腺横切面显示前列腺内外腺间多发强回声呈弧形排列,后方伴声影;纵切面显示前列腺结石位于尿道周围,后方伴声影;彩色多普勒显示前列腺结石后方闪烁伪影。

结石大,声影明显,排尿期观察有时可见尿道结石随尿流而滚动,明确结石位于尿道腔内。

（二）与前列腺肿瘤病灶内钙化的鉴别

前列腺肿瘤内钙化灶位于肿瘤病灶内,可单发,可多发,分布不规律。而合并前列腺增生的前列腺结石位于移行区和外周区交界处,呈弧形排列,分布规律,两者较易鉴别。

五、超声检查注意事项

经腹或经直肠超声诊断前列腺结石敏感性高,诊

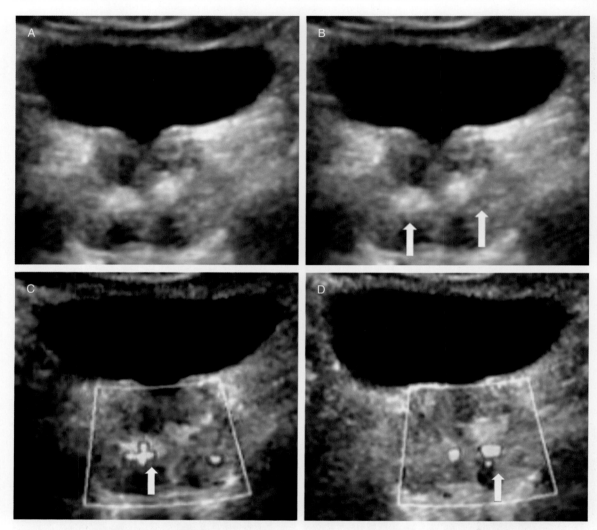

图2-9-4 前列腺结石灰阶图像及彩色多普勒图像。前列腺内有团块状强回声,结石后方可见闪烁伪影。

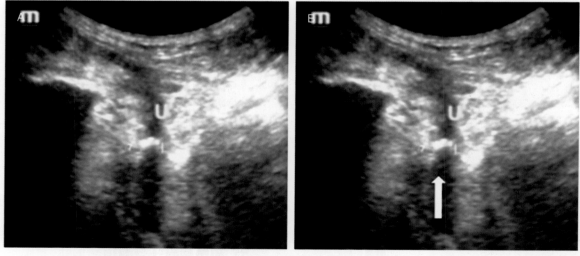

图2-9-5 尿道前列腺部结石经会阴扫查。尿道显示前列腺部可见强回声团伴后方声影,彩色多普勒结石后方可见闪烁伪影。(待续)

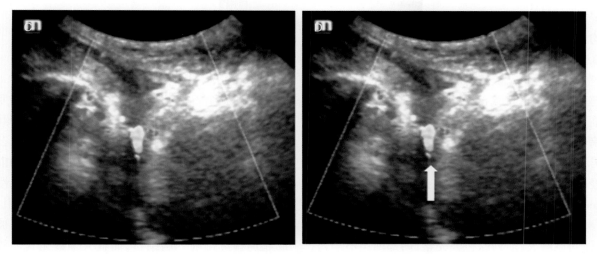

图2-9-5(续)

断容易,可作为诊断前列腺结石的首选影像学检查方法。尤其是经直肠超声可观察结石的大小、形态和位置,若发现前列腺内外腺交界处呈弧形排列强回声带,即可诊断为前列腺结石。

六、典型病例超声报告

病例1

患者男,40岁,尿频数月就诊。

经直肠超声表现(图2-9-6):前列腺左右径4.2cm×

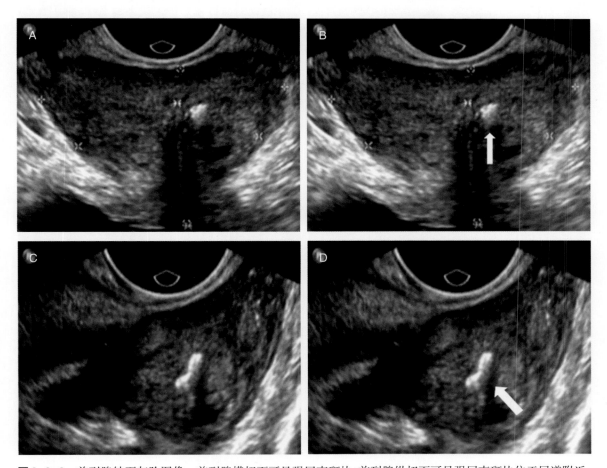

图2-9-6　前列腺结石灰阶图像。前列腺横切面可见强回声斑块,前列腺纵切面可见强回声斑块位于尿道附近。

前后径2.5cm×上下径3.5cm,前列腺包膜完整,内部回声不均匀,前列腺横切面可见尿道旁强回声斑块,大小约为0.7cm;前列腺纵切面可见强回声斑块位于尿道附近,呈粗带样分布,长约为1.0cm。

超声提示:前列腺结石。

临床诊断:慢性前列腺炎,前列腺结石。

病例2

男,65岁,排尿困难数月就诊。

经直肠超声表现(图2-9-7):前列腺大小为左右径4.3cm×前后径3.3cm×上下径4.6cm,内腺左右径3.7cm×前后径2.8cm×上下径3.7cm。前列腺体积增大,内腺明显增大,前列腺包膜完整,内部回声不均匀,前列腺横切面可见多发强回声呈带状,弧形排列于前列腺内外腺间,前列腺纵切面可见强回声带位于尿道附近。

超声提示:前列腺增生,前列腺结石。

临床诊断:良性前列腺增生,前列腺结石。

七、临床专家述评

前列腺结石常见于50岁以上男性,容易伴发前列腺炎、前列腺增生症。前列腺结石通常分为内源性(也称为原发性)结石和外源性(也称为继发性)结石。内源性结石通常由良性前列腺或慢性炎症导致的前列腺增大,前列腺周围的前列腺管阻塞引起。外源性结石主要发生在尿道周围,是由尿液反流到前列腺引起的。75%的中年男性和几乎100%的老年男性都能被经直肠超声检测出前列腺结石,而且大多数无其他放射学征象。前列腺结石常见于急性或慢性前列腺炎患者,可导致慢性前列腺炎,由于前列腺结石在成年男子中非常普遍,而且这些结石在形成过程中或之后可成为

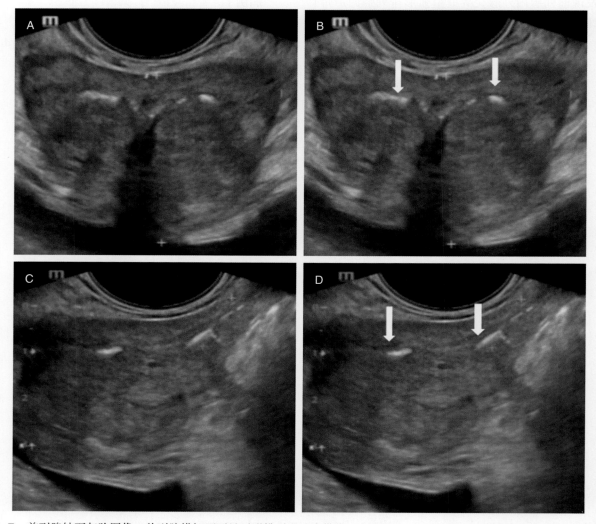

图2-9-7 前列腺结石灰阶图像。前列腺横切面可见弧形排列强回声带位于内外腺间,前列腺纵切面显示强回声带位于尿道附近。

细菌的繁殖场所,所以那些未被意识到的感染性结石可能是抗菌药物治疗慢性细菌性前列腺炎失败的根源。前列腺结石为良性病变,一般不需治疗。难治性前列腺炎与前列腺结石有一定关系,超声探测的意义在于鉴别诊断。单纯前列腺结石的前列腺一般不增大,前列腺癌一般有程度不等的肿大,若前列腺结石合并前列腺增生,则结石都排列成弧形,而前列腺癌的光团不呈弧形。前列腺结石在经直肠超声显像上显而易见,呈强回声光团、光斑或光点。由于结石无游离水,T2WI上无信号,因此MRI成像较少能发现结石。

第10节　前列腺癌

一、病因病理

前列腺癌是全球主要的公共卫生问题,是全球第二大常见癌症,也是男性癌症死亡的第五大原因。全球范围内,前列腺癌的发病率存在地理区域和种族群体差异。加勒比海地区的发病率最高,亚洲及北非地区较低。亚洲裔人群移居美国后前列腺癌发病率明显升高。黑人男性的前列腺癌发病率处于高位。近年来,我国的前列腺癌发病率也明显升高,尤其是经济发达城市,可能与人口老龄化、饮食结构高脂化及健康查体的普及化有关。

前列腺癌的高危因素包括年龄、肥胖和家族遗传,其中基因遗传是主要的危险因素。近亲被诊断患有前列腺癌的男性罹患此病的风险至少增加50%。另外,如酒精摄入量过多,进食高热量动物脂肪和木脂素类、异黄酮的摄入不足,以及缺少阳光暴露等外源性因素可能会影响甚至加速前列腺癌从潜伏型向临床型转化的过程。

通常所说的前列腺癌是指前列腺腺泡腺癌,是由前列腺分泌细胞组成的侵袭性恶性上皮性肿瘤,是最常见的前列腺恶性肿瘤,占98%。前列腺癌的癌灶多位于前列腺包膜下外周带,为灰白色或灰黄色边界不清的质硬无包膜结节,癌灶大小不一,直径可小于5mm,也可占据整个前列腺。前列腺癌可直接侵犯精囊、膀胱、直肠,也可通过淋巴转移至腹膜后淋巴结,以及血行转移至骨骼、肺、脑等。前列腺癌具有多种细胞类型、不同程度的间变和分化、不同的免疫组化反应、不同的生长方式,以及侵袭性的特点。

目前,前列腺癌的组织结构学的变化以应用Gleason分级系统为主。Gleason分级系统根据低倍镜下前列腺癌组织结构生长方式,即腺体的分化程度进行分级,从1级分化最好到5级分化最差,共分为5个等级。前列腺的生长方式主要包括腺泡型、筛状型、腺体融合型和实性型。腺泡型生长方式是高分化癌,其特点是癌细胞由大小不等的腺泡形成,腺泡腔内缘平坦、无突起。筛状型一般属于中分化癌,癌灶由外形轮廓规则的大腺泡组成,其特点为腺泡腔内上皮增生,但形成不含间质的细胞桥或筛孔。腺体融合型属于低分化癌,该生长方式的腺泡轮廓不规则,成组,排列紧密,相互融合。实性型生长方式的前列腺癌也属于低分化癌,其癌细胞无腺泡分化而呈片状、梁状或索状的实性结构排列。

Gleason分级系统兼顾癌灶内部生长方式的多样性,因为每例前列腺癌可同时存在一种或多种生长方式。在Gleason分级系统上建立Gleason评分系统,该评分系统为主要生长方式的组织学分化级别数与次要生长方式的组织学分化级别数相加之和。主要生长方式是指癌灶内某一分化级别最占优势面积,其次为次要生长方式。其分数范围为2~10分,最低分数为1+1=2,分化最好,预后较好;最高分数为5+5=10,分化最差或未分化,则预后差。若癌灶内只有一种组织结构,则认为主要生长方式和次要生长方式相同,将其分化级别数加倍作为最终评分,如4+4=8。Gleason分级的具体标准和前列腺癌的组织学分级模式见图2-10-1。

● Gleason 1级:罕见。癌灶由形态均一、边界清晰的圆形或椭圆形腺泡组成。癌细胞胞膜清楚,胞浆淡染或透亮,核及核仁中等增大。1级癌灶不浸润周围正常腺体。

● Gleason 2级:少见。与1级类似,单个癌细胞特点与1级无法区分。但癌灶整体略显不规则,周边可见轻微浸润,癌灶内腺泡仍分布均匀,大小均一。

● Gleason 3级:前列腺癌最常见的生长方式,其腺泡的大小、形状和腺泡间距发生明显差异。腺泡大小不一,变化范围大,形态各异,腺泡之间不融合,间距增大,癌灶边缘不整齐。

● Gleason 4 级：以腺泡融合为特点，癌灶边缘不整齐，出现"条索"样浸润，以筛状或腺腔形成结构差的腺体为主要生长方式。

● Gleason 5 级：癌灶呈实性片状或巢状，或腺泡融合呈片状，不形成腺腔，分布杂乱，癌灶边缘很不整齐。另外，任何筛状结构伴坏死都被归为 5 级。

为了简化前列腺癌的分级，2016 版 WHO 前列腺癌分级分组评分系统根据 Gleason 总评分和疾病的危险程度的不同，将前列腺癌分为 5 个不同组别，这种更精确的分级分组可准确反映生物学行为。具体如下：

● 分级分组 1 组：Gleason 评分≤6 分，仅由单个、相互分离、腺腔结构完整的腺体组成。

● 分级分组 2 组：Gleason 评分 3+4=7 分，主要由腺腔结构完整的腺体组成，伴有少量的发育不良，或融合，或筛状，或腺腔结构不完整的腺体。

● 分级分组 3 组：Gleason 评分 4+3=7 分，主要由发育不良、融合、筛状、腺腔结构不完整的腺体组成，伴有少量的腺腔结构完整的腺体。

● 分级分组 4 组：Gleason 评分 8 分，包括 4+4=8、3+5=8、5+3=8，仅由发育不良、融合、筛状、腺腔结构不完整的腺体组成；或者以腺腔结构完整的腺体为主伴少量缺乏腺体结构的成分组成；或者以缺乏腺体结构的成分为主伴少量腺腔结构完整的腺体组成。

● 分级分组 5 组：Gleason 评分 9 分或 10 分，包括 4+5=9、5+4=9、5+5=10，缺乏腺体结构形成（或伴坏死），伴或不伴发育不良、融合、筛状、腺腔结构不完整的腺体。

前列腺癌除了采用组织学分级以外，最常采用的是美国癌症分期联合委员会（AJCC）制定的 TNM 分期系统。T 分期为原发灶的情况，N 分期为淋巴结转移情况，M 分期为远处转移情况。具体见表 2-10-1。

二、临床表现

早期前列腺癌无症状，直肠指诊、超声检查或前列腺增生手术标本中偶然发现。随着病程的进展，患者可出现尿频、尿急、尿不尽、排尿困难、尿潴留等下尿梗阻症状，类似前列腺增生的临床表现。晚期出现转移，表现为相应转移部位的症状。如骨转移，可表现为腰背部、腿部疼痛及病理性骨折；直肠转移，表现为排便困难或肠梗阻；肺转移患者出现顽固性咳嗽、咯血症状。病情进一步恶化，表现为疼痛、消瘦、贫血等恶病质全身症状。

直肠指诊对前列腺癌的诊断具有重要价值，触诊时要注意前列腺大小、外形、硬度、有无结节、前列腺活动度，若触及质硬结节应高度怀疑癌症可能。前列腺癌的实验室检查最常见的免疫学指标是 PSA，PSA 升高>4ng/mL 应警惕前列腺癌的可能。

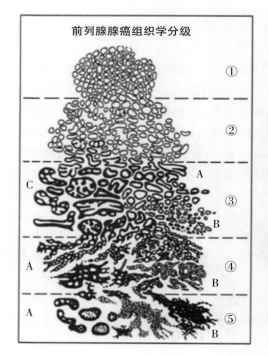
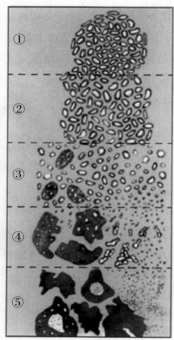
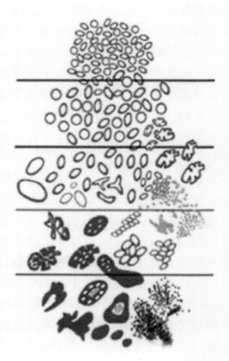

图 2-10-1　前列腺癌的 Gleason 分级系统图解。

表2-10-1　前列腺癌TNM分期系统(AJCC,2017)

临床	病理
TX,原发肿瘤无法评估	pT2,局限于器官内
T0,无原发肿瘤的证据	pT3,前列腺包膜外受侵
T1,不能被扪及和影像无法发现的临床隐匿性肿瘤	pT3a,前列腺受侵(单侧或双侧叶),或显微镜下可见侵及膀胱颈
T1a,在5%或更少的切除组织中偶然的肿瘤病理发现	
T1b,在5%以上的切除组织中偶然的肿瘤病理发现	pT3b,侵犯精囊
T1c,穿刺活检证实的肿瘤(如由于PSA升高),累及单侧或双侧叶,但不可扪及	pT4,肿瘤固定或侵犯除精囊外的其他邻近组织结构,如外括约肌、直肠、膀胱、肛提肌和(或)盆壁
T2,肿瘤可扪及,局限于前列腺之内	
T2a,肿瘤限于单侧叶的1/2或更少	
T2b,肿瘤侵犯超过单侧叶的1/2,但仅限于一叶	
T2c,肿瘤侵犯两叶	
T3,肿瘤侵犯包膜外,但未固定也未侵犯邻近结构	
T3a,包膜外侵犯(单侧或双侧叶)	
T3b,肿瘤侵犯精囊(单侧或双侧叶)	
T4,肿瘤固定或侵犯除精囊外的其他邻近组织结构,如外括约肌、直肠、膀胱、肛提肌和(或)盆壁	
注:无病理学T1分类	
注:切缘阳性,由R1表示,提示可能存在显微镜下残余病灶	
NX,区域淋巴结无法评估	
N0,无区域淋巴结转移	
N1,区域淋巴结转移,远处转移	
M0,无远处转移	
M1,远处转移	
M1a,非区域淋巴结的转移	
M1b,骨转移	
M1c,其他部位转移,有或无骨转移	
注:如果存在一处以上的转移,则按最晚期分类pM1c为最晚期	

三、超声检查

(一)灰阶超声(图2-10-2至图2-10-6)

前列腺癌好发于前列腺外腺,病灶较小,于前列腺外腺区可见低回声结节,少数呈等回声或高回声,结节形状不规则,边界不清,此时前列腺整体形态尚规则。病灶邻近前列腺被膜,可局部外突,出现前列腺左右叶不对称。病灶较大,多呈形态不规则、回声不均匀的团块。随着病情的进展,病灶的弥漫性生长可导致前列腺整体形态失常、不规则,左右叶不对称,内外腺分界不清,内部回声减低、不均匀,前列腺被膜中断、不连续。病灶进一步发展,可累及膀胱颈、膀胱三角区、精囊、直肠等,累及精囊时,可使双侧精囊大小不对称,向前移位,前列腺与精囊夹角变小或消失。压迫尿道时,可出现肾积水、输尿管扩张的表现;扫查时发现腹膜后多发增大的淋巴结,应警惕前列腺癌的可能。

(二)彩色多普勒超声(图2-10-7)

病灶局限、较小时,病灶血流信号丰富;病灶呈弥漫性生长,前列腺内部血流信号紊乱、丰富、不对称分布。

(三)超声造影(图2-10-8)

局灶性前列腺癌超声造影表现为病灶快进快退高增强;弥漫性前列腺癌超声造影表现为前列腺整体不均匀高增强,快进快退,内外腺边界不清。

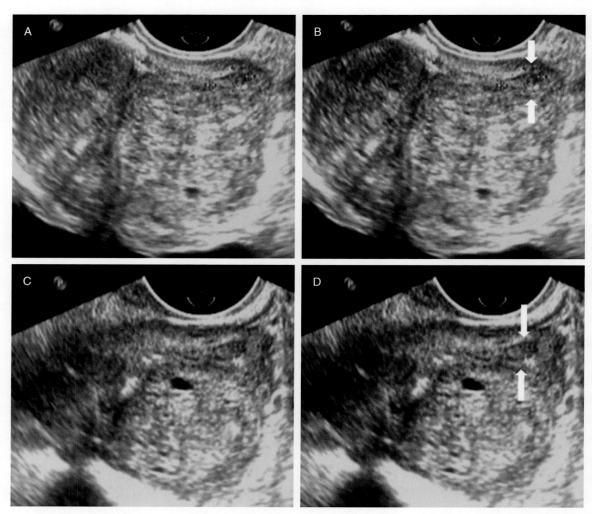

图 2-10-2 前列腺癌灰阶图像。前列腺左侧叶外腺可见等回声结节，内部回声不均匀，边界较清晰。穿刺活检病理结果为前列腺癌，Gleason 评分 4+3=7 分。

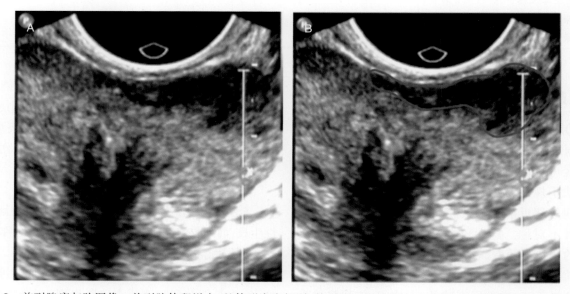

图 2-10-3 前列腺癌灰阶图像。前列腺体积增大，整体形态尚规则，前列腺左侧叶外腺区可见不规则低回声区，边界不清，周边可见血流信号。穿刺活检病理结果为前列腺癌，Gleason 评分 4+3=7 分。(待续)

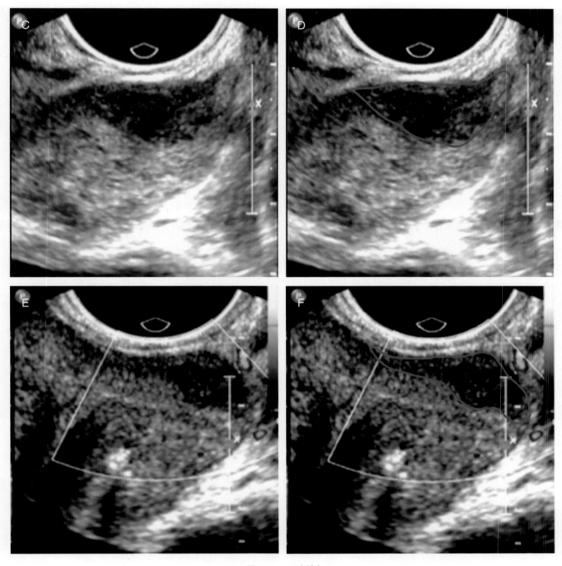

图2-10-3（续）

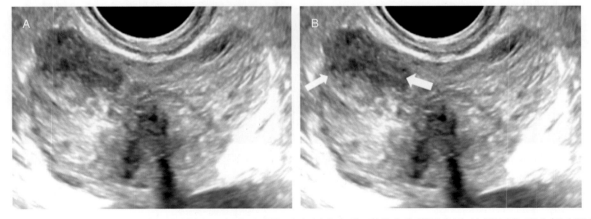

图2-10-4　前列腺癌灰阶图像。前列腺增大，左右叶不对称，内部回声杂乱，可见多发低回声区，边界不清，以右侧叶明显，血流信号丰富，累及右侧精囊。穿刺活检病理为前列腺癌，最高 Gleason 评分 4+5=9 分。（待续）

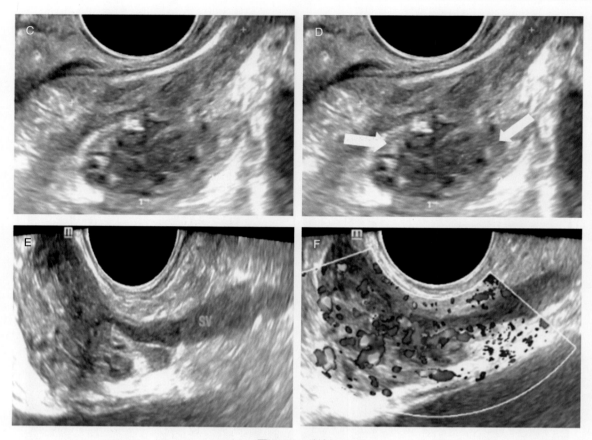

图2-10-4(续)

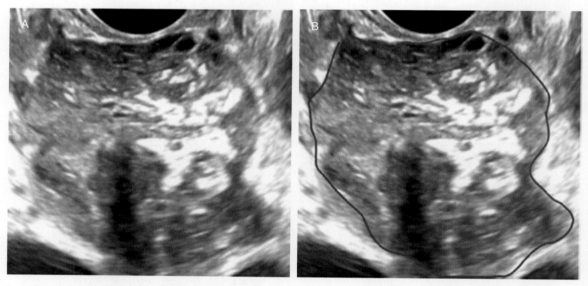

图2-10-5 前列腺癌灰阶图像。经直肠超声显示前列腺增大,内外腺边界不清,被膜不光滑,内部回声杂乱。活检穿刺病理结果为前列腺癌,最高 Gleason 评分 4+4=8 分。(待续)

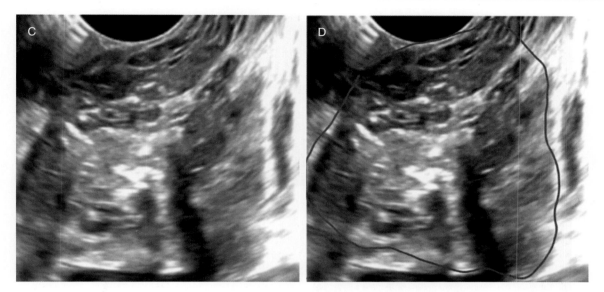

图 2-10-5（续）

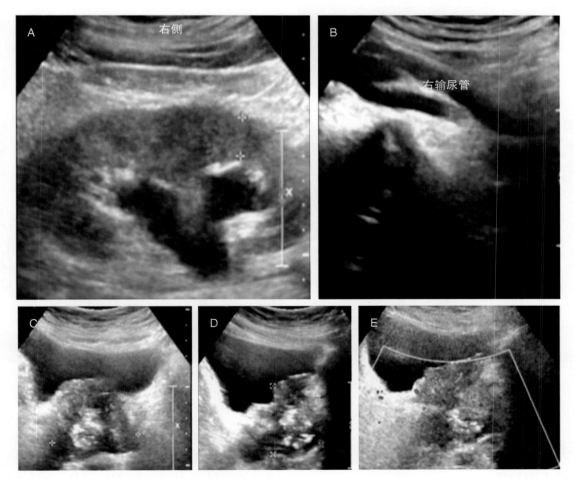

图 2-10-6　前列腺癌灰阶图像。患者进行泌尿系统超声检查发现右肾积水、右输尿管扩张，前列腺不规则增大，内部回声杂乱、不均匀，突向膀胱腔。前列腺内部可见血流信号，超声检查提示前列腺癌。MRI 检查提示前列腺癌，累及直肠、精囊及膀胱，伴多发骨转移。活检穿刺病理结果为前列腺癌，最高 Gleason 评分 5+4=9 分。（待续）

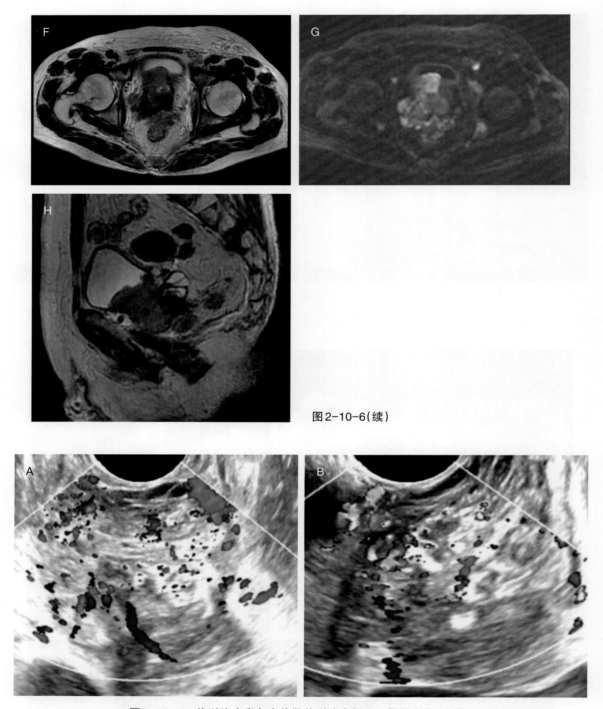

图2-10-6(续)

图2-10-7　前列腺癌彩色多普勒前列腺内部血流信号丰富、杂乱。

四、鉴别诊断

(一)前列腺增生

弥漫性前列腺癌依据前列腺整体形态失常、内部回声不均匀、内外腺边界不清等特征,可诊断前列腺癌。局灶性前列腺癌的声像图缺乏特异性,与前列腺增生存在诸多交叉,两者需要进行鉴别诊断。前列腺增生的好发部位是内腺区,内腺可见增大,外腺呈受压变薄的表现,内外腺边界清晰,而且前列腺整体形态饱满、规则。前列腺增生超声造影主要表现为内腺开始增强时间早于外腺,增强持续时间长于外腺,增强强度高于外腺。前列腺癌好发于外腺,病灶局限性生长多

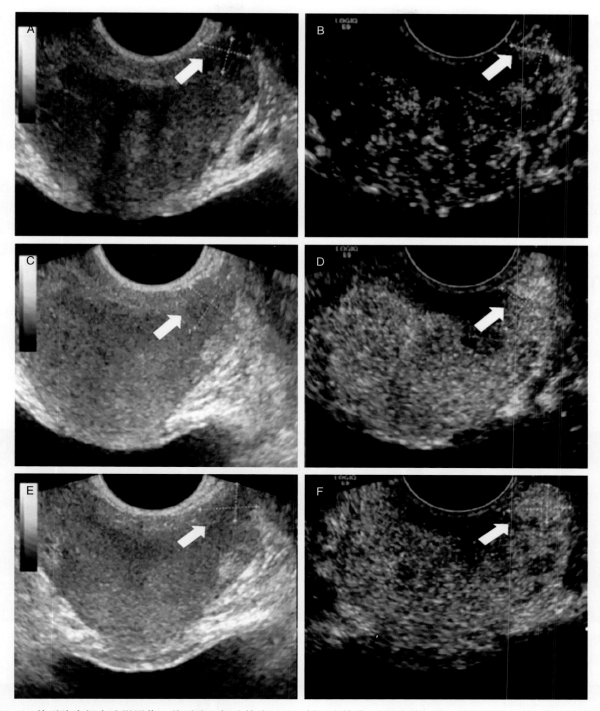

图2-10-8　前列腺癌超声造影图像。前列腺左侧叶外腺可见一低回声结节,边界尚清。注入造影剂后12秒,病灶开始增强,30秒达峰值,呈高增强,增强程度高于周围组织,48秒开始消退,呈高增强。活检穿刺病理结果为前列腺癌,Gleason评分4+3=7分。

于外腺,可见低回声结节,边界不清,若突出于被膜,前列腺可形态不规则,左右叶不对称。局灶性前列腺癌超声造影病灶呈快进快退高增强造影模式。

(二)前列腺肉瘤

中青年患者发现前列腺不规则增大,回声不均匀,内部可见囊实性混合回声区。结合直肠指诊前列腺质软,血清PSA正常或轻度升高。这些临床特征和声像图特征有助于与前列腺癌的鉴别诊断。

(三)膀胱颈部肿瘤(图2-10-9和图2-10-10)

前列腺癌侵犯膀胱颈部,与膀胱颈部肿瘤易混淆。

前列腺癌侵入膀胱颈部部分与前列腺关系密切,两者无明显边界,血流信号源于前列腺组织。膀胱颈部肿瘤与前列腺关系并不密切,血流信号源于膀胱颈部肿瘤基底。血流信号的来源可作为两者的鉴别要点。

五、超声检查注意事项

经直肠超声诊断前列腺癌可以观察前列腺的整体形态、病灶位置及周围侵犯情况,对可疑病灶进行经直肠超声引导下穿刺活检。腹部超声可了解腹部有无肿大淋巴结的情况,从超声角度为前列腺的分期及危险分层提供证据。另外,还需结合直肠指诊、血清PSA、MRI、穿刺活检等综合判断,提高诊断前列腺癌的正确率。

六、典型病例超声报告示范

病例1

患者男,61岁,查体血清PSA11ng/mL就诊。

经直肠超声检查(图2-10-11):前列腺大小为左右径4.7cm×前后径3.4cm×上下径3.9cm,前列腺体积增大,前列腺左侧叶外腺可见1.2cm×1.0cm类圆形低回声结节,内部回声不均匀,边界欠清,血流信号丰富。

超声提示:前列腺左侧叶外腺低回声结节,前列腺癌可能。

临床诊断:穿刺活检病理结果为前列腺癌,Gleason评分4+3=7分。

病例2

患者男,76岁,排尿、排便困难数月就诊,血清PSA>100ng/mL。

经直肠超声检查(图2-10-12):前列腺大小为左右径7.7cm×前后径9.0cm×上下径7.0cm,前列腺形态失常,不规则增大,被膜不光滑,内外腺边界不清,内部回声减低、不均匀,内部可见多发囊性区。经腹部检查:前列腺不规则增大,内部回声不均匀。

超声提示:前列腺癌。

临床诊断:活检穿刺病理为前列腺癌,最高Gleason评分5+4=9分。

病例3

患者男,75岁,排尿困难数月就诊,血清PSA>100ng/mL。

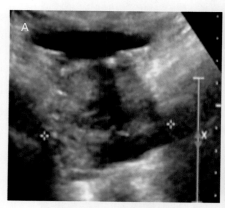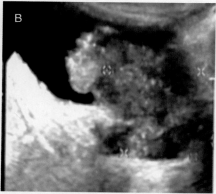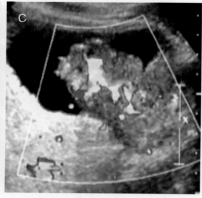

图2-10-9　前列腺癌灰阶图像。经腹部超声可见前列腺不规则增大,形态失常,内部回声不均匀、杂乱,突向膀胱腔,突出部分可见血流信号源于前列腺。

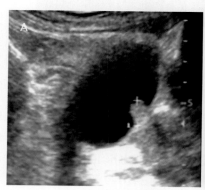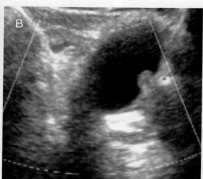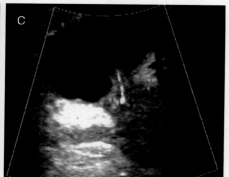

图2-10-10　膀胱颈部肿瘤图像。经腹部超声膀胱颈部低回声结节与前列腺边界清晰,可见滋养血管源于肿瘤基底。

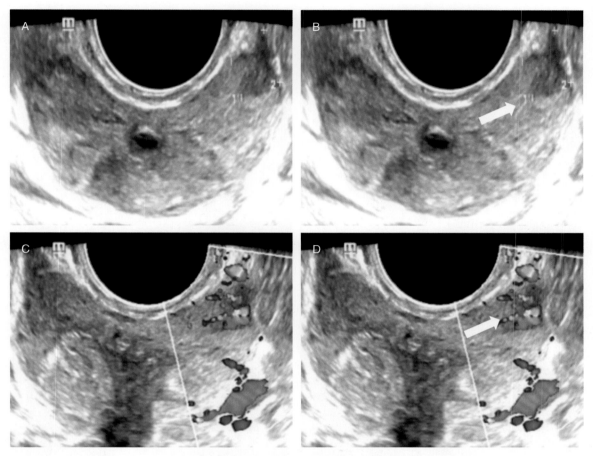

图2-10-11　前列腺癌灰阶图像。前列腺左侧叶外腺可见类圆形低回声结节。

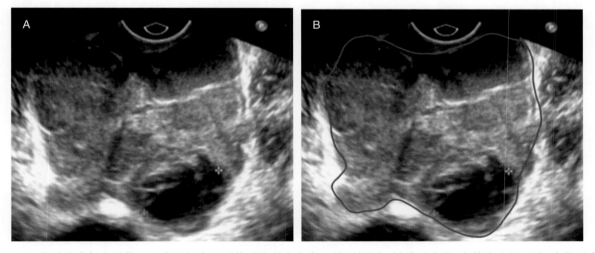

图2-10-12　前列腺癌灰阶图像。经直肠超声显示前列腺形态失常,不规则增大,被膜不光滑,内外腺边界不清,内部回声减低、不均匀。经腹部检查显示前列腺不规则增大,内部回声不均匀。(待续)

经腹部超声检查(图2-10-13):双肾中度肾窦回声分离,双输尿管全程扩张至膀胱,前列腺左右径5.4cm×前后径5.8cm×上下径5.4cm。前列腺体积增大,形态不规则,被膜不光滑,内部回声减低、不均匀、杂乱,腹膜后可见多发增大低回声团块,较大为5.0cm×3.9cm。

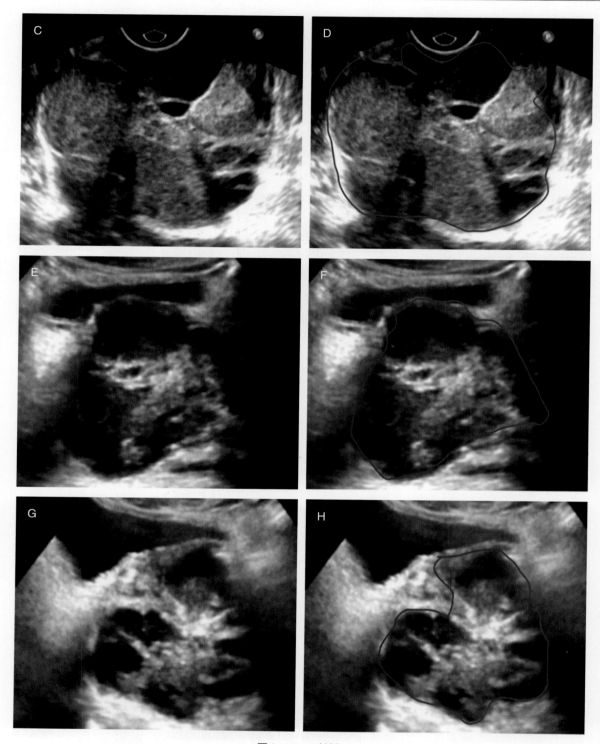

图2-10-12(续)

超声提示：双肾中度积水；双输尿管全程扩张至膀胱；前列腺不规则增大，考虑前列腺癌；腹膜后多发肿大淋巴结。

临床诊断：活检穿刺病理结果为前列腺癌，Gleason评分3+4=7分。

七、临床专家述评

前列腺癌（PCa）是男性泌尿生殖系统中最常见的恶性肿瘤，按世界卫生组织2018年GLOBOCAN统计，在世界范围内，其发病率在男性所有恶性肿瘤中位居

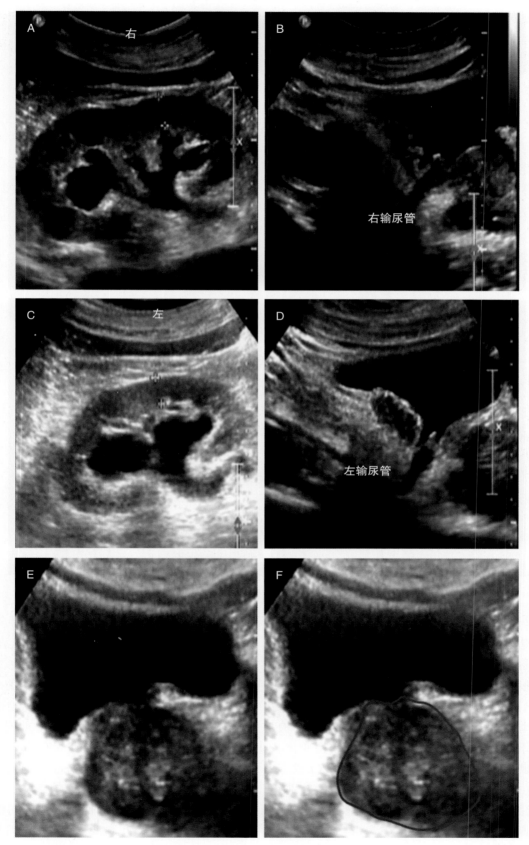

图 2-10-13　前列腺癌灰阶图像。经腹部超声显示双肾积水，双输尿管全程扩张，前列腺不规则增大，内部回声杂乱，腹膜后可见多发低回声团块。(待续)

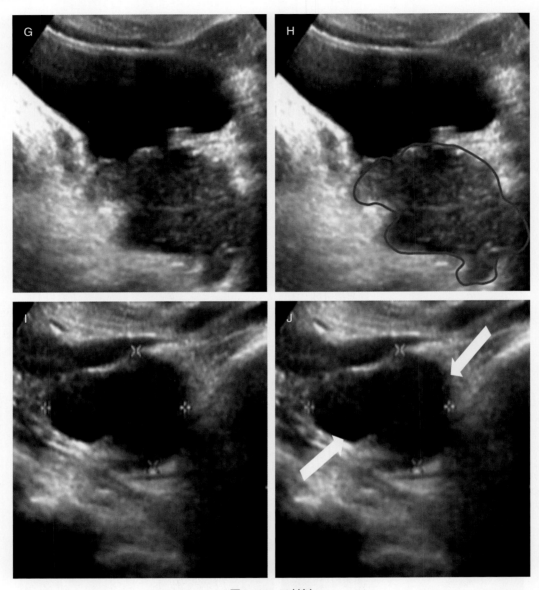

图 2-10-13（续）

第 2 位，仅次于肺癌。前列腺癌的发病率具有显著的地域和种族差异，美国、北欧、西欧、澳大利亚、新西兰等是高发地区。我国前列腺癌的发病呈现显著的地域差别，港台地区为前列腺癌最高发区域，长三角和珠三角地区次之，而广大的农村地区前列腺癌发病率较低，具有明显的城乡差异性，大城市发病率较高。超声检查简便、易行、无创，能有效观察前列腺的结构变化。在 PCa 的诊断中起到一定的筛查作用。由于 PCa 没有特异性症状，早期在临床上难以与前列腺增生鉴别。随着我国老龄化的加剧，PCa 的发病率呈上升趋势。所以早期诊断和治疗具有重要的临床意义。超声引导下前列腺穿刺活检是诊断 PCa 的金标准。经腹超声对 PCa 的诊断起到一定的筛查作用，但存在着一定的弊

端，容易受到肠气、膀胱充盈不佳或肥胖等原因的干扰，影响了图像的分辨率。可联合使用血清 PSA 检查、经直肠超声检查及超声引导下穿刺活检，以提高 PCa 的早期诊断率。大多数超声工作者认为前列腺癌的典型声像图特征主要表现为低回声团块，但也有少数学者坚持前列腺癌通常呈高回声团块。前列腺癌的回声特征与肿瘤的大小、级别、分期等有关。小于 5mm 的前列腺癌一般呈等回声，10~25mm 的前列腺癌一般呈低回声，特别大的前列腺癌由于缺乏与正常前列腺组织的对比，通常报告为"等回声"，但前列腺形态不对称、内部解剖结构紊乱、包膜回声破坏等可帮助诊断。

　　超声图像上见到前列腺基底部有较大的低回声团块，是判断精囊受侵犯的最重要线索。另外，横切面图

像上前列腺与精囊之间出现"粘连"征,纵切面图像上前列腺与精囊之间的正常角度消失,也是前列腺癌侵犯精囊的重要特征。尽管描述了前列腺癌的许多特征,但早期前列腺癌仍然很难与前列腺炎、前列腺结石或前列腺增生相鉴别,对前列腺内可疑病灶需做超声引导下穿刺活检。

第11节　前列腺肉瘤

一、病因病理

前列腺肉瘤是一种罕见的前列腺恶性肿瘤,预后差。前列腺肉瘤起源于生殖道中胚层的间叶组织,其危险因素可能与胚胎的发生和发育畸形、前列腺炎、会阴外伤、既往前列腺活检、放射诱发等有关。

病理学上前列腺肉瘤分为三类:肌源性肉瘤(包括横纹肌肉瘤和平滑肌肉瘤)、梭形细胞肉瘤(包括梭形细胞肉瘤和纤维肉瘤)、其他肉瘤(包括黏液肉瘤、脂肪肉瘤、骨肉瘤、神经源性肉瘤等)。其中以横纹肌肉瘤和平滑肌肉瘤多见。前列腺肉瘤因其生长迅速,体积明显增大,可占据整个小骨盆,形态不规则,内部结构破坏。

二、临床表现

前列腺肉瘤好发于青壮年,早期缺乏特征性临床表现,可出现进行性排尿、排便困难。晚期表现为恶病质全身症状,如疼痛、消瘦、贫血等。本病恶性程度高、侵袭性强,早期便可出现淋巴转移及血行转移。肛门指诊时可触及明显增大的前列腺,质地较软呈囊状感或波动感。患者血清PSA多正常。

三、超声检查

(一)灰阶超声(图2-11-1)

前列腺肉瘤发现时瘤体通常已较大,占位效应明显。灰阶超声表现为前列腺明显增大,形态失常,前列腺内部各带区结构难以区分,内部回声不均匀,以低回声为主。因生长迅速,内部可出现不规则的液化坏死囊性区。

(二)彩色多普勒超声(图2-11-2)

前列腺肉瘤内部血流信号较丰富,液化坏死区无血流信号。

(三)超声造影

前列腺肉瘤超声造影表现为早期不均匀高增强、晚期等增强或低增强、内部液化坏死区无增强。

四、鉴别诊断

超声诊断前列腺肉瘤时,应与前列腺增生、前列腺癌相鉴别。详见第11节。

五、超声检查注意事项

早期前列腺肉瘤超声诊断困难。若发现前列腺体积明显增大,表现出明显的占位效应,再结合患者的年龄及临床症状,多可诊断前列腺肉瘤。当诊断困难时,可在经直肠超声造影引导下穿刺活检明确诊断。

六、典型病例超声报告

病例

患者男,19岁,因排尿、排便困难数月就诊。

实验室检查:血清PSA为0.15ng/mL。

经腹部超声检查(图2-11-3):前列腺大小为左右径10.0cm×前后径8.9cm×上下径13.4cm,前列腺不规则增大,形态失常,结构紊乱,边界欠清,内部回声不均匀。

超声提示:前列腺占位性病变,疑为前列腺肉瘤。

临床诊断:胚胎性横纹肌肉瘤。

七、临床专家述评

前列腺肉瘤是发生于前列腺的一种侵袭性恶性肿瘤,相当罕见,仅占前列腺原发性恶性肿瘤的0.7%。前列腺肉瘤好发于青年人,75%发生于40岁以内。本病病因目前尚不清楚,可能与胚胎的发生、发育畸形、前列腺炎有关。前列腺肉瘤超声检查廉价、无痛、无创,可不同角度动态观察肿瘤内血供,声像图表现为前列腺极大,向膀胱腔凸出,包膜不整齐,内部回声不均匀,高回声与低回声交错存在。彩超对鉴别诊断更为有利,而超声引导下前列腺穿刺活检则有助于确定病变性质。MRI检查对诊断前列

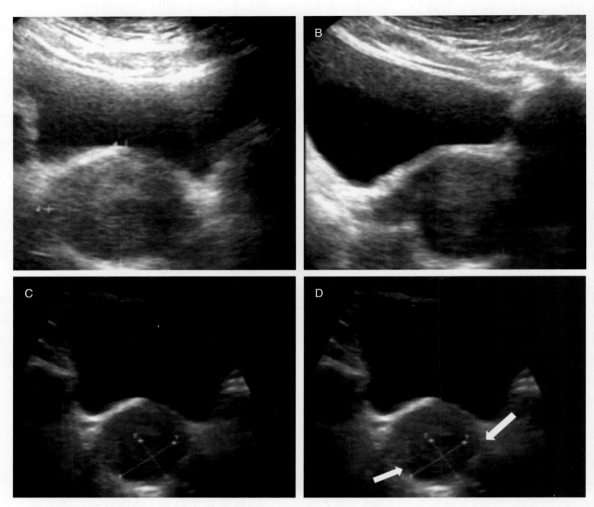

图 2-11-1 前列腺肉瘤灰阶图像。经腹部灰阶超声显示前列腺增大，形态饱满，内部可见低回声病灶。手术病理结果为前列腺特异性间质肉瘤。

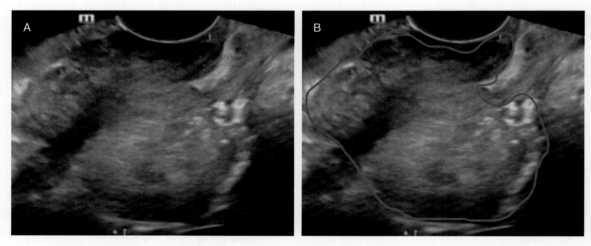

图 2-11-2 前列腺肉瘤灰阶图像及彩色多普勒图像。经直肠灰阶超声横切面及纵切面显示前列腺不规则增大，形态失常，内部回声不均匀减低；彩色多普勒超声显示肿瘤内部点状血流信号，周边可见环状血流信号。手术病理结果为梭形细胞肉瘤。(待续)

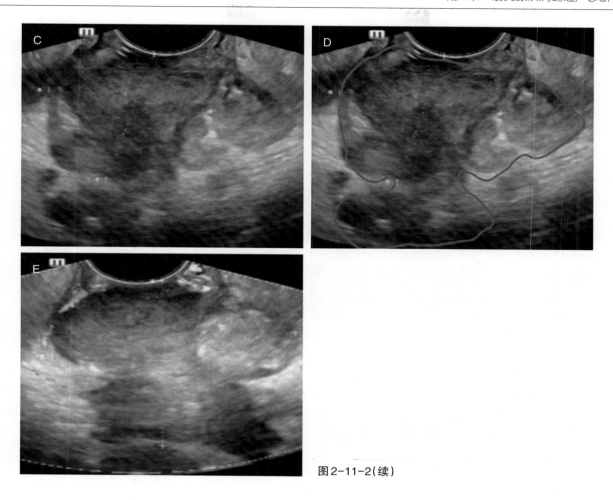

图2-11-2(续)

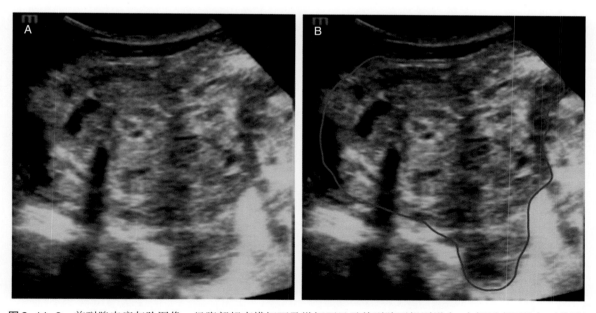

图2-11-3　前列腺肉瘤灰阶图像。经腹部超声横切面及纵切面显示前列腺不规则增大,内部回声不均匀。(待续)

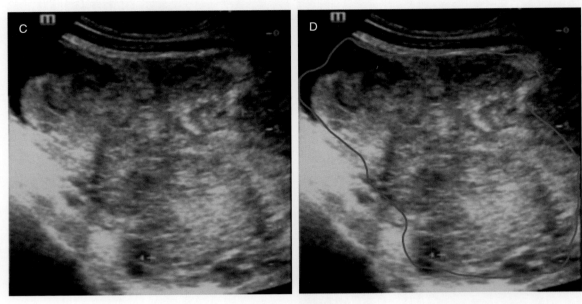

图 2-11-3(续)

腺肉瘤非常有价值,可见肿瘤内部信号不均匀,生长迅速,较早出现区域淋巴结转移。前列腺肉瘤的确诊及具体病理类型的确诊有赖于穿刺活组织病理学检查及免疫组织化学。虽然前列腺肉瘤极少见,但它具有一定的超声特征,掌握其特征,临床应用价值大。

第3章

阴囊(睾丸、附睾、输精管)疾病的超声诊断

第1节 解剖生理

一、阴囊的解剖

阴囊是位于阴茎后下方的囊袋样结构,由皮肤和浅筋膜组成。皮肤薄而柔软,色深有褶皱及少量阴毛。浅筋膜是腹前外侧壁的Scarpa筋膜和会阴部的Colles筋膜的延续,内含有平滑肌纤维,随外界温度变化而舒缩,以调节阴囊内的温度,有利于精子的发育与生存。阴囊皮肤于中线处形成纵行的阴囊缝,对应的浅筋膜向深部形成阴囊中隔将阴囊分为左右两腔,容纳睾丸、附睾、精索等(图3-1-1)。阴囊的神经来自睾丸和附睾的神经发出的分支,可通过舒缩阴囊的肉膜来参与调节阴囊内睾丸的温度。

包被睾丸、附睾和精索的被膜,由外向内为精索外筋膜(为腹外斜肌腱膜的延续)、提睾肌(来自腹内斜肌和腹横肌的肌纤维束)、精索内筋膜(为腹横筋膜的延续)、睾丸鞘膜(来自腹膜,分为壁层和脏层:壁层紧贴精索内筋膜内面,脏层包绕睾丸和附睾表面;两层在睾丸后缘处返折移行,两者之间形成鞘膜腔,内有少量浆液起润滑作用)(图3-1-2)。

二、睾丸的解剖与功能

睾丸是产生精子和分泌雄激素的器官,位于阴囊内,左右各一,一般左侧略低于右侧;睾丸呈扁卵圆形,表面光滑,前方游离,后方与附睾相贴,有血管、神经和淋巴管走行。上方被覆附睾头,下方游离,内外侧分别与阴囊中隔和阴囊壁相邻。成人睾丸重10~15g。新生儿睾丸相对较大,性成熟前发育缓慢,性成熟后迅速发育;老年人的睾丸则萎缩变小。睾丸表面除了附有一层鞘膜脏层外,深面还有一层坚韧的白膜。白膜在睾丸后缘增厚进入睾丸,形成睾丸纵隔。纵隔发出许多睾丸小隔,呈扇形伸入睾丸实质并与白膜相连,将睾丸实质分为100~200个睾丸小叶。每个小叶内含有2~4条盘曲的生精小管,其生精上皮产生精子。生精小管之间的结缔组织称睾丸间质,内有分泌雄性激素的间质细胞,又称Leydig细胞。从青春期开始,睾丸间质细胞在黄体生成素的刺激下,分泌雄激素(包括睾雄烯二酮、双氢睾酮等)。血液中90%以上的睾酮由睾丸间质细胞分泌。雄激素可启动和维持精子发生和男性生殖器官发育,以及维持第二性征和性功能。生精小

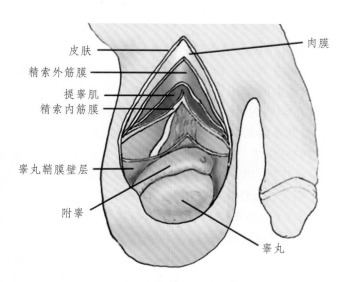

皮肤
精索外筋膜
提睾肌
精索内筋膜

肉膜

睾丸鞘膜壁层

附睾

睾丸

图3-1-1 阴囊侧剖面及内部结构。

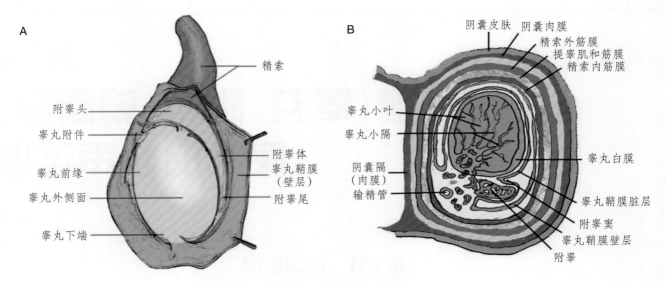

A

精索

附睾头

睾丸附件

睾丸前缘

睾丸外侧面

睾丸下端

附睾体

睾丸鞘膜
（壁层）

附睾尾

B

阴囊皮肤　阴囊肉膜

精索外筋膜

提睾肌和筋膜

精索内筋膜

睾丸小叶

睾丸小隔

阴囊隔
（肉膜）

输精管

睾丸白膜

睾丸鞘膜脏层

附睾窦

睾丸鞘膜壁层

附睾

图3-1-2　阴囊外侧剖面及横切面。

管在近睾丸纵隔处汇合成短而细的直行管道,称为精直小管,进入睾丸纵隔交织形成睾丸网。睾丸网发出12~15条睾丸输出小管,经睾丸后缘上部进入附睾(图3-1-3)。来自生精小管的精子经精直小管和睾丸网离开睾丸,经睾丸输出小管进入附睾。

(一)睾丸的生精功能

睾丸实质由曲细精管和结缔组织间质构成。睾丸曲细精管上皮主要由支持细胞及镶嵌在支持细胞之间的各级生精细胞构成。睾丸的生精过程就是生精上皮中的精原细胞发育为外形成熟精子的过程,自青春期

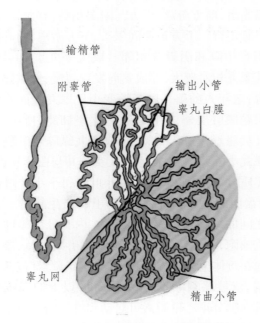

输精管

附睾管

输出小管

睾丸白膜

睾丸网

精曲小管

图3-1-3　睾丸及附睾排精系统示意图。

开始启动,是一个连续的过程,包括精原细胞有丝分裂、精母细胞减数分裂和精子细胞形态变化3个阶段。生精过程需要适当的理化环境。睾丸所在的阴囊温度比腹腔内温度低2℃左右,因某种原因睾丸滞留于腹腔,即为隐睾症,可导致生精障碍。局部炎症、酒精中毒、高热、长期高温环境,一些维生素及微量元素的缺乏也可能引起生精功能障碍,导致不育。

在精原细胞发育为精子的过程中,各级生精细胞需突破支持细胞之间的连接结构向管腔侧及睾丸输出小管方向迁移,最后将产生的精子释放入曲细精管腔,这一过程约需64天。一个精原细胞经有丝分裂和减数分裂最终可产生64个精子,睾丸曲细精管上皮中每天约有200万个精原细胞进入生精过程,每天精子产量可达到1亿多个。

睾丸生成的精子功能尚未成熟,只有当其被输送至附睾,在其中停留18~24小时后才获得运动和受精能力,同时附睾还分泌一些抑制精子运动的因子使其功能活动暂时处于静止状态从而有利于受精。射精时,贮存在附睾的精子连同附睾、精囊、前列腺和尿道球腺的分泌物一起混合成精液排出。临床上常通过精液分析作为判断男性生育力的一个重要手段。

精子在女性体内或体温环境下其功能活性可保持24~48小时,如在这一时间段内与卵子相遇可发生受精。精子与冷冻保护剂混合后,经严格的冷冻程序,在-198℃的液氮中可保存很多年,复苏后仍具有受精能力。冷冻精子库可保存献精者的精子用于不育症治疗或为特殊人群将来的生育提供保障。

(二)睾丸的内分泌功能

睾丸间质细胞分泌雄激素,包括脱氢表雄酮、雄烯二酮和睾酮,其中睾酮的分泌量最多,生物活性也最强。男性血浆中95%的睾酮来自睾丸。20~50岁男性睾酮分泌量最高,50岁后有所减少。睾酮分泌入血后,仅约2%的睾酮以游离的形式存在,其余则以结合形式存在。结合与游离形式的睾酮可互相转化,只有游离的睾酮具有生物活性。睾酮主要在肝脏代谢、灭活,最终的代谢产物随尿液排出。

睾酮的生理作用:诱导男性内外生殖器发育,促使男性第一性征形成。如果睾酮分泌不足,胎儿内外生殖器发育不良,可导致男性假两性畸形。睾酮促进男性第二性征发育,包括阴茎、阴囊长大,其他附属性腺也开始发育。男性特有的体征出现,如出现阴毛、胡须,喉头隆起;声音低沉,骨骼、肌肉发达。睾酮还刺激和维持正常的性欲。睾酮与雄激素受体结合,促进精子的生成。睾酮促进蛋白质的合成,加速机体生长。对脂代谢的影响表现为血中低密度脂蛋白增加,高密度脂蛋白减少,使男性患心脑血管疾病的风险高于绝经前的女性。睾酮还参与调节水电解质的平衡,可使水钠潴留。睾酮促进肾脏合成促红细胞生成素,刺激红细胞生成;刺激骨生长和骨骺的闭合;作用于中枢神经系统,参与调节具有雄性特征的行为活动。

二、附睾的解剖与功能

附睾位于睾丸后外侧,呈上端膨大略弯曲的条形结构,分为头、体和尾三部分。睾丸输出小管形成附睾头,后汇合成一条长4~6cm迂曲的附睾管组成附睾体和附睾尾。附睾管上皮为假复层纤毛柱状,由主细胞和基细胞组成,有分泌和吸收功能。附睾管上皮外侧覆有一层薄平滑肌;肌层产生蠕动性收缩,帮助精子向尾部运动(图3-1-4)。精子在附睾内停留8~17天,附睾分泌附睾

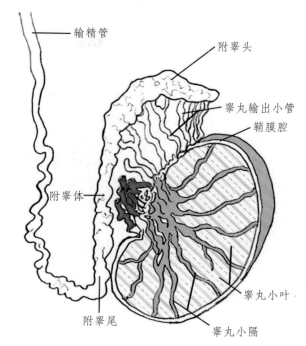

图3-1-4 睾丸剖面图及与附睾连接关系。

液营养精子,使其获得运动能力,达到功能上的成熟。附睾的功能异常也会影响精子的成熟,导致不育。

三、输精管的解剖与功能

输精管是附睾管的直接延续,长度约50cm,管腔狭小,管径约3mm,管壁较厚,由黏膜、肌层和外膜组成。输精管的肌层较发达,在射精时肌层强力收缩,将精子快速排出(图3-1-5)。

输精管可分为以下几部分。

(一)睾丸部

睾丸部始于附睾尾,最短,较迂曲,沿附睾后缘内侧行至睾丸上端。

(二)精索部

精索部在精索内位于后内侧,介于睾丸上端与腹

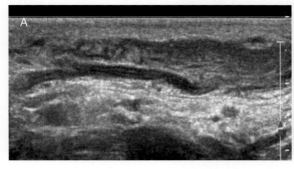
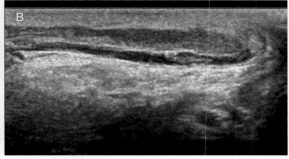

图3-1-5 (A)右输精管;(B)左输精管。

股沟管皮下环之间,此段位置较浅,易于触及,为结扎输精管的理想部位。

(三)腹股沟管部

腹股沟管部位于腹股沟管的精索内。

(四)盆部

盆部为输精管最长一段,经腹环出腹股沟管后,弯向内下,越过髂外动静脉,沿盆侧壁腹膜外行向后下,跨过输尿管末端向前内方达到膀胱底的后面和直肠前面;两侧输精管在此逐渐接近,膨大形成输精管壶腹(图3-1-6)。输精管壶腹末端变细,穿过前列腺,与精囊的输出管汇合成射精管。

输精管道包括附睾、输精管及尿道,为精子的成熟、储存和运输提供有利条件。

四、精索的解剖

精索是位于睾丸上端和腹股沟管腹环之间的管状条索状结构。精索内主要有输精管、睾丸动脉、蔓状静脉丛、输精管动脉、神经、淋巴管、鞘韧带等。精索表面从内向外依次被精索内筋膜、提睾肌和精索外筋膜所包绕(图3-1-7)。

五、阴囊内各结构的血液循环

睾丸主要由睾丸动脉供血,它来自肾动脉下方腹主动脉前侧壁,与精索合并进入腹股沟管。睾丸动脉主要营养睾丸及附睾,睾丸动脉在到达睾丸上端后,在发出附睾上、下动脉后即分成睾丸内动脉及睾丸下动

脉两支。睾丸动脉由蔓状静脉丛围绕,睾丸内动脉越接近睾丸越弯曲,作用是冷却动脉血。睾丸下动脉穿行于睾丸及附睾体之间,于睾丸后侧穿白膜进入血管膜。其次,输精管动脉和提睾肌动脉与睾丸动脉的分支有吻合,补充睾丸、附睾的供血(图3-1-8)。

附睾的血液由发自睾丸动脉的附睾上、下动脉和输精管动脉的分支共同供应。附睾动脉是睾丸动脉的单一分支,通过毛细动脉供应附睾头和体,附睾尾的血管则由提睾肌动脉供应。

输精管主要由输精管动脉供应,输精管动脉与睾丸动脉的附睾下动脉,以及邻近动脉吻合。

睾丸小叶的静脉有两个回流途径。一个是朝睾丸网方向汇集,经睾丸网穿出睾丸门进入蔓状静脉丛;另一个是朝睾丸表面走行,在睾丸内汇合成较大的静脉;每2条静脉与1条睾丸动脉主支伴行,向睾丸门方向集合汇入蔓状静脉丛。睾丸被膜的血液由阴囊的静脉经阴部外静脉入隐静脉,或经会阴浅静脉回流入阴部内静脉。附睾的静脉回流由其周围的毛细血管网逐步汇合于精索内走行,并包绕睾丸动脉入睾丸和附睾头上方的蔓状静脉丛,左侧汇入肾静脉,右侧汇入下腔静脉。

六、阴囊内各结构的淋巴回流

睾丸和附睾的淋巴管分为深、浅两丛。浅淋巴管丛位于睾丸固有鞘膜脏层的内面。深淋巴管丛位于睾丸和附睾的实质内,起始于睾丸附睾内管道系统的毛细淋巴管。深丛汇集成4~8条淋巴管在精索内伴行睾

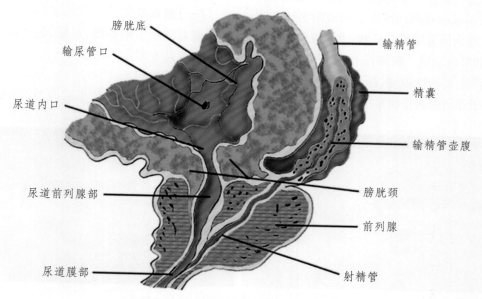

图3-1-6 输精管壶腹、精囊及射精管侧面观。

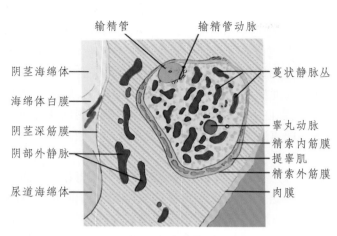

图3-1-7 精索横切面。

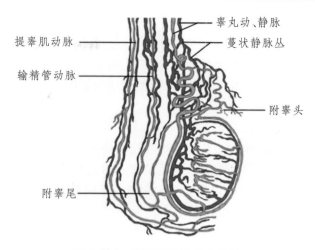

图3-1-8 阴囊血液循环示意图。

丸血管向上走行,在输尿管交叉平面与血管分开,向内侧汇入腔静脉前淋巴结,最后入腰淋巴结。右侧睾丸的淋巴管汇入肾静脉和主动脉交叉之间的主动脉前淋巴结和腔静脉前淋巴结。左侧睾丸的淋巴管汇入到主动脉旁淋巴结。

输精管的淋巴管丰富,越靠近膀胱越密集。与附睾和输精管动脉伴行,与附睾动脉伴行的淋巴管回流至精索淋巴管,最后汇入到腰淋巴结,与输精管动脉伴行的淋巴管回流入髂外淋巴结。

七、阴囊各结构的神经支配

睾丸神经起源于脊髓第10~12胸节的肾丛及腹主动脉丛,伴随睾丸动脉下降形成精索上神经,神经纤维直接进入睾丸。

附睾神经起源于脊髓第11~12胸节和第1腰节的盆丛的纤维,与来自膀胱丛的纤维形成精索下神经,沿输精管下降,大部分神经纤维进入附睾。

输精管的神经由脊髓第12胸节和第1~3腰节的上腹下丛神经纤维组成,向尾侧延伸经腹股沟管内环到达精索,主要分布于输精管,有少量纤维沿输精管向下分布附睾。输精管以交感神经的支配占优势。睾丸与输精管交感神经丛相吻合。支配附睾和输精管的神经参与了射精活动。

第2节 检查方法

一、仪器的选择与调节

(一)仪器的选择

常规阴囊超声检查需要高频率线阵式探头,一般选用10MHz及以上的线阵式探头,以具有宽景成像、微血管彩色多普勒成像功能为佳。对于精索静脉曲张及阴囊急症的检查应采用彩色多普勒技术或能量多普勒技术。对于肿大的阴囊,应在线阵式探头的基础上联合使用3~6MHz的凸阵探头,以获得足够宽度及深度的扫描范围。

(二)灰阶图像的调节

首先将成像模式调整至仪器内预置的睾丸模式或小器官模式,然后根据患者阴囊内的情况,调整灰阶模式的频率、增益、深度增益补偿、聚焦点等,目的是使阴囊前后壁、睾丸包膜、附睾及睾丸能正常显示。

1.频率

大部分睾丸贴近于皮肤,表浅部分的探头频率可调整至10~16MHz,高频探头可将睾丸及附睾显示得相对清晰,对于阴囊壁较厚或者相对肥胖的患者,探头频率可调整至10MHz以下。

2.深度

超声检查的深度与频率成反比,对于阴囊扫查最佳的深度应控制在1~4cm的区域内,而图像的近场与远场图像质量可能会因伪像而有所影响。

3. 增益

增益即对电压及功率的放大,单位为分贝(dB)。阴囊扫查可调节的增益范围在30~90dB,并根据患者的不同状态进行调节,以清晰显示阴囊内不同组织的结构。

4. 聚焦

调控各阵元发射及接收超声波的延迟时间,为了把声束集中到所需的合适位置。常规扫描时,将焦点置于感兴趣区,以清晰显示阴囊内不同的组织结构。

5. 深度增益补偿

为补偿声波在传播中的衰减,根据阴囊的不同状态,调整不同深度区域的增益以补偿其衰减情况,并获得均衡的图像。

6. 动态范围

调节图像的对比分辨率,压缩或扩大灰阶图像的显示范围和可调节范围。

(三)多普勒技术的调节

利用多普勒技术对睾丸及附睾进行血流分布的观察,彩色多普勒的调节包括频率、速度、增益、聚焦、取样框、速度标尺、壁滤波等。脉冲多普勒的可调节参数有取样门宽度、基线、取样线血管夹角、脉冲波重复频率、增益、流速曲线速度等。

1. 彩色多普勒的调节

(1)频率:频率越高,分辨率越好,能够明显降低血流信号的溢出。但当频率升高时,远场血流信号不易显示。因此,在调节频率时应根据实际情况而定。近场下频率可调整至10~12MHz,远场下频率可调至10MHz以下。

(2)血流速度标尺:对于睾丸及附睾,彩色血流速度标尺应在3~5cm/s。在进行精索静脉检查时,标尺应<3cm/s。在进行精索静脉曲张的反流速度测量时,可适当增高标尺的血流速度,以免出现血流翻转的情况而影响判断。

(3)增益:多普勒信号的增益可改变彩色信号的明亮度。高增益可使彩色信号更加明亮,以便观察和图像保存,但高增益的同时会带来高噪声信号,此时彩色血流信号有可能出现溢出,而过低的增益也会影响血流的显示,因此需要将增益调整至合适的数值。

(4)取样框:彩色多普勒取样框的大小可对彩色多普勒的帧频及敏感性产生影响,取样框的大小应根据感兴趣区的范围进行调节。另外,彩色多普勒的血流取样框方向也会影响彩色多普勒的敏感性,调节取样框方向和血流之间的夹角也有利于低速血流信号的检出,也可使血流信号更好地充盈管腔。

(5)壁滤波:血管运动可产生多普勒频移,从而干扰血流的显示,通过调节壁滤波的阈值能消除上述干扰。高通滤波阈值用于高速血流的检测,从而可消除(如血管自主运动及阴囊自主收缩)带来的低速运动干扰。低速滤波阈值则用于低速血流的检测。

2. 脉冲多普勒的调节

(1)频率:低频率的脉冲多普勒可获得相对理想的超声频谱。阴囊脉冲多普勒超声较常用的频率为6~8MHz。对于探测深度较浅的感兴趣区,可适当增加脉冲多普勒的频率,而对于探测深度较深的感兴趣区,应当降低脉冲多普勒频率。

(2)增益:增益用于调整频谱中频移信号的强弱。若增益过低,则部分血流信号丢失,若增益过高则会出现噪声信号,甚至会出现同一血流信号的正负相镜像而影响频谱分析。合适的脉冲多普勒增益调节标准为:频谱显示清晰,流速曲线轮廓完整,而频谱图背景无噪声信号。

(3)取样门宽度:取样门宽度是为测定血管内某一区域内的多普勒而设定的宽度距离,其宽度可调。最合适的取样门宽度是在不影响流速定位的前提下,尽可能增大取样门宽度,而不引入非感兴趣区的噪声信号。

(4)角度矫正:角度矫正用于调节声束方向与血流方向之间的角度。脉冲多普勒检测血流速度时,由于声束与血流方向之间存在一定角度,而使声束轴线方向所测得的流速值为真实流速的一个函数。因此,脉冲多普勒检测血流速度时,应尽可能减小取样线与被测血管间的角度,一般这个角度小于60°。同时必须调节角度校正线平行于被测段血流方向。

(5)血流速度标尺:适当调节频谱的血流速度标尺以避免血流信号的混叠,同时提高血流检测的敏感性。当检测低速血流时,应将速度标尺下调。当检测高速血流时,应上调速度标尺值以避免出现频移翻转。最合适的速度标尺是血流信号峰值为标尺值的2/3。

二、阴囊超声的检查方法

(一)患者的准备

常规超声阴囊检查患者无须进行特殊准备。在进行精索静脉的检查前,患者需掌握Valsalva动作以利于疾病的诊断。若进行隐睾的检查则需要患者适当充盈膀胱。

(二)患者体位与检查注意事项

- 阴囊检查属于患者隐私部位检查,检查室内需注意保护患者隐私。
- 阴囊常规超声检查:患者取仰卧位。
- 隐睾、精索静脉曲张及斜疝的超声检查:需要仰卧位加坐位,并嘱患者必要时进行Valsalva动作。
- 进行检查前,需要充分暴露患者外阴部,并嘱患者将阴茎上提,如遇到明显下垂的阴囊,可用毛巾将阴囊托起。
- 阴囊容易自主移动。检查时,探头要轻放于阴囊皮肤上,探头切勿用力下压引起阴囊及内容物的移动及蠕动,并且会引起睾丸测量的不准确。
- 必要时多加耦合剂以使探头与皮肤充分接触。

(三)阴囊及内容物检查方法

- 用灰阶超声观察阴囊及内容物,包括阴囊壁、睾丸、附睾、鞘膜腔、附件、输精管阴囊段、精索,并按解剖结构连续扫查,尤其注意完整显示睾丸及附睾。为了避免小病灶的遗漏要注意多切面、双侧对比扫查。

- 用彩色多普勒观察睾丸、附睾及精索内血管的走行、方向及分布,观察病灶血流的分布。
- 横切睾丸,于睾丸边缘寻找包膜动脉。纵切睾丸及附睾并观察睾丸内血管分布及附睾血管分布。
- 附睾的位置不定,可根据睾丸纵隔来确定,正常的附睾与睾丸纵隔同侧并与之平行,注意观察附睾的附着情况。
- 输精管(阴囊段)需要与精索动脉、精索静脉及睾丸动脉相区别,输精管走行平直,管壁稍厚,且输精管腔内未见明显血流信号显示。
- 识别睾丸附件时,可将睾丸鞘膜腔内的滑液挤向附睾头周围,以使附件确切显示。
- 对于精索静脉、精索外静脉及睾丸内精索静脉的扫查,需要在不同的呼吸状态(平静呼吸及Valsalva动作)及不同体位(平卧位及站立位)下进行观察。
- 应用脉冲多普勒对动脉血管的血流速度、搏动指数、阻力指数等进行观察和测量。

第3节 正常声像图及超声测量

一、睾丸

(一)灰阶超声

正常睾丸纵切面呈卵圆形,横切面近圆形。睾丸表面光滑,包膜呈线状高回声,由鞘膜脏层、白膜和血管膜构成。睾丸实质呈中等回声,大多数睾丸实质回声分布均匀,少数睾丸实质内可见低回声放射状分布的血管。睾丸纵隔可在睾丸实质边缘探及,睾丸纵隔呈高回声,纵切面呈条索状,横切面呈圆形或三角形。睾丸两侧后方可存在声影。多数睾丸实质内可见一条至数条睾丸内动脉。

(二)彩色多普勒超声

睾丸内动脉包括包绕动脉、穿隔动脉、睾丸实质向心动脉及离心动脉。包绕动脉位于睾丸边缘及包膜下,当横切扫查时容易显示,包绕动脉多呈弧形、圆滑的血流束,少数走行迂曲。穿隔动脉位于睾丸实质内,多数为单条,走行平直。睾丸实质内向心动脉及离心动脉为点状及短棒状血流信号。

(三)脉冲多普勒超声

睾丸内动脉的频谱波形均为低阻型,收缩期、舒张期的峰值血流速度及阻力指数均可见减低。

(四)正常参考值

睾丸长径 3.5~4.5cm,宽径 2~3cm,厚径 1.8~2.5cm。

睾丸动脉 $V_{max}=(0.15\pm0.04)$m/s,RI$=0.73\pm0.07$。

包膜动脉:$V_{max}=(0.11\pm0.08)$m/s,RI$=0.59\pm0.08$。

向心动脉:$V_{max}=(0.09\pm0.03)$m/s,RI$=0.54\pm0.08$。

二、附睾

(一)灰阶超声

附睾一般紧贴于睾丸纵隔一侧,位于睾丸及阴囊壁之间。附睾长轴纵切可呈C形,附睾头部及尾部膨大,体部狭小,横切面附睾各部分呈扁圆形或圆形。附睾头部和尾部分别附着于睾丸上下极,部分附睾的体部未完全附着于睾丸中部,少数体部游离,但其游离宽度不超过睾丸宽度的1/2。附睾回声较均匀,附睾头呈等回声,与睾丸回声相近,附睾体及附睾尾呈低回声。双侧附睾的形态及大小基本一致。

(二)彩色多普勒超声

来自睾丸的附睾支分布于附睾头,呈点状及短棒状血流信号。附睾体尾部的血液由输精管末端供应,附睾尾可见点状及短棒状血流信号,而附睾体的血流信号不易显示。

(三)脉冲多普勒超声

附睾头的动脉血流频谱呈低阻型,附睾体尾的血流频谱呈高阻型。

(四)正常参考值

头部厚径0.5~1cm,体部厚径0.2~0.5cm,尾部厚径0.4~0.8cm。

附睾头部动脉:V_{max}=3.8~6.8cm/s,平均5.8cm/s;RI=0.46~0.76,平均0.56。

附睾尾部动脉:V_{max}=3.2~7.0cm/s,平均5.2cm/s;RI=0.52~0.77,平均0.61。

三、精索

(一)灰阶超声

精索位于阴囊根部,始于睾丸后上方,向上进入腹股沟皮下环。精索的回声稍低于或接近周围组织。精索纵切面精索形态呈条索状,内可见数条管样结构。大多数精索走行平直,少数精索末端可见迂曲。精索横切面呈圆形或椭圆形,边界清晰,内可见数个管腔截面。蔓状静脉丛呈多条走行迂曲的管状结构,位于睾丸背侧及睾丸上方、附睾周围及精索内。输精管阴囊段分为起始段及阴囊精索段。起始段延续于附睾的折返部,走行弯曲。阴囊精索段为起始段的延续,位于精索背侧,走行较平直,管壁稍厚,管腔小。输精管起始段较精索段显示更清晰。

(二)彩色多普勒超声

精索内可见精索动脉,走行平直血流信号明亮,呈红蓝相间。睾丸动脉位于蔓状静脉丛内,其周围可见1~2条伴行的精索外动脉。睾丸上方、睾丸动脉下段迂曲,并分出睾丸分支至睾丸后上缘,分出附睾分支至附睾头部。输精管动脉为沿输精管走行分布于输精管的动脉样血流信号。平静呼吸状态下,位于睾丸动脉周围的蔓状静脉丛、精索内外静脉由于血流速度较低,彩色多普勒不易显示出其血流信号,当被检者进行

Valsalva动作时可显示血流信号。

(三)脉冲多普勒超声

精索内动脉的频谱呈低阻型频谱。精索外动脉的血流信号呈高阻型频谱。精索静脉的血流频谱呈静脉型频谱,当出现中重度精索静脉曲张时,Valsalva动作后可出现反向频谱。

(四)正常参考值

精索横径<1cm,输精管外径1.8~2.4mm,内径<0.5mm。蔓状静脉丛内径≤1.5mm。

精索外动脉:V_{max}=(0.12±0.05)m/s,RI=0.94±0.08。

四、附件

(一)灰阶超声

当睾丸鞘膜腔内出现液体时,睾丸附件显示较清晰,睾丸上极及附睾头部可见睾丸附件,正常成人中睾丸附件的显示率约为80%。睾丸附件主要呈"水滴"状,等回声,部分可见钙化,少数呈囊性。睾丸上极或附睾尾旁可见上迷或下迷小管。

(二)彩色多普勒超声

大部分睾丸附件的血流信号不易显示。

(三)正常参考值

附件长径<1cm,厚径<0.5cm。

五、阴囊壁与鞘膜腔

(一)灰阶超声

阴囊壁分为皮肤、肉膜、睾丸鞘膜壁层及筋膜层。皮肤呈等回声,肉膜呈低回声,睾丸鞘膜壁层及筋膜层呈线状高回声。正常成年人睾丸鞘膜腔内可见少量游离液体,属正常现象。附睾体与睾丸之间的鞘膜内陷,形成附睾窦。

(二)彩色多普勒超声

大部分阴囊壁的血流信号不易显示,当出现阴囊壁炎症的时候可显示因炎性病灶所致的血流信号。

(三)正常参考值

阴囊前壁厚度<0.5cm。

六、系膜组织

灰阶超声:睾丸与附睾之间、与阴囊壁之间通过系膜固定。少数系膜过长可导致睾丸扭转及附睾扭转。系膜呈片状或带状高回声。

第4节　睾丸损伤

一、病因病理

睾丸外伤依其损伤方式分为开放性和闭合性损伤。刀具、枪弹等所致的穿通伤为开放性损伤,各种外力撞击所致的为闭合性损伤。睾丸的损伤多为闭合性损伤,分为睾丸脱位和原位睾丸损伤。睾丸脱位是睾丸在暴力作用下,脱离阴囊而滑入腹股沟或耻骨联合、大腿根部皮下,这类患者需及时手术复位并进行固定。睾丸损伤可分为钝挫伤、挫裂伤和破碎。

- 睾丸钝挫伤:睾丸包膜完整,实质局部充血或形成血肿。
- 睾丸挫裂伤:局部包膜破裂,睾丸内容物溢出。
- 睾丸损伤破裂:多处包膜破裂,睾丸断裂,大部分组织碎裂。

根据损伤的程度,而采用不同的治疗方式。脱位的睾丸可合并钝挫伤。睾丸损伤时,可合并附睾、精索损伤。

二、临床表现

损伤后阴囊疼痛、肿胀,阴囊皮肤可见淤血斑,阴囊内容物触诊不清

三、超声检查

从超声表现上来看,睾丸损伤分为钝挫伤、挫裂伤、睾丸破碎、睾丸脱位4种类型。

(一)睾丸钝挫伤

1.灰阶超声

轻度挫伤,睾丸大小可正常,损伤区域大者,充血水肿使睾丸肿大。睾丸表面光滑,包膜线样回声连续完整。损伤区多位于包膜下,呈不均匀低回声,边界欠清晰,或其间有小液性区。损伤区或仅表现为包膜下少量积液,常呈"月牙"状,或形成血肿,呈不均匀低回声团。

2.彩色多普勒超声

睾丸损伤区多无血流信号显示,损伤区周围实质内血流信号增多。

(二)睾丸挫裂伤(图3-4-1)

1.灰阶超声

睾丸体积肿大,形态不完整。局部包膜或多处包膜回声连续性中断,显示不清。睾丸实质损伤区域回声不均匀,边界不清,损伤区域可探及液性暗区。睾丸旁、鞘膜腔内可出现不均质回声团块。患侧鞘膜腔可见透声不佳的液性暗区。

2.彩色多普勒超声

睾丸损伤区无血流信号显示,损伤区周围实质内血流信号可见或增多。

(三)睾丸损伤破裂(图3-4-2和图3-4-3)

1.灰阶超声

阴囊超声扫查发现无明显睾丸结构,睾丸轮廓显示不清。睾丸实质多处破损,破损区可见不规则液性暗区。鞘膜腔内可见混有大量絮状回声或团块样回声的液性暗区。

2.彩色多普勒超声

睾丸损伤区域无血流信号或能量多普勒信号产生,残留睾丸组织可探及少量血流信号。

(四)睾丸脱位

1.灰阶超声

患侧阴囊空虚,内未探及睾丸回声。多可在同侧腹股沟内探及睾丸回声,少部分位于大腿根部皮下组织内。脱位的睾丸大多数体积及回声正常,一部分脱位的睾丸可伴有钝挫伤的表现。

2.彩色多普勒超声

脱位的睾丸大多数血流信号呈正常分布。

四、鉴别诊断

(一)睾丸局灶性炎症

睾丸局灶性炎症通常没有明确外伤史,但由于炎性的发生有发热、睾丸剧痛等症状,超声表现上看睾丸局灶性炎症保留睾丸本身形态,而睾丸彩色血流信号较正常睾丸血流分布明显增多,测量睾丸内动脉PSV升高。睾丸损伤一般伴有外伤史。超声表现上睾丸形态可见破损,并可见"条索"样液性暗区,血流信号较正常睾丸略有增多或局部减少。

(二)腹股沟斜疝嵌顿

腹股沟斜疝主要发生于老年人,而无明显外伤碰撞史,睾丸损伤有着明确的病史。超声检查中主要发

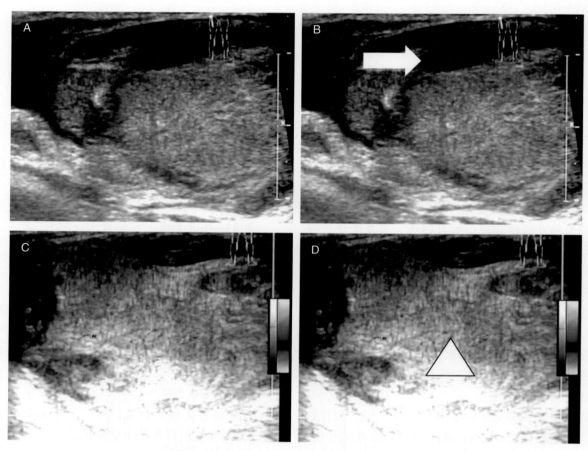

图 3-4-1　睾丸挫裂伤。包膜下积血(箭头);挫裂病灶(三角)。

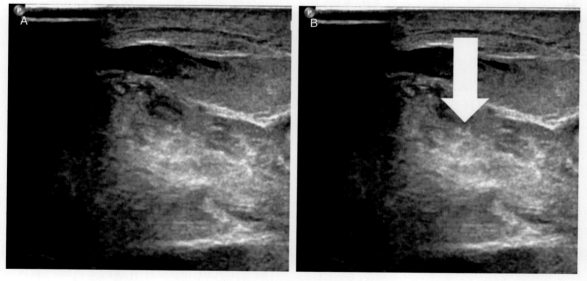

图 3-4-2　睾丸损伤破裂。(待续)

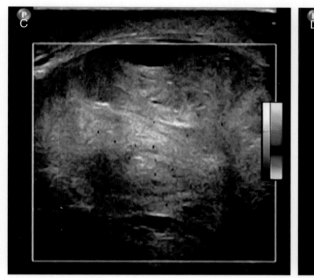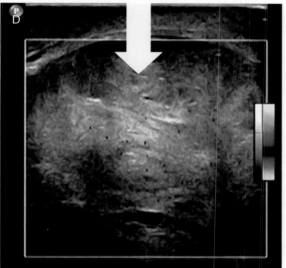

图3-4-2(续)

现及寻找形态完整的睾丸组织。

五、超声检查注意事项

睾丸损伤通过超声观察睾丸内部结构及回声情况,彩色血流信号能提供病灶区域的范围及睾丸本身的血供情况。超声诊断时结合患者的病史、临床表现及体征,一般不难做出睾丸损伤超声诊断。当睾丸损伤区域大于睾丸体积1/3时,应考虑手术治疗。

六、典型病例超声报告

病例1

患者男,34岁,因阴囊外伤3小时,阴囊疼痛就诊。

超声表现(图3-4-4):左侧鞘膜腔内未探及正常睾丸组织,鞘膜腔内可见5.9cm×3.8cm×2.7cm不规则

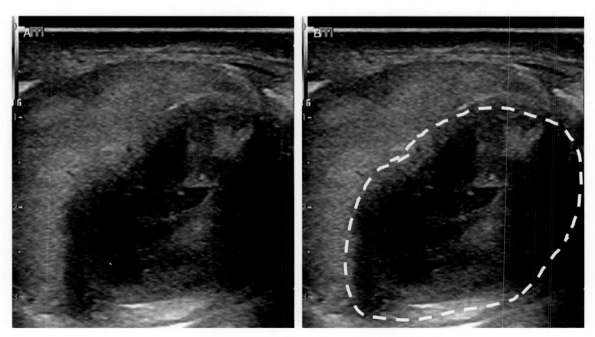

图3-4-3 局限性睾丸损伤破裂,虚线位置为破裂部位。(待续)

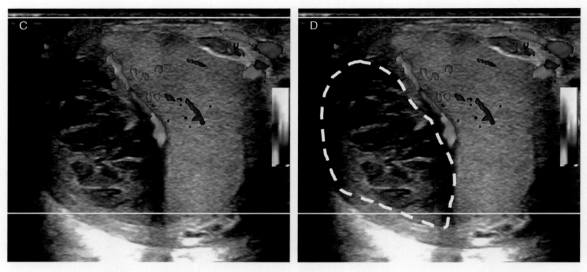

图3-4-3(续)

混杂回声团块,以等回声及低回声为主,内部未探及血流信号。阴囊底部回声不均匀。左侧附睾形态及内部回声未见明显异常。

超声提示:考虑左侧睾丸破裂伴血肿形成。

临床诊断:左侧睾丸破裂伴周围血肿形成。

七、临床专家述评

因为阴囊组织松弛,睾丸具有活动度较大并有坚韧白膜保护的解剖特点,所以睾丸一般不易发生损伤。睾丸损伤分为开放性损伤与闭合性损伤,多发生于青壮年,多见的致伤原因为直接暴力。睾丸损伤临床表现主要为剧痛伴恶心、呕吐,疼痛向大腿根部与下腹部放射,大约20%的病例可导致疼痛性休克;阴囊肿大及睾丸肿大,触痛明显,可见阴囊皮肤有瘀斑,边界不清。B超诊断睾丸破裂的准确性达100%,对睾丸挫伤的诊断准确率亦达80%。彩色多普勒超声可在观察睾丸大小、形态、包膜状况的同时亦显示睾丸内部及其周围的血流情况,由此可判断睾丸出血、白膜破裂及有无缺血的情况,对鉴别睾丸挫伤、破裂伤、睾丸扭转有显著的临床意义。

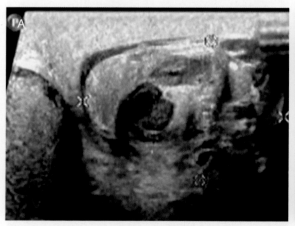
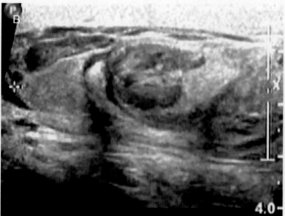

图3-4-4 左侧睾丸不规则混杂回声团块。(待续)

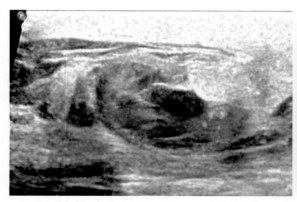
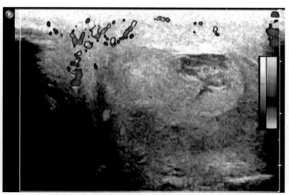

图 3-4-4(续)

第5节 睾丸扭转

一、病因病理

睾丸扭转又称精索扭转,是由于睾丸和精索本身的解剖异常或活动度加大而引起的扭转,使精索内的血液循环发生障碍,引起睾丸缺血、坏死。根据扭转的部位,睾丸扭转可分为鞘膜内扭转及鞘膜外扭转。

(一)鞘膜内扭转

此类型的睾丸扭转较多见,常见于婴幼儿及青少年。睾丸在鞘膜内发生扭转,在扭转时,睾丸鞘膜包绕了整个睾丸,使睾丸不固定而游离,在这种情况下睾丸极易发生扭转。发病的主要原因包括:①睾丸鞘膜壁层在精索的止点过高,鞘膜腔内精索过长;②睾丸系带过长或者缺如;③睾丸和附睾被鞘膜完全包裹,丧失了后方与阴囊壁的直接附着;④睾丸下降不全或为腹腔内隐睾,睾丸呈水平位。

(二)鞘膜外扭转

此类型的睾丸扭转罕见,多见于新生儿及婴儿。扭转发生于睾丸鞘膜之上。另外,母体中宫腔压力的变化、产道的挤压也可促使扭转发生。

睾丸扭转多发生在睡眠中或睡眠后刚起床时,约占睾丸扭转的40%。这是由于在睡眠中迷走神经兴奋,提睾肌随阴茎勃起而收缩增加,使其发生扭转。另外,可能由于睡眠中姿势的不断变更,两腿经常挤压睾丸,使睾丸位置被迫改变,这可能是睾丸扭转的诱发原因之一。少数患者有阴囊外伤史,但大多数患者并没有明显诱因。由于提睾肌肌纤维呈螺旋状由近处到达

睾丸,扭转多由外侧向中线扭转,即右侧呈顺时针方向扭转,左侧呈逆时针方向扭转。扭转程度高者可达720°,多数为180°~360°。扭转程度越高,对睾丸血循环损害程度就越大,手术切睾率也越高。

睾丸扭转后首先发生静脉回流障碍,引起睾丸、附睾及周围组织静脉性淤血及水肿。如未能及时解除扭转,静脉与组织肿胀不断加剧,引起睾丸动脉血供障碍,最终可导致睾丸坏死和萎缩。睾丸扭转的病理改变及预后除了与扭转的程度有关外,与扭转后引起睾丸缺血的时间有着重要关系。动物实验表明,睾丸缺血2小时,睾丸的生精和内分泌功能可完全恢复。有临床资料表明,睾丸扭转发病后5小时内手术复位者,睾丸挽救率为83%;10小时以内挽救率降至70%;超过10小时者只有20%的睾丸挽救率。

二、临床表现

睾丸鞘膜内扭转,发病急骤,多在清晨或剧烈运动时发生。大多数病例为单侧睾丸扭转,少数为两侧睾丸不同时期发生扭转,罕见双侧睾丸同时发生扭转。临床上,大多数病例为睾丸急性不全扭转。起初为隐痛,之后加重为持续性剧烈疼痛,疼痛有时向腹股沟及下腹部放射并伴有恶心、呕吐等症状。

三、超声检查

从临床及超声表现上来看,睾丸鞘膜内扭转分为急性扭转和慢性扭转,其中急性扭转又分为完全扭转

与不完全扭转。

(一)睾丸鞘膜内急性扭转

1.睾丸完全扭转(图3-5-1)

睾丸急性扭转发作时睾丸体积轻度肿大,睾丸实质回声减低、不均匀,精索扭曲,睾丸内无明显血流信号。

2.睾丸不完全扭转(图3-5-2)

数小时内,睾丸体积可变化或轻度增大,实质回声尚均匀,彩色多普勒显示睾丸内血流信号较健侧有所减少。频谱多普勒显示睾丸内的动脉血流频谱可呈低阻型。

数小时至数天内,睾丸体积明显增大,实质回声不均匀,彩色多普勒显示血流信号明显减少,仅可见粗大的血管,如穿隔动脉等。频谱多普勒显示睾丸内的动脉血流频谱呈高阻型,近睾丸纵隔或包膜下动脉,有的可检出舒张早期反向血流,甚至全舒张期反向血流。

数天后,睾丸体积明显增大,因血栓及坏死形成,实质内出现放射状低回声或小片状低回声区,彩色多普勒显示无血流信号显示。

(二)睾丸鞘膜内慢性扭转

扭转发生数周后,因坏死的组织发生固缩、纤维化,睾丸体积随之缩小,实质回声不均匀,有的可出现钙化灶或包膜钙化。

睾丸损伤区无血流信号显示,损伤区周围实质内血流信号可见或增多。

(三)继发改变

1.精索末段"线团"征("涡旋"征)与"镶嵌"征

睾丸鞘膜内扭转主要发生于精索末段,末段内血管、输精管扭曲、肿胀,在灰阶切面图上呈现"线团"样改变。扭曲的精索末段因扭力的作用而嵌入睾丸门(睾丸纵隔处)形成"镶嵌"征。"线团"在不完全扭转早期、中期可见到血流信号,其内动脉血流频谱呈高阻型,有的可检出舒张期反向血流。在睾丸完全扭转、不完全扭转晚期"线团"内无血流信号显示(图3-5-2)。

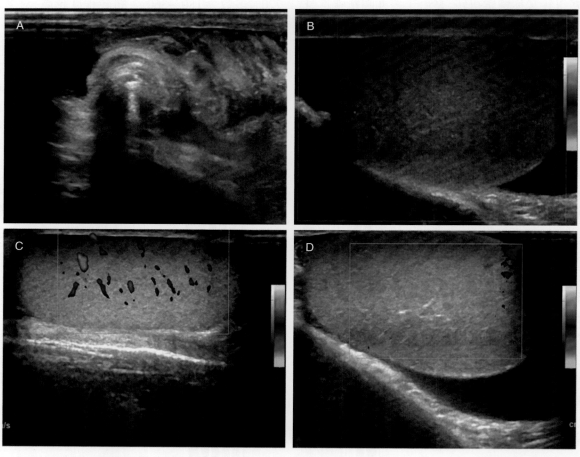

图3-5-1　睾丸完全扭转。(A)扭转部位;(B)患侧睾丸未探及血流信号;(C)健侧睾丸可探及正常血流信号;(D)患侧睾丸未探及血流信号。

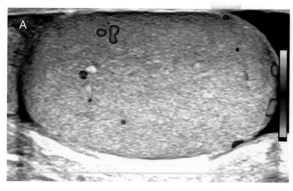
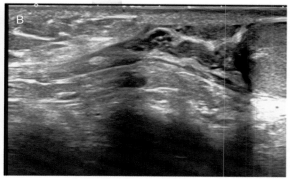

图3-5-2 (A)睾丸不完全扭转,彩色血流信号减少;(B)精索末端可见"线团"征。

2.附睾

附睾肿大,回声不均匀,无血流信号显示,部分病例附睾往往因坏死而显示不清。

3.阴囊壁

阴囊壁增厚,回声不均匀,扭转中晚期,阴囊壁血管明显扩张,血流信号增多。

4.睾丸鞘膜腔

部分病例鞘膜腔有少量积液,或有积血。

(四)睾丸鞘膜外扭转

1.出生前几个月扭转

出生时,扭转侧鞘膜壁层增厚,睾丸体积小,回声不均匀,内可见斑点状高回声。睾丸周边为强回声环绕,内无血流信号显示,无触痛。或未探及睾丸。

2.出生前几周扭转

出生时,扭转侧阴囊壁增厚,回声不均匀,可有少量血流信号显示。鞘膜壁层明显增厚,睾丸体积增大,回声不均匀,两者均无血流信号显示,无触痛。

3.出生前几天至分娩时扭转

出生时,扭转侧阴囊壁明显增厚,回声不均匀,鞘膜壁层明显增厚,无血流信号显示,内膜层血流信号明显增多。睾丸体积增大,回声不均匀,无血流信号显示,触痛明显。睾丸鞘膜腔、鞘膜壁层与内膜层之间可出现少量积液。

4.出生后扭转

超声表现与出生前几天至分娩时扭转相似。

四、鉴别诊断

(一)睾丸系膜不完全扭转,不易与急性附睾炎相鉴别

应注意密切超声随访,如症状反复并加重,睾丸附睾血流信号减少,要警惕睾丸系膜不完全扭转的可能。

(二)精索末段迂曲

精索末段"线团"征是灰阶超声诊断睾丸扭转的主要依据。少数人精索末段走行迂曲,形似"线团",两者鉴别:①彩色多普勒追踪,精索末段迂曲内血管走行容易显示,"线团"内血管往往呈节段性;②脉冲多普勒检查,"线团"内动脉血流频谱呈高阻型,有的可检出舒张期反向血流。

(三)睾丸外伤

精索末段嵌入睾丸门形成"镶嵌"征时,睾丸形态往往呈非椭圆形,当与"镶嵌"征、睾丸实质不均匀回声同时存在,形似睾丸外伤。阴囊外伤也是睾丸扭转的诱因之一,尤其是当患者以外伤为主诉就诊时,要注意两者的鉴别。追踪"线团"的形态有助于鉴别。

五、超声检查注意事项

(一)睾丸扭转多见于青少年

25岁以下人群中睾丸扭转发生率为每年(4.5~25)/10万。外科手术中,因延误诊断而导致1/3病例的睾丸被切除。12~17岁年龄段就医患者中,睾丸扭转误诊的投诉人数,位列投诉病例中的第3位。为了避免误诊,对阴囊急症采用手术探查,而睾丸扭转的病例仅占50%,不必要的手术探查也可导致被投诉。由于相关知识的普及,早期睾丸扭转就诊的病例逐年增多。睾丸扭转超声检查误诊的原因,包括早期睾丸不完全扭转、睾丸扭转自行松解及婴幼儿睾丸扭转。

(二)要注意睾丸不完全扭转早期的诊断

由于正常人的两侧睾丸血流分布可以不对称,当睾丸体积无增大、实质回声尚均匀、血流信号无明显减少时,容易漏诊。因而,当患者有典型的睾丸扭转症状时,虽然超声改变不明显,仍然要注意早期不完全扭转的可能。如果一时难以判断,应在数小时内密切超声

随访。

(三)对睾丸扭转自行松解的认识

睾丸体积增大、血流信号明显增多，类似于急性睾丸炎的表现，因而要注意与之相区别。扭转自行松解时，患侧睾丸血供虽然较健侧明显增多，但患者阴囊疼痛明显减轻。

六、典型病例超声报告

病例

患者男，18岁，因右侧阴囊剧痛1小时就诊。

超声表现（图3-5-3）：右侧睾丸增大，呈横位，内部回声不均匀，可见"条索"状及"斑片"状高回声。CDFI显示血流灌注不佳。

超声提示：右侧睾丸增大伴回声不均匀，提示睾丸扭转。

临床诊断：右侧睾丸扭转540°，已缺血坏死，进行睾丸切除术。

七、临床专家述评

睾丸附睾扭转是睾丸附睾顺精索纵轴旋转造成其血流供应受阻、减少或中断引起的睾丸附睾缺血性病变，最终睾丸附睾组织坏死，继而发生睾丸附睾萎缩。睾丸附睾扭转可在任何年龄发病，但以青少年为主；25岁以下男性发病率约为1/4000，占急性阴囊疾病的25%~35%。睾丸附睾扭转左侧多见，左右侧发生比约为1.2:1.0，其原因与左侧精索较长有关。睾丸附睾扭转时多普勒超声检查敏感性为86%~100%，特异性100%，准确率可达到97%。在睾丸附睾扭转急性期多普勒检查提示睾丸血流减少或血流完全中断，而睾丸周围的组织血流正常。3~8天后睾丸血流持续降低，而睾丸周围

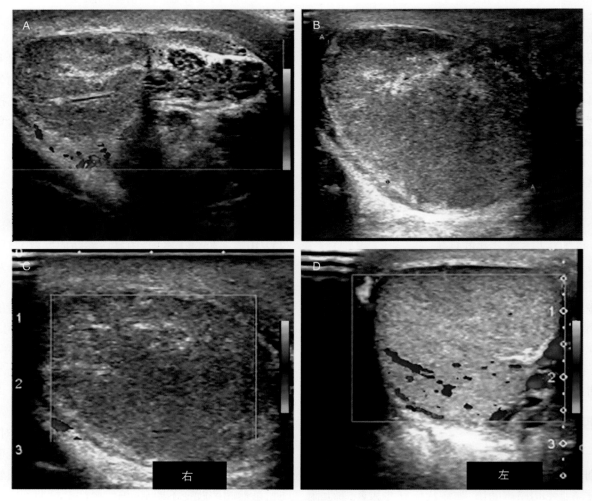

图3-5-3　右侧睾丸增大伴回声不均匀。

组织血流量有增加趋势。晚期病例,睾丸肿大坏死,内部回声欠均匀,睾丸周围积液增多。彩色血流图显示睾丸血流消失。鉴于超声对睾丸附睾扭转诊断的高敏感性,无痛、简便、无辐射等优势,推荐作为睾丸附睾扭转

的首选检查。此外,作为超声医生坚实的理论基础及熟练的操作技能,对提高睾丸附睾扭转早期病例的诊断至关重要,为及早诊断及早治疗发挥了重要作用,降低患者手术摘除睾丸的风险,以免酿成终身不幸。

第6节　睾丸附件扭转

一、病因病理

睾丸附件扭转是阴囊急症事件之一,Colt于1922年首先描述了本病的特征。目前,其发生率已居儿童阴囊急症之首,以年长儿童多见。临床上,由于附件扭转不易与睾丸扭转相区别,许多作者主张积极手术探查,以免误诊。据统计,临床术前附件扭转诊断率小于20%。随着高频彩色多普勒超声的普及应用,已使绝大多数附件扭转能够获得及时、明确的诊断。因此,这也改变了传统的治疗方式。据我们的研究结果及文献的报道,大多数附件扭转的病例可通过保守治疗,获得痊愈。阴囊内的附件根据其附着的位置,可将附件分为以下几个类型:①附着于睾丸上极的附件为睾丸附件;②附着于附睾头的附件为附睾附件;③附着于睾丸纵隔旁的附件为上迷走小管,而附着于附睾尾部的附件为下迷走小管;④附着于精索末段的附件则为旁睾。

附件扭转的原因可能与以下因素有关:①卵圆形、蒂部细而短的附件,其体部体积与质量相对较大,在外力作用下容易发生旋转,临床中发生扭转的附件大多数属于此类型;②蒂部附着于附睾窦周围的附件,旋转时其体部很容易被嵌入附睾窦而发生扭转;③精索及睾丸鞘膜过度覆盖时,睾丸活动度增大,附件旋转的幅度也随之增大,以使附件发生扭转的机会增多;④剧烈活动、阴囊壁频繁蠕动、阴囊被冲撞等外力的作用,也可使附件旋转的幅度加大,而且附件嵌入附睾窦的机会也明显增多,因而容易促成附件扭转。

二、临床表现

附件扭转以少儿多见,8~13岁是高发年龄。左右两侧附件扭转的发生率无明显差异。扭转发作时,表现为一侧阴囊突发疼痛、红肿,往往在患儿蹦跳、跑步

后发生,症状及体征酷似睾丸扭转。正常附件质地柔软,带蒂滑动,体检时不易扪及。而扭转时,附件质地坚硬,并有触痛。附件的肿胀淤血,透过少儿的阴囊壁,可在其局部皮肤表面呈现出"蓝点"征。触痛结节及"蓝点"征是附件扭转的临床特异性诊断依据。但大多数扭转的病例由于阴囊肿胀而缺乏上述特异性表现。因此,临床上附件扭转容易与急性睾丸附睾炎、睾丸扭转相混淆。

三、超声检查

(一)灰阶超声(图3-6-1和图3-6-2)

睾丸附件肿大,回声不均匀。扭转的附件可位于附睾头旁、睾丸上极旁或者附睾头与睾丸上极之间,多位于附睾头与睾丸上极之间。当附睾附件扭转时,附睾头体积增大,内部回声不均。

(二)彩色多普勒超声(图3-6-2)

扭转的附件内无血流信号显示,附件附着处组织血供增多,附睾附件的扭转,可导致附睾头血供增多。

四、鉴别诊断

(一)阴囊急症

阴囊急症包括睾丸扭转、急性睾丸附睾炎和附件扭转,三者的症状及体征相似,均可表现为一侧阴囊急性胀痛,临床检查不容易区别。但三者超声表现截然不同,仔细观察,容易区别。

(二)附睾附件扭转,附睾血供增多

睾丸附件扭转,睾丸血供也可增多。而睾丸扭转,睾丸血供减少或消失。

(三)急性睾丸附睾炎

出现急性睾丸附睾炎,附睾或(和)睾丸明显肿大,血供丰富炎症也可波及附件,使附件肿大,回声增强不均匀,但在外力作用下,睾丸鞘膜积液中的附件可出现

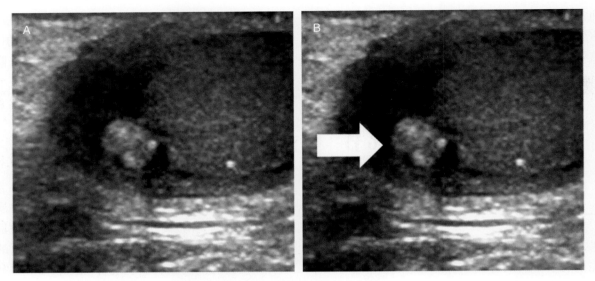

图3-6-1 睾丸附件扭转伴钙化。

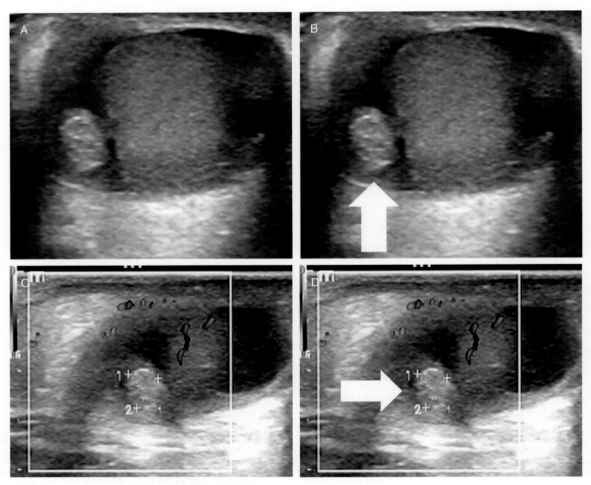

图3-6-2 睾丸附件扭转。

飘浮,明显肿大的附件可于蒂部或体部显示出少量的血流信号。挤压阴囊时,没有明显的局部触痛点。

五、典型病例超声报告

病例

患者男,30岁,右侧阴囊处剧痛2小时就诊

超声表现(图3-6-3):右侧附睾头旁可见0.9cm×0.5cm中等回声结节,内未探及明显血流信号。

超声提示:右侧附睾头旁中等回声结节,考虑睾丸附件扭转。

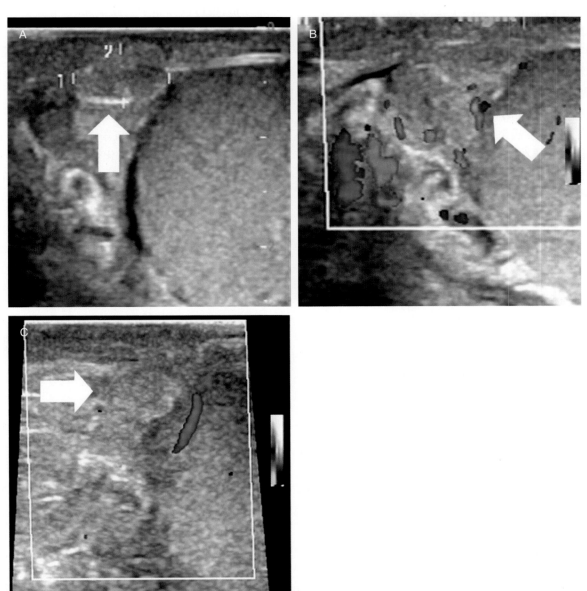

图3-6-3　睾丸附件中等回声结节(箭头)。

第7节　睾丸微石症

一、病因病理

睾丸微石症是一种临床罕见的男性生殖系统疾病，以睾丸生精小管内可见弥散分布、直径<3mm的众多钙化灶为特点。单纯睾丸微石症无明显的特异性临床症状和体征，绝大多数患者因原发性疾病就诊时发现。睾丸微石症临床上较少见，由于临床症状不典型，同时关注程度及诊断标准的不同，又因年龄因素及研究人群、地域的影响，其发病率呈现出较明显的差异。睾丸微石症患者的发病率在0.6%~20.2%，平均发病率为3.67%。

睾丸微小结石病因不清楚，可能与隐睾、精索静脉曲张、睾丸发育不良及不育症等疾病有关，因为这些患者睾丸微小结石发生率要高于正常人。微小结石呈多发性，外观呈球形，位于曲细精管、精直小管内，其核心为曲细精管上皮细胞的碎屑，糖蛋白和钙盐呈环形分层沉积在碎屑上，外周包绕数层胶原纤维样组织。有20%~60%的曲细精管有退化现象。隐睾、精索静脉曲张、睾丸发育不良等均容易出现曲细精管萎缩、小管平均直径减少和管内脱落上皮碎屑沉积，而这些碎屑正是结石形成的主要因素。曲细精管内微小结石可阻塞曲细精管，严重可达60%的曲细精管被阻塞，也可阻碍精子发育和运动，从而进一步降低这些患者的睾丸生精功能。

二、临床表现

临床上，患者无相关的症状、体征，主要是在因其他疾病接受阴囊超声检查时被偶然发现的。1987年，Doherty首次报道了睾丸微小结石的超声表现。2000年，福建医科大学附属协和医院于国内首次报道了睾丸微小结石的声像图特征与超声诊断。随着高频率探头的普及应用与分辨率的不断提高，睾丸微小结石的检出率逐渐上升。它可能与不育症有一定的关系。它是一种良性病变，定期随访，以早期发现睾丸肿瘤。

三、超声检查

（一）灰阶超声（图3-7-1）

双侧睾丸实质内出现众多点状强回声，图像切面中有≥5个的直径<3mm的点状强回声，呈散在分布，后方无声影。微小结石可密集分布，也可稀疏分布，或呈局部分布，也可仅分布于一侧睾丸。

（二）彩色多普勒超声

双侧睾丸实质彩色血流信号多无明显异常改变。血流动力学也无明显改变。

四、鉴别诊断

睾丸微小结石应注意与睾丸钙化相鉴别，它明显不同于其他疾病所产生的钙化灶，结核、慢性梗死或肿瘤的钙化灶仅局限于病变组织内，呈局灶性分布，其大小不等、分布零乱，形态表现为短棒状、斑点状、小片状强回声或其他形状，有的可见声影。

五、典型病例超声报告

病例

患者男，33岁，无明显症状就诊。

超声表现（图3-7-2）：双侧睾丸大小正常，回声欠均匀，内可见多发点状强回声，血流分布未见明显异常。

超声提示：双侧睾丸多发微小结石。

六、临床专家述评

睾丸微石症是一种临床罕见的男性生殖系统疾病，以睾丸生精小管内可见弥散分布、直径<3mm的众多钙化灶为特点。睾丸微石症患者的发病率在0.6%~20.2%，平均发病率为3.67%。单纯睾丸微石症无明显的特异性临床症状和体征，绝大多数患者因原发性疾病就诊时发现。睾丸微石症临床上较少见，由于临床症状不典型，同时关注程度及诊断标准的不同，又因年龄因素及研究人群、地域的影响，其发病率呈现出较明显的差异。因为超声在显示浅表器官中具有较高的分辨率，且操作方便、可重复性强、无辐射、价格低廉，临床上将超声作为睾丸微石症的首选诊断方法。睾丸微石症在超声图像上有特异性表现，目前尚未发现与睾丸微石症声像图相似的疾病报道。

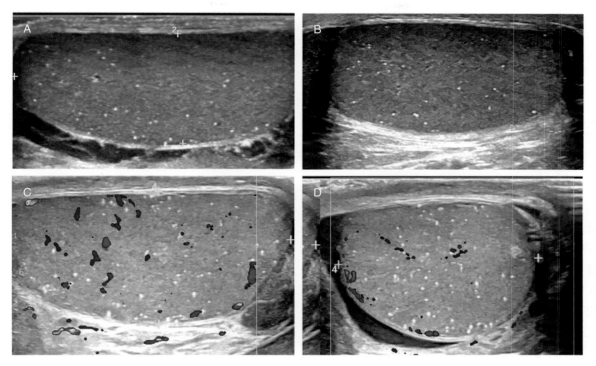

图 3-7-1 睾丸微小结石。

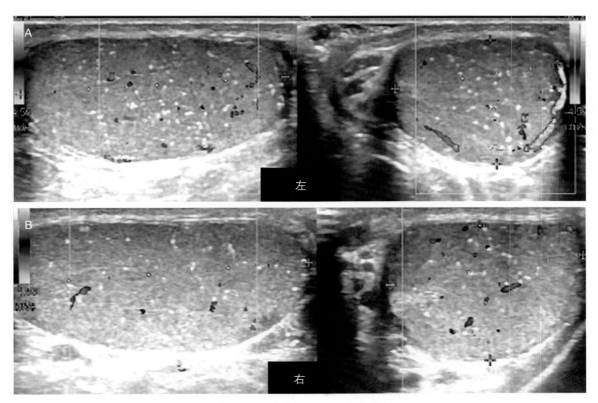

图 3-7-2 双侧睾丸多发点状强回声。

第8节 睾丸肿瘤

一、睾丸精原细胞瘤

(一)病因病理

最常见的睾丸肿瘤,占原发性肿瘤的35%~71%,多发生于30~50岁,生长速度缓慢,预后较好。小体积的肿瘤质地较均匀,大肿瘤呈分叶状,瘤内可有出血、坏死、液化、纤维化、钙化等。精原细胞瘤分为典型精原细胞瘤、未分化型精原细胞瘤和精母细胞性精原细胞瘤3个病理亚型,其中典型精原细胞瘤最多,占85%~90%。

(二)临床表现

小肿瘤患者多无自觉症状,肿瘤变大时阴囊坠胀感明显,部分患者可感受隐痛,当肿瘤出血坏死时出现睾丸急性疼痛。触诊可扪及睾丸体积变大,质地坚硬并有沉重感,失去正常弹性,睾丸表面光滑或可触及结节。

(三)超声检查(图3-8-1和图3-8-2)

1. 灰阶超声

大部分精原细胞瘤为单发,少数单侧多发,极少数双侧睾丸多发。病灶大小不一,小体积者仅为数毫米,大体积者几乎占据整个睾丸。病灶呈圆形或椭圆形,边界清,部分瘤体可呈分叶状,边缘不规则,局部边界不清。病灶大部分呈均质的低或等回声,少部分内部回声不均匀,病灶内部可呈相互融合的结节样改变,肿瘤坏死时可见液性暗区,部分病灶可见钙化斑。

2. 彩色多普勒超声

大多数病灶可见较丰富的血流信号,血流分布呈星点状、迂曲条状,血流信号分布紊乱。部分瘤体边缘血流信号丰富,中央血流稀少,甚至无血流信号。血流速度加快,PW可见阻力指数增高。

(四)典型病例超声报告

病例

患者男,45岁,因发现右侧睾丸肿物2个月就诊。

超声表现(图3-8-3):右侧睾丸体积增大,可见3.9cm×2.6cm低回声区,边界欠清,回声欠均匀,内可见血流信号。

超声提示:右侧睾丸内低回声区提示占位性病变精原细胞瘤。

临床诊断:右侧睾丸经典型精原细胞瘤。

二、睾丸畸胎瘤

(一)病因病理

睾丸畸胎瘤是一种睾丸生殖细胞肿瘤,由内、中、外胚层中的一种或几种不同组织构成。睾丸肿瘤多为恶性,良性肿瘤较少见,以生殖细胞性肿瘤居多。该疾病是青壮年男性最常见的恶性肿瘤之一。目前病因尚不明确,可能与胚胎期生殖细胞异常分化等因素有关。畸胎瘤根据分化程度可分为成熟、未成熟和恶性畸胎

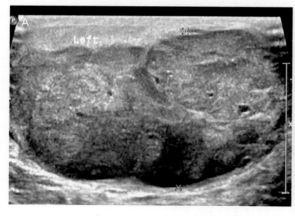
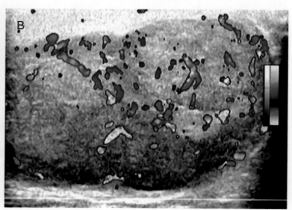

图3-8-1 经典型精原细胞瘤。(A)灰阶图像;(B)彩色多普勒。

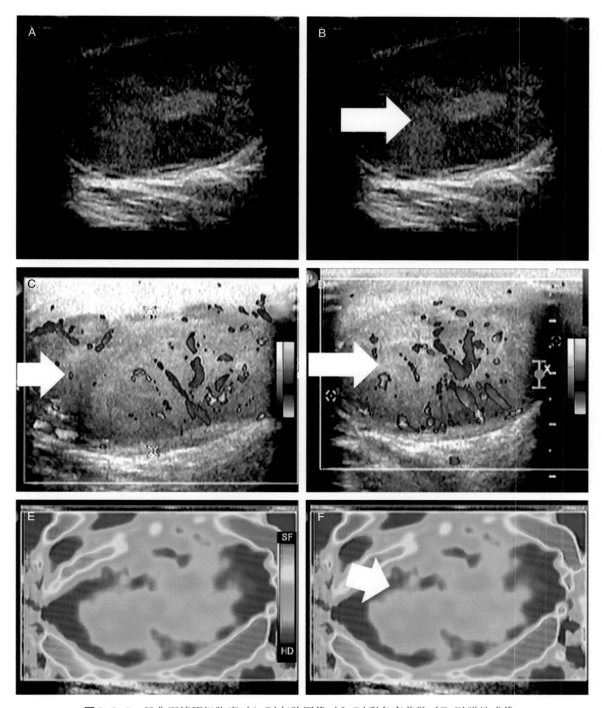

图3-8-2　经典型精原细胞瘤。(A,B)灰阶图像;(C,D)彩色多普勒;(E,F)弹性成像。

瘤3个病理亚型。良性畸胎瘤AFP、HCG结果大多正常,当上述结果出现升高时需警惕恶变可能。

(二)临床表现

患者通常表现为睾丸无痛性肿块、肿块质硬、结节状或不规则。

(三)超声检查

1. 灰阶超声

睾丸增大,瘤体呈椭圆形或分叶状,边界清晰,部分瘤体呈多房囊性改变,囊腔内可见分隔,并含有细点状回声及不规则团状强回声后方伴声影。成熟的畸胎

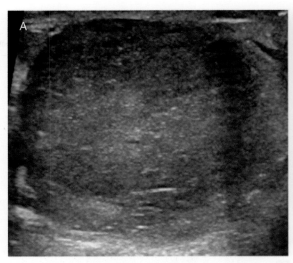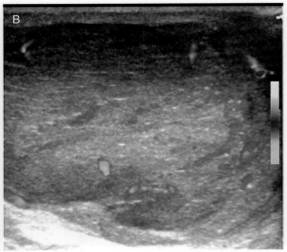

图3-8-3　右侧睾丸内低回声区。(A)灰阶图像;(B)彩色多普勒图像。

瘤呈囊实性,内可见厚分隔,少数瘤体可见团状强回声伴后方声影。恶变的睾丸肿瘤明显增大,病灶内部回声呈以实性为主的混合回声,边界不清,内部回声不均匀。部分畸胎瘤表现为椭圆形单一囊腔,边界清晰,囊壁厚,囊内可见少量絮状回声及高回声带,此类型畸胎瘤也被称为皮样囊肿。

2. 彩色多普勒超声

分隔带内及实性成分可见血流信号。

三、睾丸混合性生殖细胞瘤

(一)病因病理

睾丸混合性生殖细胞瘤是一种由多种生殖细胞肿瘤组成的睾丸癌。在睾丸混合性生殖细胞瘤中可能发现的生殖细胞肿瘤类型是精原细胞瘤、胚胎癌、卵黄囊瘤、畸胎瘤和绒毛膜癌。混合性生殖细胞肿瘤通常发生在年轻人中,很少见于青春期前的儿童或50岁以上的成年人。

(二)临床表现

患者通常表现为睾丸无痛性肿块、肿块质硬、结节状或不规则。

(三)超声检查(图3-8-4和图3-8-5)

1. 灰阶超声

声像图较为复杂,与混杂的肿瘤成分相关。大多数肿瘤瘤体较大,可呈分叶状使睾丸轮廓失去正常形态。瘤体回声不均匀,可出现液性区、点状、斑片状强回声。

2. 彩色多普勒超声

瘤体内血流信号丰富,血流频谱呈高速高阻,但液化及坏死的瘤体内未见明显血流信号。

(四)典型病例超声报告

病例

患者男,35岁,因发现左侧睾丸肿物4个月就诊。

超声表现(图3-8-6):左侧阴囊内可见10.2cm×6.9cm低回声团块,内部回声不均匀,内部可见液性暗区及强回声,未探及正常睾丸结构。

超声提示:左侧阴囊内占位性病变。

临床诊断:左侧睾丸混合型生殖细胞肿瘤(畸胎瘤约占80%+胚胎性癌约占20%)。

四、原发性睾丸淋巴瘤

(一)病因病理

原发性睾丸淋巴瘤是睾丸恶性肿瘤的一种,占睾丸恶性肿瘤的5%~9%。该病多见于50岁以上的男性,其中绝大多数为非霍奇金淋巴瘤,占全部非霍奇金淋巴瘤的1%~2%。该病可侵犯附睾、精索、对侧睾丸及其他组织,肿瘤可弥漫分布,也可为单发、多发结节或团块。瘤体均质、质软,呈"鱼肉"状,可伴有出血、坏死等情况。

(二)临床表现

阴囊内临床表现,最常见的症状是睾丸肿块。睾丸淋巴瘤最常见的症状是睾丸肿块,通常是单侧睾丸肿大,质地坚硬,表面光滑,无痛或轻度疼痛。伴随症状有疼痛、附睾及精索肿胀。此外,睾丸淋巴瘤也可引起全身症状,如发热、盗汗、疲劳、体重下降等。

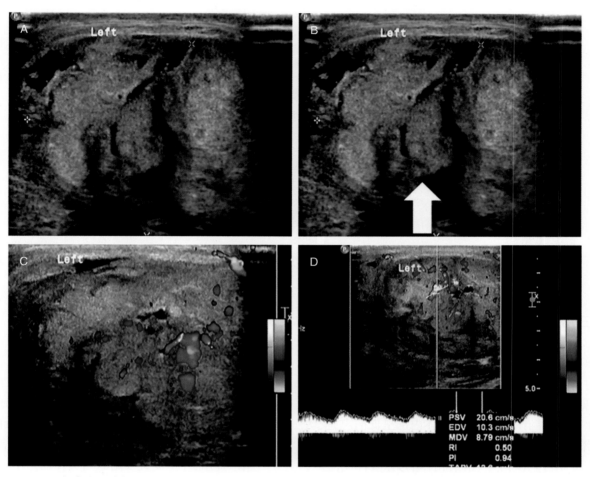

图3-8-4 左侧睾丸混合性生殖细胞瘤(胚胎性癌30%,卵黄囊瘤30%,畸胎瘤10%)伴体细胞恶变(横纹肌肉瘤30%)。

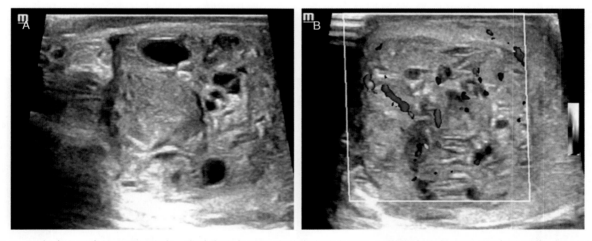

图3-8-5 左侧睾丸混合性生殖细胞瘤。畸胎瘤约占50%,卵黄囊瘤约占30%,胚胎性癌约占20%。(A)灰阶图像;(B)彩色图像。

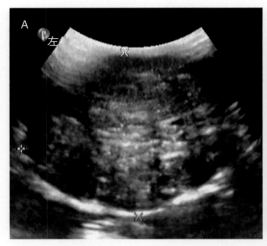
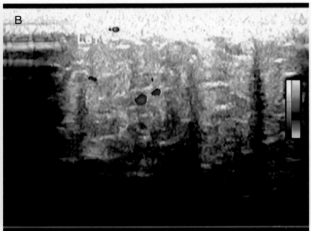

图3-8-6　左侧阴囊内低回声团块。

（三）超声检查（图3-8-7和图3-8-8）

1. 灰阶超声

弥漫型淋巴瘤的睾丸可见弥漫性增大，整个睾丸呈不均匀低回声。结节型淋巴瘤的睾丸大小正常或增大，内见单个或多个结节、团块。瘤体呈椭圆形，也可呈分叶状，边界清晰或不清。瘤体内部呈低回声，较均匀，无液化、钙化等表现。有的睾丸内可见到放射状的低回声带。可累及附睾、精索，表现为弥漫性低回声，常伴有睾丸鞘膜积液。

2. 彩色多普勒超声

病灶区域可见丰富的血流信号，呈放射状分布或分布杂乱，PW可探及血流速度加快。

（四）典型病例超声报告

病例

患者男，70岁，因发现左侧睾丸肿物6个月就诊。

超声表现（图3-8-9）：左侧睾丸体积增大，回声不均匀，血流信号丰富。左侧附睾结构不清，体积增大，回声不均匀，血流信号丰富。左侧精索区可见一低回声结构，大小约8.5cm×2.6cm，回声不均匀，可见血流信号。

超声提示：左侧睾丸及附睾增大伴回声不均匀；左侧精索区低回声结构。以上考虑占位性病变，淋巴瘤为首考虑。

临床诊断：左侧睾丸为弥漫性大B细胞淋巴瘤，并侵犯附睾及精索。

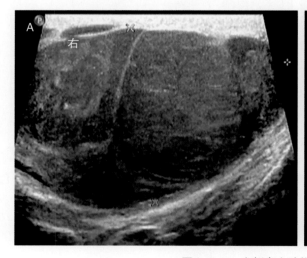
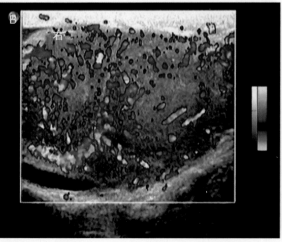

图3-8-7　右侧睾丸弥漫性大B细胞淋巴瘤。

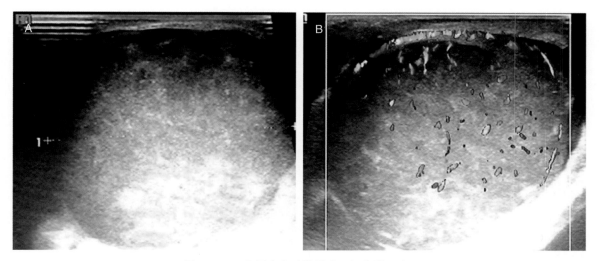

图3-8-8　右侧睾丸弥漫性大B细胞淋巴瘤。

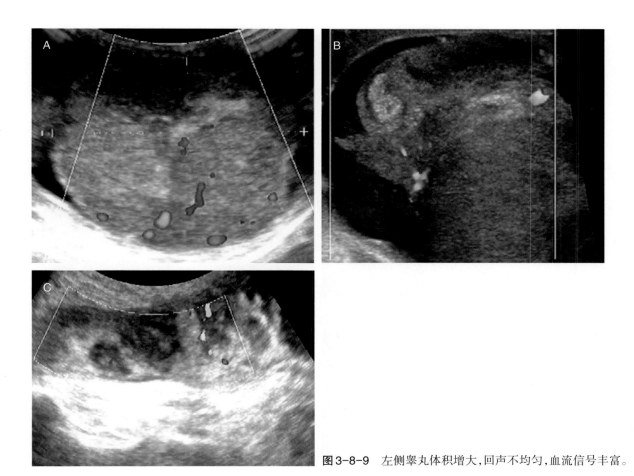

图3-8-9　左侧睾丸体积增大，回声不均匀，血流信号丰富。

五、鉴别诊断及临床专家述评

（一）睾丸肿瘤的鉴别诊断及注意事项

1.原发性睾丸良性肿瘤与恶性肿瘤的鉴别

对肿瘤的形态、内部回声、边界、弹性硬度，以及与附睾、精索关系、肿瘤的血供情况进行分析，并结合患者的年龄、病史及体征进行分析（图3-8-10至图3-8-16）。同时，患者的AFP、HCG也有助于良恶性的鉴别，值得注意的是，少数人的睾丸畸胎瘤也可发生转移。

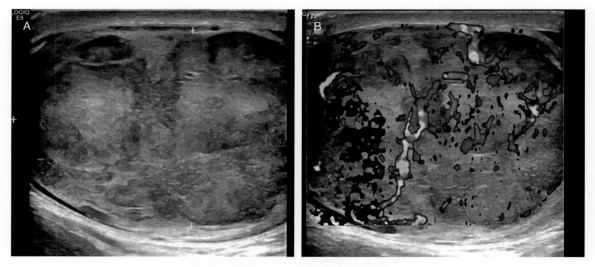

图3-8-10　精母细胞型精原细胞瘤。

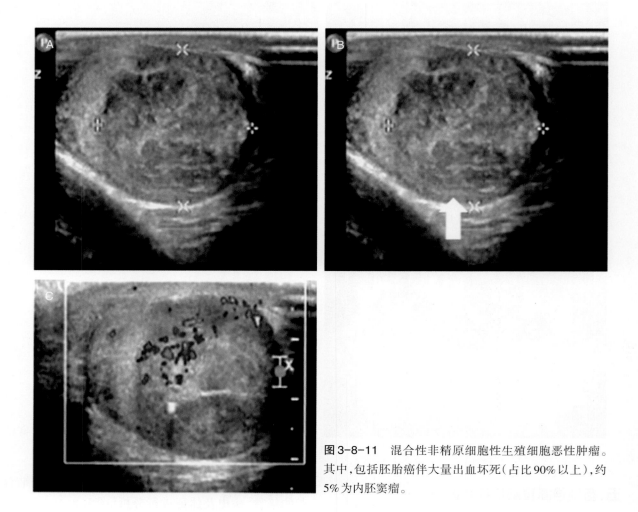

图3-8-11　混合性非精原细胞性生殖细胞恶性肿瘤。其中,包括胚胎癌伴大量出血坏死(占比90%以上),约5%为内胚窦瘤。

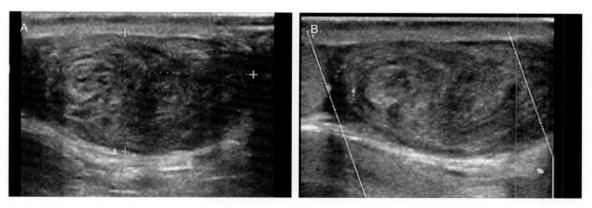

图3-8-12　附睾平滑肌瘤。

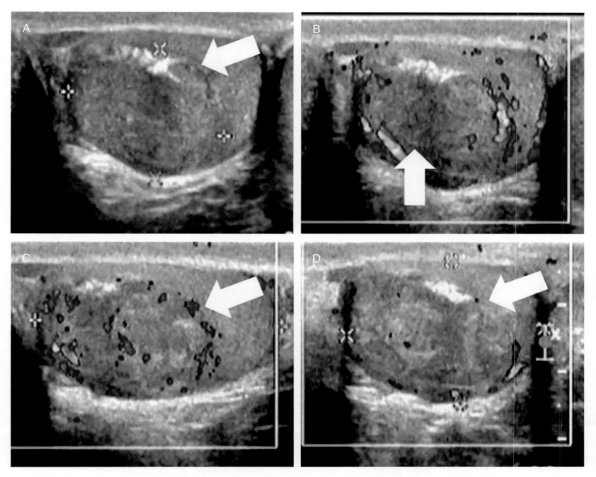

图3-8-13　胚胎性癌伴大片坏死及小管内精原细胞瘤。

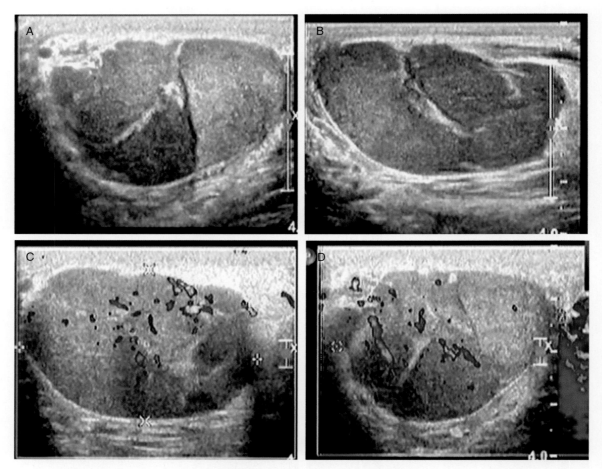

图3-8-14 精索去分化脂肪肉瘤。

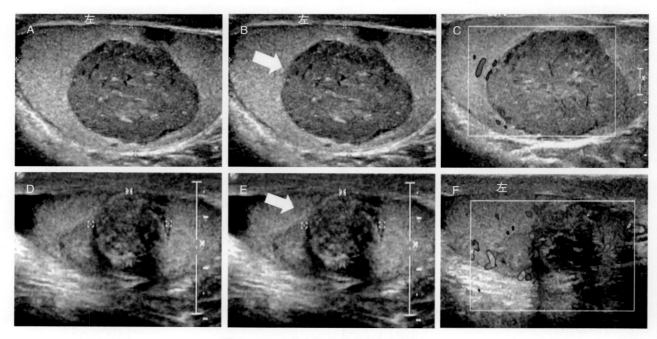

图3-8-15 青春期后型畸胎瘤表皮囊肿。

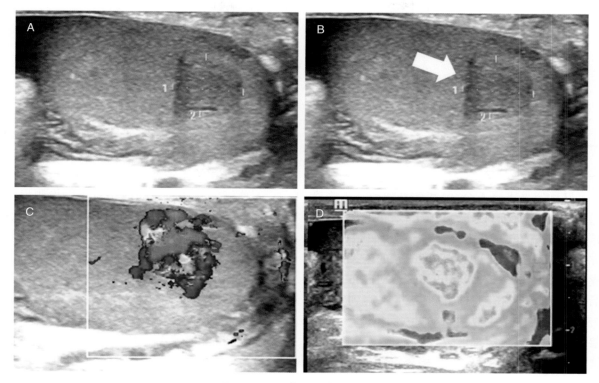

图3-8-16　睾丸血管内皮瘤。

2.原发性睾丸肿瘤与睾丸结核、局灶性炎症或坏死相鉴别

大多数原发性睾丸肿瘤具有球形感,多为偶然发现;睾丸结核、局灶性炎症或坏死,无明显球形感,形态不规则,边界不清,具有结核、炎症或缺血坏死等相应的症状与体征,患者的病史、相关的检查也有助于鉴别。

(二)临床专家述评

睾丸的恶性肿瘤很少见.在美国,10万人中每年有2~3个新的病例。所有的原发性肿瘤有90%~95%为生殖细胞瘤(精原细胞瘤及非精原细胞瘤)。睾丸肿瘤的发病率在不同的国家、种族、不同的社会经济阶层是不同的。斯堪的纳维亚国家每年每10万人的发病率为6.7个新病例,而日本仅为0.8人。在美国黑人的睾丸肿瘤的发病率仅为白人的1/4。睾丸肿瘤右侧较左侧较常见。右侧的发病率高是与右侧隐睾发病率高有关。原发性睾丸肿瘤1%~2%为双侧,50%的这种肿瘤伴有隐睾症。睾丸肿瘤无明显特征性的临床表现,而睾丸不宜采用放射线检查,故高频超声检测睾丸肿瘤有着重要价值。睾丸肿瘤的声像图有多种改变,但绝大多数表现为低回声团块。精原细胞瘤呈均匀低回声团块,没有囊性区和回声增强灶。非精原细胞瘤呈不均质性团块,可见囊性区和回声增强灶。相反,睾丸内均质性高回声团块通常都是良性的,一旦均质性发生改变,提示有恶变的可能。也应指出,并非睾丸内所有的低回声团块均为肿瘤,许多良性疾病(如脓肿、腺瘤等)也表现为低回声团块。因此,应注意鉴别。

第9节 睾丸下降不全

一、隐睾

(一)病因病理

隐睾又称睾丸下降不全,是指睾丸停留在下降途径上的任何位置,临床上分为高位隐睾和低位隐睾。睾丸异位是指睾丸位于生理下降通道旁,如在耻骨联合上方。在睾丸下降的过程中,早产儿的隐睾(睾丸在阴囊外)发生率是30.3%,是正常成熟儿的6倍,在出生后第1年末仍约有1.8%的小儿可观察到隐睾。大约75%的隐睾位于腹股沟,25%位于腹膜后,以单侧隐睾为多见。超声检查可较容易发现位于腹股沟内或盆腔内环附近的隐睾。双侧隐睾可能导致不育。另外,隐睾容易发生恶变。因此,应尽早发现、及时手术。

隐睾的成因可能与胎儿发育过程中的精索过短、睾丸引带畸形、腹股沟管发育不良、睾丸系膜粘连等因素有关。隐睾会引起生精功能下降,其生精小管会退变、萎缩,精原细胞数量少,曲细精管周围纤维化,年龄增大会加重这些症状。

(二)临床表现

患者可能在幼年时就发现阴囊一侧或两侧未有睾丸,也有些患者同侧腹股沟区可触及滑动的团块,但一般没有不适感。隐睾也容易合并斜疝。若隐睾发生恶变、扭转或炎症,则可出现体积增大和疼痛感,特别是扭转或炎症时疼痛尤为明显。

(三)超声检查(图3-9-1和图3-9-2)

单侧或双侧阴囊内未探及确切睾丸回声。隐睾可位于同侧腹股沟内、盆腔或腹膜后,有些隐睾可随着腹部压力增加或外力推动而轻微上下移动,但仍无法滑入阴囊内。隐睾形态呈椭圆形,体积小于同年龄组正常睾丸大小,边界较清晰,内部回声呈均一的低及等回声。部分隐睾可伴微小结石及鞘膜积液。彩色多普勒可见较大隐睾可见少量血流信号。

(四)鉴别诊断

隐睾与腹股沟或腹膜后淋巴结肿大的鉴别:因为婴幼儿的腹膜后常常会出现淋巴结肿大,这些淋巴结通常位置固定,数量较多,而且良性的淋巴结则具有皮质和髓质的组织结构。

(五)超声检查注意事项

● 萎缩睾丸在腹股沟内相对难以检测出来,而且大多数萎缩的睾丸位于精索末端并呈现为膨大的等至低回声。在静态时,萎缩睾丸很难被发现。但通过增加腹压,我们可在腹股沟内观察到精索的滑动或萎缩的睾丸。此外,在这个切面上,高分辨率的彩色多普勒可轻易显示出精索内的动脉血流信号,而末端膨大部则没有血流信号。

● 盆腔内和腹膜后的隐睾很容易受到肠管气体的干扰,尤其是存在微小结石时,需要注意与小肠进行区分。后者通常会蠕动。

(六)典型病例超声报告

病例

患者男,28岁,发现发育后右侧阴囊内空虚就诊。

超声表现(图3-9-3):右侧阴囊内未探及睾丸,右侧腹股沟内可见睾丸样回声。内部回声尚均匀,及血流信号欠佳。左侧睾丸大小及回声未见明显异常,血流信号未见明显异常。

超声提示:右侧隐睾。

(七)临床专家述评

隐睾又称睾丸下降不全,是指睾丸停留在下降途径上的任何位置,临床上分为高位隐睾和低位隐睾。在睾丸下降的过程中,早产儿的隐睾(睾丸在阴囊外)发生率是30.3%,是正常成熟儿的6倍,在出生后第1年末仍约有1.8%的小儿可观察到隐睾。隐睾的临床表现为患侧或双侧阴囊发育差,阴囊空虚,但需区分滑动性睾丸及回缩睾丸。体格检查是确诊隐睾、鉴别回缩性睾丸的方法,也是区分可扪及睾丸和未扪及睾丸的可靠方法。超声探测隐睾方便,对患者无损伤,费用较低,具有较大的优越性。随着仪器设备的更新,高频探头及彩超的应用,分辨率明显提高,大大提高了超声检出率,不仅可发现腹股沟区的隐睾,而且还可找到腹腔内及腹膜后的隐睾;对于隐睾的位置、大小睾丸内部结构也可清晰显示。隐睾体积过小及合并腹股沟疝可

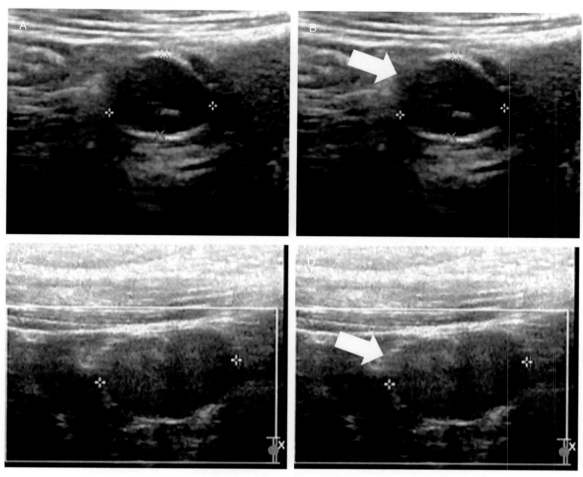

图3-9-1　左侧隐睾位于左侧腹股沟内。

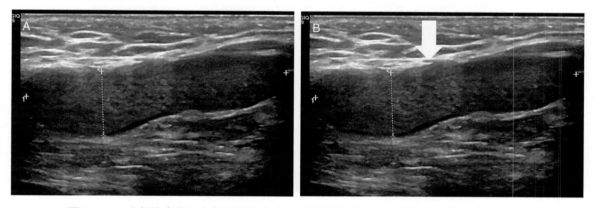

图3-9-2　右侧隐睾位于右侧腹股沟内。(A,B)灰阶图像;(C,D)彩色多普勒图像。(待续)

影响隐睾的检出,是隐睾症漏诊的最常见原因,适度充盈膀胱及站立位检查有助于提高超声对隐睾的检出。此外,超声在原下降通道上未找到睾丸时应考虑到异位的隐睾。隐睾的超声图像为睾丸呈椭圆形或类圆形实性低回声,边界清晰。内部回声均匀,体积多小于健侧睾丸。发育较好的隐睾可见条状或点状血流信号,

发育差的隐睾一般无血流信号。

二、高位睾丸

(一)病因与临床

高位睾丸指睾丸在下降到阴囊时未到达底部,而是固定在阴囊根部,其形成可能与精索过短、睾丸引

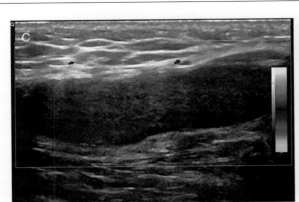
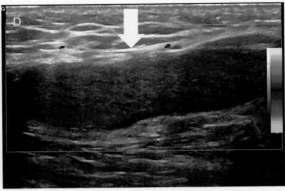

图3-9-2(续)

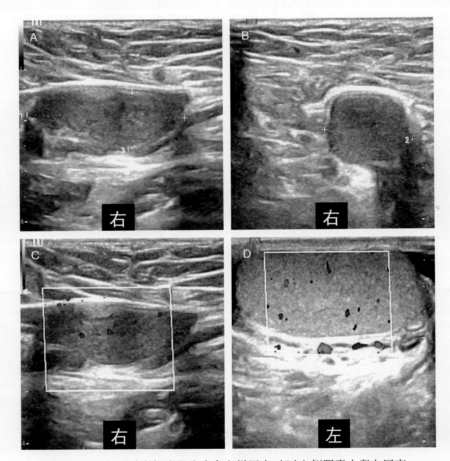

图3-9-3　(A~C)右侧腹股沟内睾丸样回声。(D)左侧阴囊内睾丸回声。

带发育异常、阴囊容积大小等有关,常见于阴囊发育不良(狭小)或阴囊脂肪堆积。通常会同时出现在两侧。

(二)超声检查(图3-9-4)

睾丸体积、实质回声及血流信号与正常睾丸无大差异。睾丸位置偏上,位于皮环下方。少数高位睾丸发育不良,多伴阴囊脂肪堆积。

三、异位睾丸

(一)病因与临床

异位睾丸是指睾丸未能正常降入阴囊,而是异位于同侧腹股沟、腹膜后以外的其他部位,包括对侧的腹股沟、阴囊内或腹膜后,也可出现在阴阜区、会阴部或同侧大腿根部内侧的皮下软组织中。因为异位睾丸容易

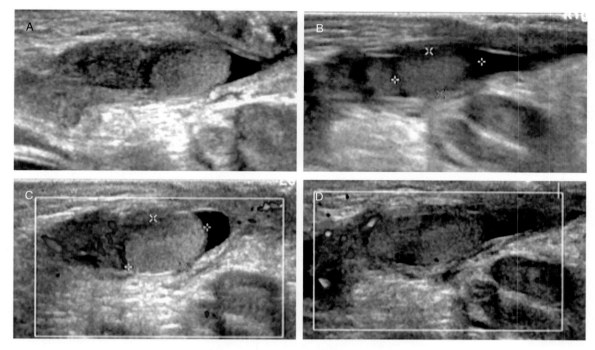

图3-9-4　新生儿的双侧高位睾丸。

被漏诊为睾丸萎缩或缺失,临床和超声检查都需要特别注意。当在正常下降通道上未发现睾丸时,超声检查应当考虑到这种可能性,以避免不必要的手术探查。

(二)超声检查

单侧阴囊内未探及确切睾丸回声。异位的睾丸可以位于对侧的腹股沟、阴囊内、腹膜后、阴阜区、会阴部或同侧大腿根部内侧的皮下软组织。异位的睾丸呈椭圆形,体积小于同年龄组正常睾丸大小,边界较清,内部回声呈均一的低及等回声。CDFI可见血流信号不易显示。

(三)超声检查注意事项

● 若超声检查未能在原下降通道中发现睾丸,需考虑到睾丸异位的可能性。扫描部位应覆盖阴囊、腹股沟、腹膜后(肾脏水平以下)、耻骨联合处、会阴部和大腿根部。

● 对于异位于对侧阴囊内的睾丸,其大小、形态、回声和血流信号分布与健侧睾丸相似,容易漏诊。诊断关键在于观察是否存在阴囊中隔和两条精索位于同侧腹股沟内。

第10节　先天性睾丸发育不良

一、病因病理

先天性睾丸发育不良即克氏综合征(KS),是一种常见的性染色体异常疾病。发病率在男子人群中约为0.1%。病因是性染色体异常,经典型为47,XXY,嵌合型有46,XY、47,XXY、48,XXYY和48,XXXY。患儿幼年发育无明显异常,虽然睾丸可能偏小,睾丸活检精细胞数目较少,其他方面大致正常。青春期年龄以后出现阴毛和腋毛稀少,类无睾体形,男子乳房发育,睾丸小而坚实,睾丸长径一般不超过3cm。曲细精管透明变性,Leydig细胞呈结节状增生。血浆促性腺激素水平增高,睾酮水平降低,SHBG水平和E2/T比值增高。约20%的纵隔生殖细胞瘤患者伴有克氏综合征,如果生殖细胞瘤分泌hCG,则可引起不完全性同性性早熟。

二、临床表现

先天性睾丸发育不良于儿童期不易被发现。常于青春期或成年期被发现,一般患者具有染色体异常疾病的表现(如体形较高,阴毛及胡须稀少,常无腋毛)。一部分患者两侧乳房肥大,阴茎短小,睾丸体积小,质地坚硬,性功能较差,精液中无精子。智力发育正常或略低。

三、超声检查

(一)灰阶超声

睾丸位置正常,单侧或双侧睾丸体积明显小于同年龄组正常体积30%以上。睾丸呈椭圆形,表面光滑,回声正常或偏低,回声均匀或欠均匀。患侧附睾发育不良。

(二)彩色多普勒超声(图3-10-1和图3-10-2)

患处睾丸血流信号明显减少。

四、鉴别诊断

睾丸萎缩:睾丸萎缩常见于炎性病变、睾丸外伤、精索外伤、手术或扭转后,睾丸体积逐渐缩小,回声不均匀,血流信号减少。主要依靠病史及睾丸回声进行鉴别。

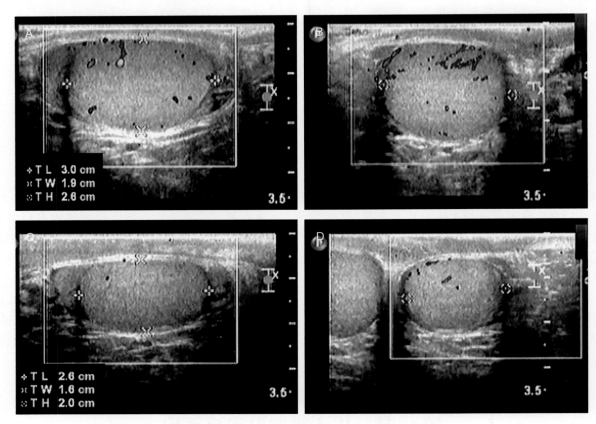

图3-10-1 (A,B)正常大小的睾丸;(C,D)发育不良的睾丸。

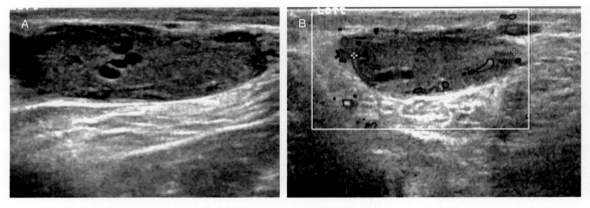

图3-10-2 (A,B)正常大小的睾丸;(C,D)发育不良的睾丸。

五、典型病例超声报告

病例

患者男，31岁，婚后未孕2年就诊。

超声表现（图3-10-3）：右侧睾丸体积6.7mL，右侧睾丸体积减小，内部回声增粗欠均匀。左侧睾丸体积6.5mL，左侧睾丸体积减小，内部回声增粗欠均匀。

超声提示：双侧睾丸小回声不均质考虑睾丸发育不良。

六、临床专家述评

克氏综合征即克兰费尔特综合征，是一种性染色体异常所致的先天性睾丸发育不良，在男性中发病率为0.1%~0.2%。克氏综合征的主要临床表现为：睾丸小而硬，生精障碍；身材较高，骨骼比例失调，下肢细长；男性乳房发育；低睾酮和高促性腺激素；多染色体核型，以47,XXY最常见。该病的致病机制是亲代卵母细胞或精母细胞在减数分裂时或受精卵有丝分裂时染色体未能正常分离，形成47,XXY或更复杂核型。由于克氏综合征患者在智力上与正常人差异不是很明显，行为表现也鲜有异常，导致很多克氏综合征患者发现较晚，未能得到适当的治疗，也未能及时通过手术方式人工授精孕育后代。所以建立系统而完善的克氏综合征早期检查体系至关重要。克氏综合征患者最主要也最关键的几种检测手段分别是染色体核型检查、口腔黏膜X染色质检查和激素水平分析。超声在显示浅表器官中具有较高的分辨率，且操作方便、可重复性强、无辐射、价格低廉，临床上主要利用超声测量睾丸的体积。

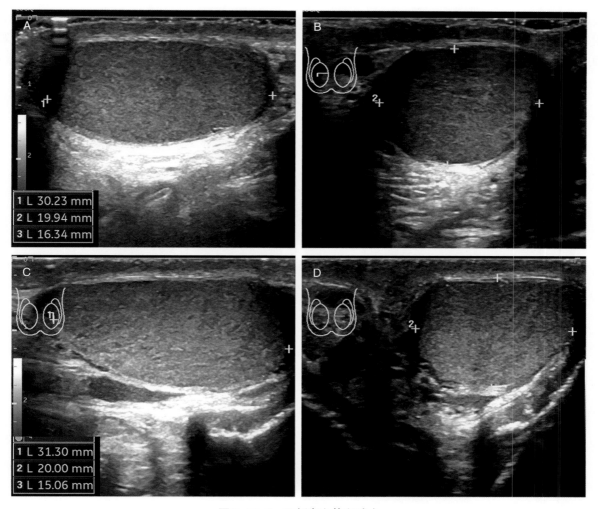

图3-10-3 双侧睾丸体积减小。

第11节　睾丸炎及附睾炎

一、睾丸炎

(一)病因病理

睾丸具有丰富的血液供应和良好的淋巴循环,具有较强的抗感染能力,因此睾丸的单独炎症是不多见的。引起睾丸炎的病因多而复杂,包括非特异性感染、特异性(结核、病毒性、螺旋体性)感染、自身免疫性等。经血行感染、淋巴管感染和输精管道逆行感染是引起急性睾丸炎的3种主要途径。临床上,细菌性睾丸炎和病毒性睾丸炎是其中较为多见的类型。

细菌性睾丸炎轻型主要表现为蜂窝织炎,主要是因精囊、前列腺等细菌性炎症逆行感染所致,多继发于急性附睾炎。睾丸可出现水肿、充血。重型可出现睾丸脓肿或睾丸梗死。病毒性睾丸炎源于流行性腮腺炎感染,主要原因为睾丸自身免疫反应,单侧或双侧发病,重者可导致睾丸萎缩。

(二)临床表现

睾丸炎发病较急,一侧或双侧阴囊红肿、疼痛,两者同时发生,可向腹股沟区放射,有的伴有高热、寒战、恶心呕吐等全身感染症状以及白细胞升高等。睾丸、附睾触诊不清。

(三)超声检查(图3-11-1)

1.灰阶超声

睾丸弥漫性肿大,回声不均匀,可见条索状及放射状低回声。炎性病灶可为局灶性,呈"斑片"状不均匀低回声,边界不清,血流信号局灶性增多。睾丸炎加重可出现睾丸脓肿,脓肿边界不清,可见细点状、絮状回声的液性暗区。睾丸炎多伴有急性附睾炎、精索炎症、

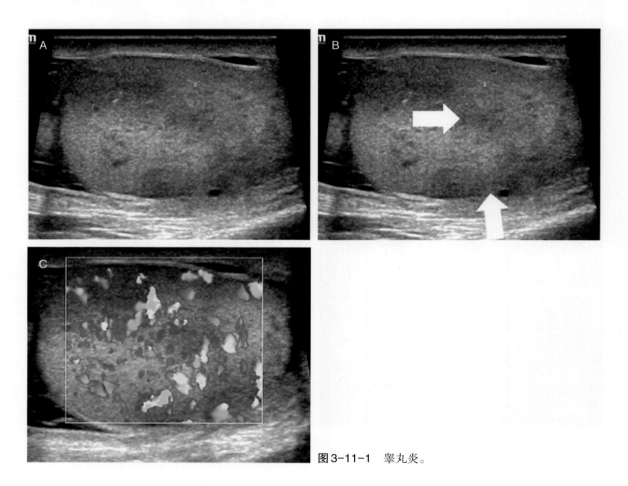

图3-11-1　睾丸炎。

阴囊壁炎症、睾丸鞘膜积液等。

2.彩色多普勒超声

睾丸内血流信号明显增多,血流方向清晰,呈放射状分布,部分可呈彩球状分布。细菌型轻型睾丸炎呈弥漫性血流增多。睾丸动脉及其分支的血流频谱呈高速低阻。睾丸脓肿内未见明显血流信号,脓肿病灶周围血流信号增多。

(四)鉴别诊断

1.睾丸结核

睾丸结核常为多发病灶,有反复发作病史及结核病史。

2.睾丸扭转自行松解

扭转松解时睾丸内血流信号增多,阴囊疼痛减轻。

(五)超声检查注意事项

合并急性附睾炎的睾丸炎常为细菌感染。在急性睾丸炎治疗后的超声随访中如果发现患者症状加重,而睾丸内血流信号减少则需要注意睾丸是否缺血坏死。注意是否合并其他阴囊疾病,尤其是睾丸肿瘤。

(六)典型病例超声报告

病例

患者男,48岁,阴囊疼痛3天就诊。

超声表现(图3-11-2):双侧睾丸大小尚可,内部回声减低、不均匀,CDFI显示血流灌注丰富。

超声提示:双侧睾丸炎。

二、急性附睾炎

(一)病因病理

急性附睾炎是青壮年男性泌尿生殖系统常见疾病之一,其主要病因是细菌经输精管逆行感染而引起,常继发于前列腺炎、精囊炎和尿道炎,也有一部分急性附睾炎来源于医源性感染,如经尿道检查或留置导尿管等。急性附睾炎多发病于附睾尾,24小时内明确诊断并进行治疗,治疗效果比较理想,若治疗不及时,炎症可进一步扩散。此时恢复时间增长,或可迁延为慢性炎症。早期附睾炎附睾局部肿胀充血,病情加重后整个附睾肿胀并形成脓肿。脓肿吸收后可导致附睾管及周围组织纤维化以致管腔阻塞。

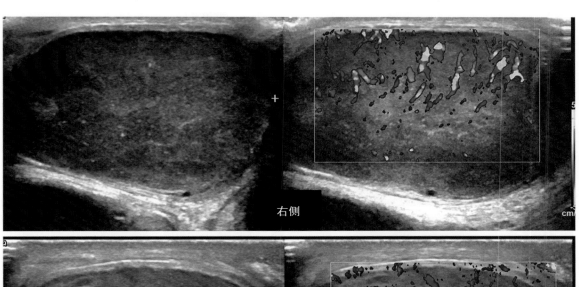

右侧

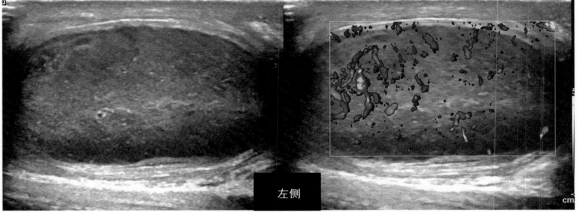

左侧

图3-11-2　双侧睾丸大小尚可大,内部回声不均匀,血流灌注丰富。

(二)临床表现

急性附睾炎起病急,常出现阴囊红肿、疼痛,站立或行走时疼痛加剧,疼痛可放射至腹股沟区或下腹部。检查体征阴囊肿胀,触痛明显,附睾局部肿大,触之不清。实验室检查可发现血白细胞升高。

(三)超声检查

1.灰阶超声(图3-11-3和图3-11-4)

附睾局部肿大,以附睾尾肿大多见,严重者可见整个附睾肿大,附睾包膜一般完整,周围软组织回声增强。病灶回声不均匀,边界不清。炎症区域内可伴有脓肿,脓肿内含细点状回声液性区,边界欠清晰,内未见明显血流信号。

继发表现:患侧精索增粗,阴囊壁增厚及少量鞘膜积液。

2.彩色多普勒超声(图3-11-3至图3-11-6)

病灶处血流信号明显增多,分布规则或杂乱。病灶内部血流速度加快。脓肿内无血流信号,脓肿周围血流信号丰富。增粗的精索动静脉都可见扩张,血流信号丰富。

(四)鉴别诊断

急性附睾炎无反复发作病史,附睾结核有反复发作病史或结核史。

(五)典型病例超声报告

病例

患者男,16岁,阴囊疼痛3小时就诊。

超声表现(图3-11-7):右侧附睾头部、体部、尾部均可见增大,回声不均匀,CDFI显示血流信号丰富。右侧精索区可见肿胀曲张的管状结构。

超声提示:右侧附睾炎。

(六)临床专家述评

附睾睾丸炎是泌尿男性生殖系统常见的炎症性疾病,临床上最常见的症状是疼痛和肿胀,可伴有发热

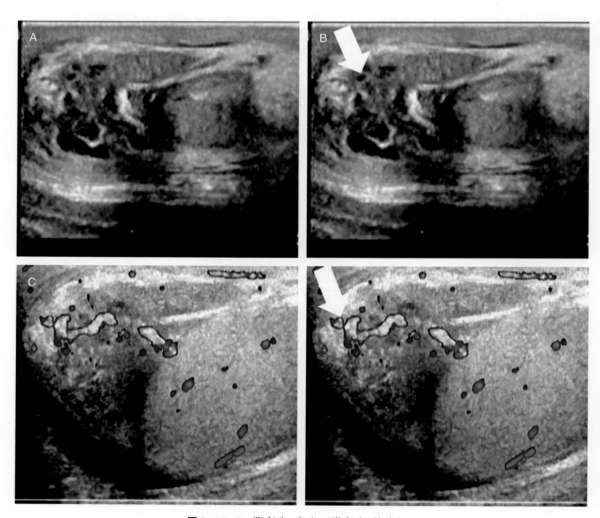

图3-11-3　附睾炎,发生于附睾头(箭头)。

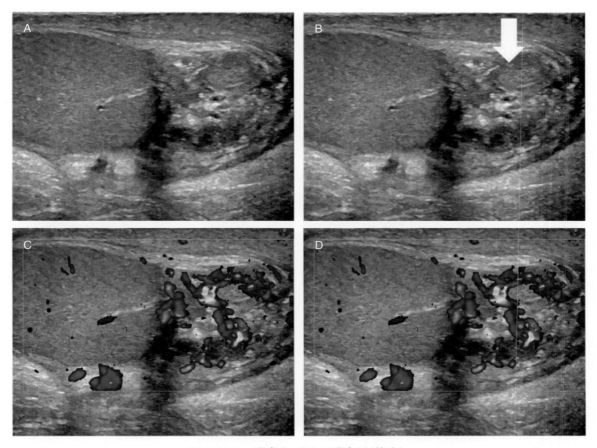

图3-11-4 附睾炎,发生于附睾尾(箭头)。

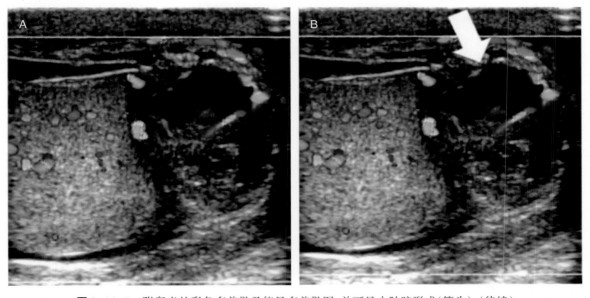

图3-11-5 附睾炎的彩色多普勒及能量多普勒图,并可见小脓腔形成(箭头)。(待续)

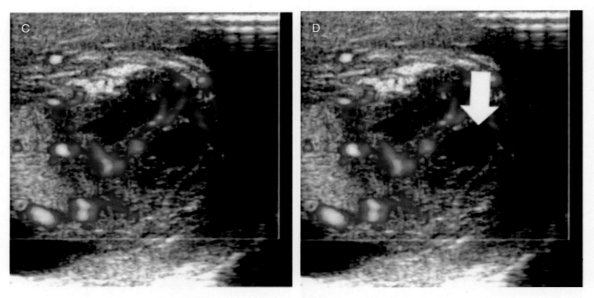

图3-11-5(续)

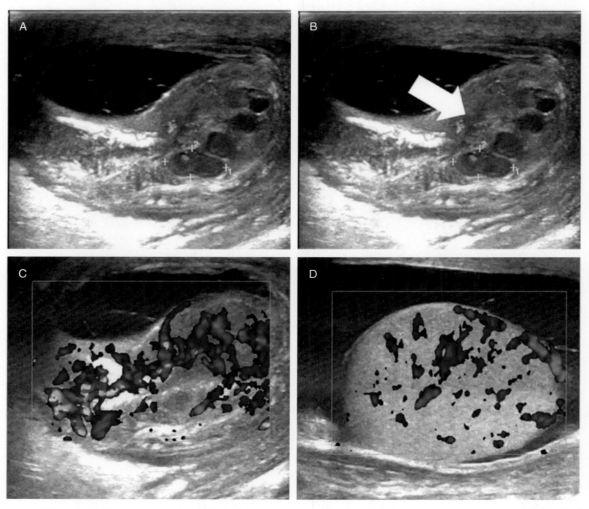

图3-11-6 附睾炎伴小脓肿形成。(A,B)小脓肿表成(B,箭头);(C)附睾彩色多普勒;(D)附睾炎浸润睾丸的彩色多普勒图像。

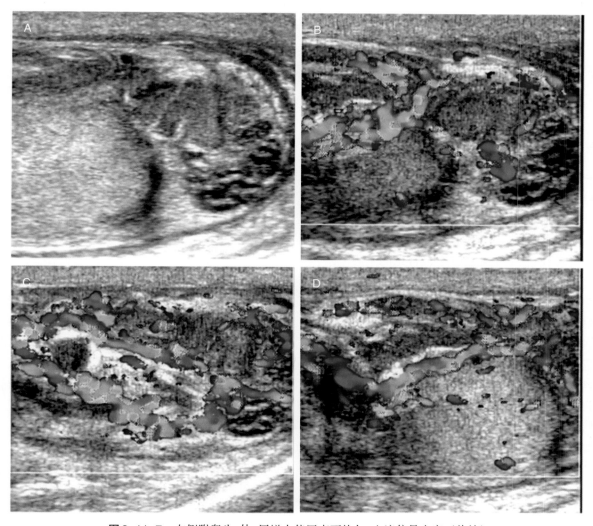

图3-11-7 右侧附睾头、体、尾增大伴回声不均匀，血流信号丰富。（待续）

等。目前根据解剖部位分为附睾炎和睾丸炎，在临床上比较常见的是附睾炎或附睾炎并发睾丸炎，单纯的睾丸炎比较少见。调查发现15~35岁的人群最容易罹患附睾睾丸炎，最常见原因是感染。感染传播途径包括性传播和非性传播。彩色多普勒超声是现阶段诊断阴囊疾病的常用方式，敏感性高、特异性强、方便快捷、安全无辐射，易为广大医务工作者和患者所接受。超声仪器性能和技术，特别是探头分辨率和彩色多普勒显像敏感性的提升，进一步提高了阴囊内微小病灶和内部血流信号的检出率。急性附睾睾丸炎声像图特点：患侧附睾体积增大，以头尾部增大明显，回声减低或增高，可伴有睾丸体积增大，实质回声不均匀。彩色多普勒超声显示患侧附睾、睾丸内高血流信号，抗感染治疗后复查睾丸、附睾内血流信号明显减少。

第12节 睾丸及附睾结核

一、睾丸结核

(一)病因病理

单纯睾丸结核临床少见,因其症状体征不典型而临床早期不易确诊。睾丸结核大多继发于其他脏器的结核(如肺结核、肠结核、泌尿系结核等),这些结核均可经血行传播而感染睾丸。其中最常见的是附睾结核直接蔓延至睾丸。病理表现上,急性睾丸结核可有渗出、肉芽肿、干酪样坏死等,严重者可形成附睾脓肿,也可破坏睾丸包膜及阴囊壁。慢性期病灶较局限,可形成纤维化或钙化,少数病例可使整个睾丸钙化。

(二)临床表现

本病多发于青壮年。临床表现为阴囊肿胀,疼痛感不明显,病程缓慢,有反复发作史,当急性发作时疼痛加剧,阴囊壁红肿。触诊可见睾丸肿大,质地硬,阴囊可触及边界不清的肿块,并有痛感。感染严重者有全身乏力、低热等结核中毒症状。结核晚期阴囊皮肤可见破溃、流脓。

(三)超声检查

1.灰阶超声

睾丸体积增大。睾丸内出现低回声病灶,呈结节状或斑片状,病灶边界不清。脓肿形成时病灶内可见液性暗区,内可见细点状及絮状漂浮物。病灶进入中晚期时可有纤维化及钙化改变,此时病灶内可见强回声。

2.彩色多普勒超声

病灶内血流信号明显增多,血流分布杂乱,若出现干酪样坏死或脓肿时内部无明显血流信号。

(四)鉴别诊断

1.睾丸肿瘤

原发性睾丸肿瘤有较强的团块感,但无明确的结核病史和症状体征,附睾也无明显结核表现。若为继发性肿瘤可表现为多发性结节,但有白血病、淋巴瘤等原发性疾病的病史。

2.睾丸局灶性梗死

患者阴囊可引起急性疼痛,具有血液高凝状态。

(五)超声检查注意事项

有的睾丸结核和肿瘤仅凭超声鉴别困难,需要结合病史及穿刺活检进行鉴别。睾丸结核大多数由泌尿生殖系统的结核引起。当怀疑睾丸结核不能排除时,应完善泌尿生殖系统的相关检查。

二、附睾结核

(一)病因病理

附睾结核是男性生殖系统中最常见的结核疾病。附睾结核发病年龄与肾结核相同,多见于 20~40 岁。约62%的患者合并泌尿系结核,但也可直接来源于结核的血行传播,故临床遇到附睾结核患者应注意检查泌尿系统。结核菌多由肾到前列腺、精阜、输精管再至附睾,故多发生在附睾尾部,常以单侧为主,容易累及睾丸。结核菌少数由血行而来,好发于头部。附睾结核的病理改变有结核性脓肿、结核性肉芽肿、干酪样坏死、纤维化等。结核杆菌感染初期,表现为浆膜渗出性炎症,组织水肿,伴有炎症细胞浸润。此期严重者可形成阴囊冷脓肿,继而出现脓肿破溃、窦道形成,取窦道破溃的组织进行病理检查可见大量结核分枝杆菌。后期病灶形成肉芽肿或干酪样坏死,附睾内形成肿块、硬结,附睾体积增大,其内可见大量结核杆菌。病灶发生纤维化、纤维包裹及钙化,病灶纤维化后镜下一般无结核杆菌。

(二)临床表现

单纯睾丸结核者极少,常和附睾结核同时发生。约30%的患者累及双侧,12%的患者合并皮肤窦道。发病缓慢,病程较长,附睾逐渐增大,无明显疼痛,肿大的附睾可与阴囊粘连形成寒性脓肿,最后形成窦道。睾丸结核处于不同的病程阶段,其病理表现也不相同。早期,结核杆菌侵犯睾丸发生渗出性改变,表现为睾丸肿大,或刺激睾丸鞘膜上皮,引起渗出增多,出现睾丸鞘膜积液,镜下可见睾丸生殖细胞水肿、分枝杆菌、大量炎症细胞及鞘膜增生、增厚。附睾结核可形成睾丸内多发肉芽肿,结节中心可伴有少许干酪样坏死。此期严重者可形成睾丸结核性脓肿,生殖细胞、组织大量破坏、液化,少数可突破白膜、阴囊形成窦道。后期结核病变组织发展至干酪样坏死,睾丸质地坚实,形成多发质硬结节,镜下见结构紊乱,生精组织结构破坏,大片红染无结构样变。

(三)超声检查

1.灰阶超声

附睾局部肿大或弥漫性肿大,以附睾尾多见。病灶回声不均匀,低回声多见,边界不清。当脓肿形成时,病灶内出现含细点状的液性区,边界不清。

慢性期病灶局限,边界不清,回声不均匀,以等及高回声多见,部分病灶内见强回声斑。

2.彩色多普勒超声(图3-12-1)

急性期病灶内血流信号丰富,血流分布紊乱,血流速度加快。脓肿形成时脓肿内未见明显血流信号。

慢性期病灶内可见少量血流信号。

(四)鉴别诊断

1.附睾炎

附睾炎无反复发作史及前驱结核病史。

2.附睾肿瘤

附睾良性肿瘤内可见少量血流信号,但瘤体边界清晰,无前驱结核病史。恶性肿瘤瘤体边界不清,生长速度快。

(五)典型病例超声报告

病例

患者男,28岁,发现睾丸肿物3个月就诊,其中可见间断性发热

超声表现(图3-12-2):右侧附睾尾可见1.9cm×2.0cm低回声结构,边界欠清,回声欠均匀,内可见血流信号。左侧附睾体尾交界处可见1.2cm×1.0cm低回声结构,边界清晰,回声欠均匀,可见多发强回声,内可见血流信号。

超声提示:右侧附睾尾低回声结构,左侧附睾体尾交界低回声结构,考虑结核可能。

(六)临床专家述评

附睾结核是男性生殖系统中最常见的结核疾病。附睾结核发病年龄与肾结核相同,多见于20~40岁。约62%的患者合并泌尿系结核,但也可直接来

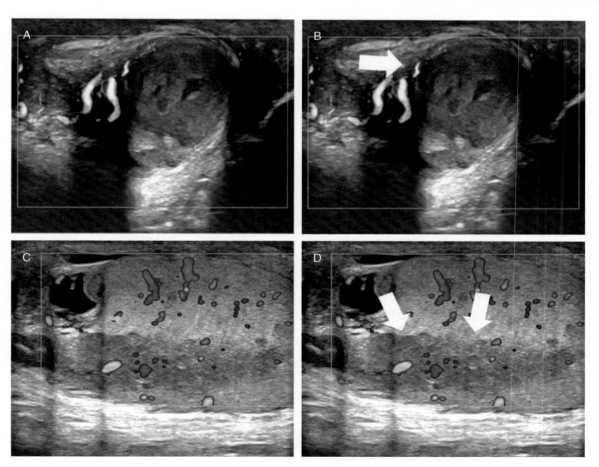

图3-12-1 附睾结核伴睾丸浸润(箭头)。

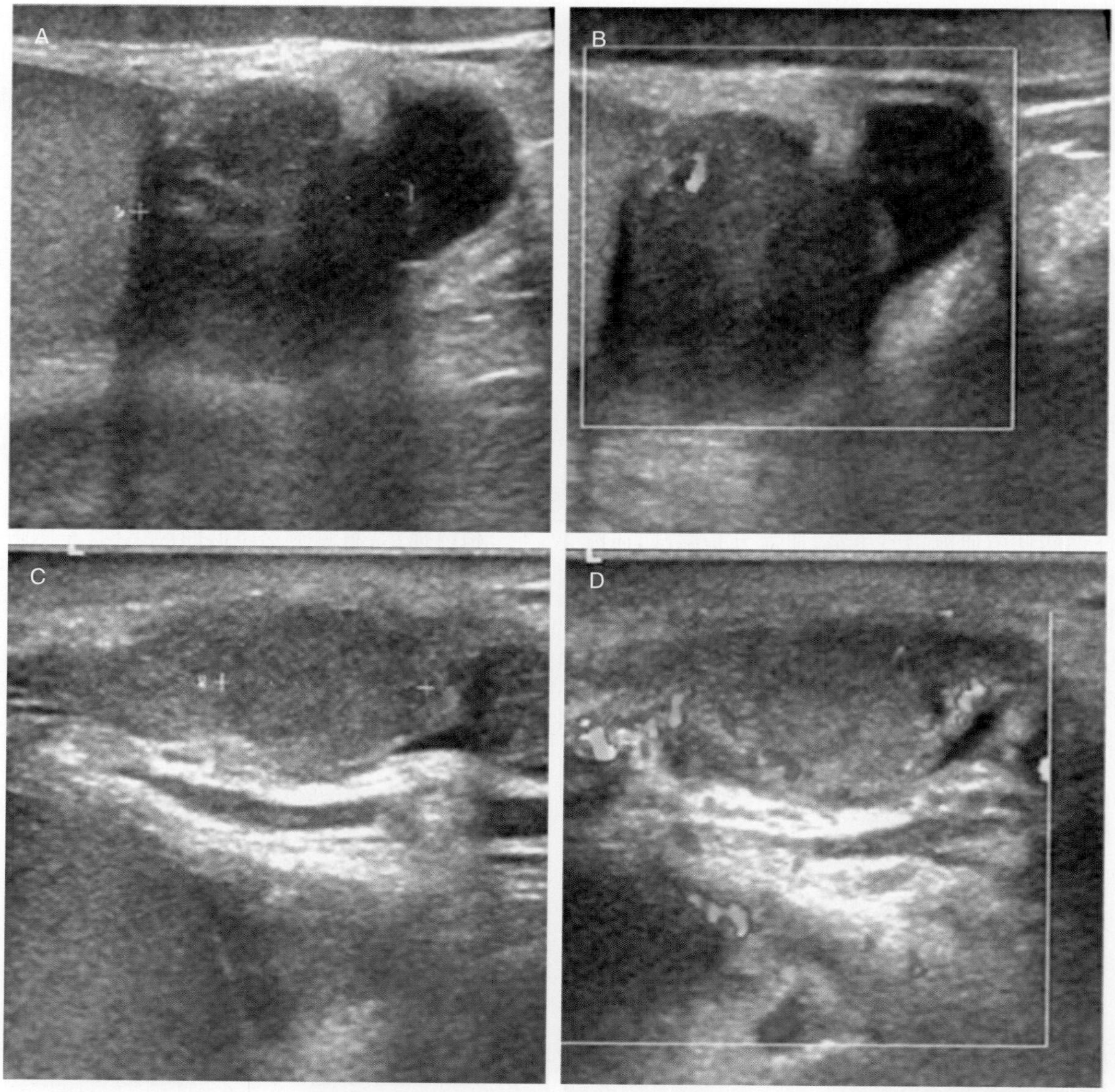

图3-12-2　右侧附睾尾低回声结构,回声欠均匀,内可见血流信号。

源于结核的血行传播,故临床遇到附睾结核患者应注意检查泌尿系统。结核菌多由肾到前列腺、精阜、输精管再至附睾,故多发生在附睾尾部,常以单侧为主,容易累及睾丸,少数由血行而来,好发于头部。单纯睾丸结核者极少,常和附睾结核同时发生。约30%的患者累及双侧,12%的患者合并皮肤窦道。临床上触诊难以确定结核病变范围,超声能显示结核病灶,可确切了解其大小、形态、内部结构改变、周围组织受累情况,以及内部及周边血流信号情况,对诊断附睾睾丸结核有着重要价值。附睾结核超声表现为低回声结节,可单发或多发,外形不规则,边界不清,内部同声不均匀。当附睾结核侵犯睾丸,寒性脓肿与窦道形成,以及散在小钙化灶伴声影时,声像图表现则具有特征性。此外,附睾结核的超声诊断应密切结合临床,如有泌尿系结核和(或)肺结核病史,超声发现附睾无痛性结节,伴有钙化强回声,或伴有阴囊慢性窦道者。彩色多普勒超声显示血流信号不丰富,考虑附睾结核的超声诊断。

第13节　附睾精液淤积症

一、病因病理

当附睾液的产生、吸收、消除间的动态平衡被打破，精子在附睾管内淤积，附睾管扩张、破裂，精子外渗，间质内发生无菌性炎症及附睾睾丸结构与功能受损，就会导致附睾精液淤积症的发生。它是一种较为常见的并发症，原因之一为男性结扎手术引起，原因之二为输精管阻塞（包括输精管缺如、附睾畸形、附睾炎症、附睾肿瘤等）。

二、临床表现

一般表现为双侧或单侧附睾胀痛，在长时间站立、行走或性交后附睾胀痛明显。当疲劳、抵抗力下降时，容易并发附睾炎症，此时出现症状加重。触诊可触及附睾弥漫性肿大，质较硬，表面光滑，与周围组织无粘连。输精管结扎术所致附睾淤积症经常合并附睾炎症者，需要手术切除附睾。

三、超声检查（图3-13-1）

（一）灰阶超声

单侧或双侧附睾均匀、弥漫性肿大。输精管结扎术后并发精液淤积通常发病于双侧。肿大的附睾回声减低，附睾管扩张，呈细网状改变。部分附睾管扩张，扩张的附睾管内可见点状沉积物漂浮。精液淤积症合并附睾炎时常发现附睾回声不均匀。

（二）彩色多普勒超声

肿大的附睾内可见少量血流信号，当合并炎症时附睾内血流信号增多。

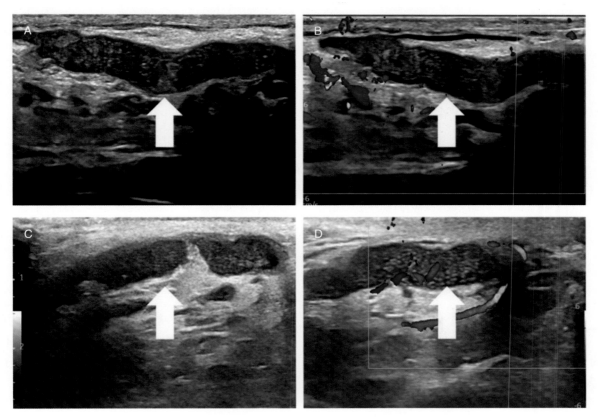

图3-13-1　附睾精液淤积症。箭头指向淤积的附睾。

四、鉴别诊断

(一)弥漫性急性附睾炎与附睾结核

这两种疾病通常在附睾内血流信号丰富,但未发现附睾网扩张。

(二)附睾炎性病灶或肿瘤

当迂曲、扩张的附睾管内沉积物沉积为团状高回声时,应注意与附睾炎性病灶或肿瘤相鉴别。

五、典型病例超声报告

病例

患者男,33岁,婚后未孕2年就诊,精液检查精子活力异常。

超声表现(图3-13-2):双侧附睾体积增大,内部回声不均匀,呈网格状改变,血流信号未见明显增多。

超声提示:双侧附睾精液淤积症。

六、临床专家述评

附睾精液淤积症是输精管结扎术后的一种常见的并发症。据统计,其发病率约为0.63%,给患者带来了很大的痛苦和麻烦。临床表现主要为附睾肿大,张力增高,表面光滑,劳累后加重,部分患者可触及结节。临床检查只能发现较大精液囊肿等少数阴囊内良性囊肿病变。探头频率提高超过10MHz后,直接置于阴囊表面进行检查时,能够清晰分辨直径>2mm的囊性病变,对于附睾内病变不仅能定位,而且能直接判定是否为囊性或实性占位。附睾精液淤积症临床检查不易明确诊断,但因其内良好的声学界面,超声检查基本能确诊。声像图表现附睾整体增大,僵硬,形态呈"腊肠"形,其内为密集细小的"蜂窝"状低或无回声区,附睾头部见精液囊肿,附睾尾部球形增大。对于阴囊内良性囊肿性病变诊断,超声检查是首选和重要价值的影像学方法,优势在于准确、简便、无痛苦和辐射。

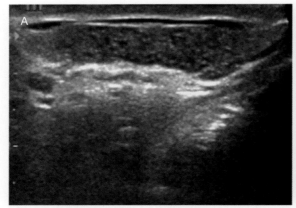 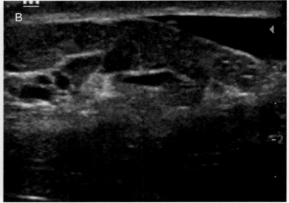

图3-13-2　双侧附睾体积增大。内部回声不均匀。

第14节　附睾囊肿

一、病因病理

附睾囊肿是由睾丸输出小管或附睾管局部扩张形成的,多发生于附睾头内的输出小管,较少见于附睾管头部、体部或尾部。附睾包膜内的囊肿属于鞘膜囊肿,输出小管局部扩张可为单发或多发,而附睾管局部扩张多为单发。囊肿的直径一般为数毫米至数厘米,多为单一囊腔。精液囊肿通常是由于输出小管阻塞扩张而形成的,分布在附睾头及其周围,囊液中含有大量死亡精子。

二、临床表现

附睾囊肿在小于5mm时无明显症状,难以触及。

而大的附睾囊肿则表面圆滑，质地较软，具有囊性手感，无压痛，易被触及。有些囊肿张力较高，特别是包膜下囊肿，触摸时类似于实性结节。

三、超声检查

（一）灰阶超声（图3-14-1至图3-14-3）

附睾囊肿常单发或多发，常位于附睾头内。形态为圆形或椭圆形，壁薄，内无回声，较大的附睾囊肿后方回声增强。较大囊肿可压迫输出小管导致睾丸网扩张。精液囊肿体积多大于1cm，位于附睾头内或附睾头旁，内透声不佳。

（二）彩色多普勒超声

附睾囊肿囊壁无血流信号显示。

四、鉴别诊断

（一）囊状附件

附睾囊肿位于附睾内，囊状附件可紧贴于附睾头旁，形似附睾囊肿。囊状附件可被挤压推移，带蒂可漂浮。

（二）精索囊肿

精索末端囊肿可位于附睾头旁，鉴别重点在于识别囊肿的来源。

五、典型病例超声报告

病例

患者男，34岁，无明显不适就诊

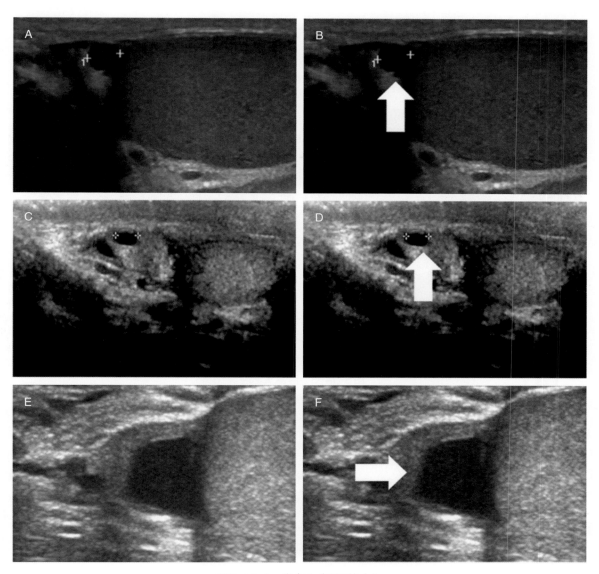

图3-14-1　附睾头囊肿（箭头）。

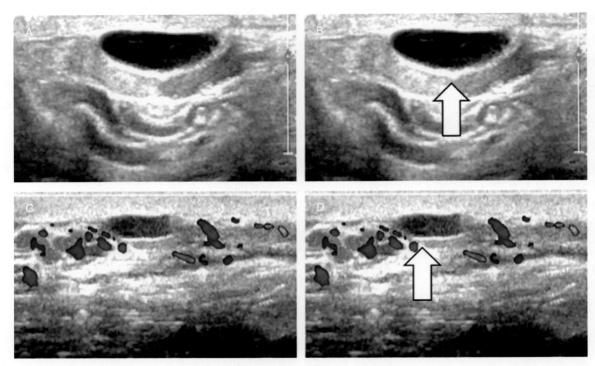

图 3-14-2 附睾体囊肿（箭头）。

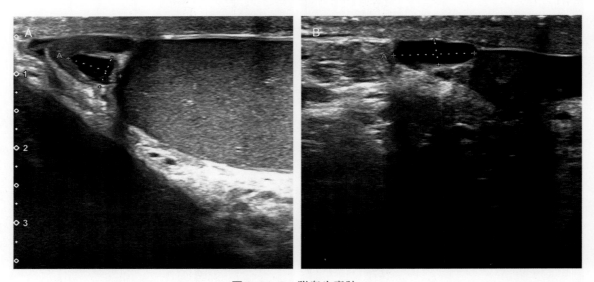

图 3-14-3 附睾头囊肿。

超声表现（图 3-14-4）：右侧附睾头可见 0.5cm× 0.4cm 无回声液性暗区，左侧附睾头可见 0.3cm×0.3cm 无回声液性暗区，形态规则，壁薄光滑，内部透声尚可，后方回声增强。

超声提示：双侧附睾头囊肿。

六、临床专家述评

附睾囊肿又名附睾囊腺瘤，占附睾肿块的 20%，其组织来源主要有胚胎时期副中肾管退化过程中的残余组织并发囊肿，其内容物为澄清液体。输精管通道发生梗阻，输出小管扩大而形成囊肿，其内容物为精液，故又称精液囊肿，好发年龄为 20~40 岁，约 5% 的正常男性患有该症，常来源于附睾头部，可单发或多发，囊肿分单房和多房，内为白色液体，直径可达 10cm。超声能够准确对囊肿数目和内部分隔清晰观察。附睾囊肿的超声表现通常为一侧附睾头部类圆形薄壁无回声结构，边界清晰，后方回声增强，精液囊肿内可有点状低水平回声或分层现象。

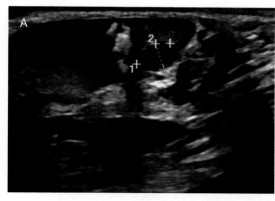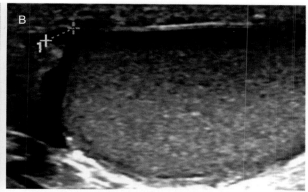

图3-14-4 双侧附睾头无回声液性暗区。

第15节 鞘膜积液

一、睾丸鞘膜积液

(一)病因病理

在胚胎早期,睾丸位于腹膜后第2~3腰椎旁,以后逐渐下降,7~9个月时睾丸经腹股沟下降至阴囊。同时附着于睾丸的腹膜也下移而形成鞘状突。出生前后鞘状突大部分闭合,仅睾丸部分形成一鞘膜囊,其紧贴睾丸表面的称为脏层,而靠近阴囊组织的称为壁层。正常时鞘膜囊仅有少量浆液,当鞘膜的分泌与吸收功能失去平衡,如分泌过多或吸收过少,都可形成鞘膜积液。如果鞘膜腔不闭锁,腹腔内的液体进入睾丸鞘膜腔,可形成交通性鞘膜积液。鞘膜积液的病因有原发性和继发性两种。原发性无明显诱因,病程缓慢,可能与创伤和炎症有关。继发性则是由原发病引起的,如睾丸炎、附睾炎、睾丸扭转、阴囊手术或高热、心力衰竭等全身疾病导致的急性鞘膜积液,以及继发于梅毒、结核、睾丸肿瘤等的慢性鞘膜积液。在热带和我国南方地区可见由丝虫病、血吸虫病引起的鞘膜积液。婴儿型鞘膜积液与淋巴系统发育较迟缓有关。慢性鞘膜积液张力大时可引起睾丸萎缩,双侧积液可影响生育能力。

(二)临床表现

少量鞘膜积液时临床不容易发现。当出现中等量及以上鞘膜积液时会导致单侧或双侧阴囊肿大,并可触及囊性感,受压可改变形态。当出现大量鞘膜积液时睾丸有时会无法触及,透光试验可呈阳性。当睾丸鞘膜积液合并阴囊内炎症时不易发现,睾丸鞘膜积液合并感染时会有胀痛感。交通性鞘膜积液常与斜疝相混淆。

(三)超声检查

1.灰阶超声(图3-15-1和图3-15-2)

阴囊内睾丸周围鞘膜腔内可见液性暗区。出现少量积液时,平卧位状态下液性暗区聚集于睾丸上下极周围;出现中等量积液时,液性暗区环绕睾丸周围,此时液体深度小于睾丸横径;出现大量积液时睾丸位于鞘膜腔一侧,液体深度超过睾丸横径。当不合并感染或出血时,液性暗区透声佳,当合并急性炎症或出血时,鞘膜腔内可见大量细点状及絮状物回声。鞘膜壁慢性炎症伴积液时,阴囊壁明显增厚,鞘膜腔内出现大量细点状及带状回声。渗出严重时,鞘膜腔内高回声带呈网格状改变,并包绕睾丸。睾丸鞘膜积液也可呈包裹性改变,积液呈囊性包块并位于睾丸一侧,囊壁较厚,内透声不佳,并可见大量细点状及网格状回声。当出现大量鞘膜积液并出现邻近器官压迫时,会出现对应的压迫症状。

交通性鞘膜积液:积液聚集于睾丸鞘膜腔内,平卧位持续推挤阴囊内积液时,积液量明显减少甚至消失。

混合性鞘膜积液:当液体聚集于精索下段周围及睾丸鞘膜腔内时,两者相通。

2.彩色多普勒超声

阴囊内液性暗区一般无血流信号,当合并急慢性感染或出血时,鞘膜腔内会出现点状彩色伪像。若出现网格及条状强回声,则无血流信号显示。

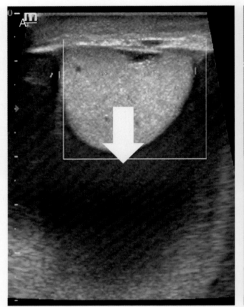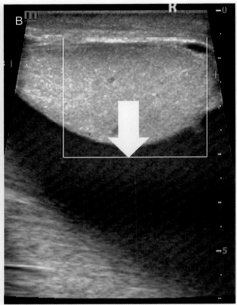

图3-15-1　睾丸鞘膜积液(箭头)。

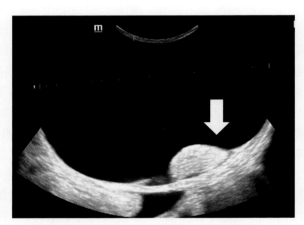

图3-15-2　睾丸鞘膜积液。箭头显示被压缩的睾丸。

(四)鉴别诊断

腹股沟斜疝:斜疝可探及网膜或肠管的疝内容物。

(五)典型病例超声报告

病例

患者男,32岁,发现阴囊肿大1周就诊

超声表现(图3-15-3):右侧睾丸周围可见10.3cm×4.7cm×8.7cm液性暗区,边界清晰。

超声提示:右侧睾丸鞘膜积液。

二、精索鞘膜积液

(一)病因病理

鞘状突的两端闭合,中间的精索鞘状突未闭合形成囊状积液。积液与腹腔、睾丸鞘膜腔均不相通,又称为精索囊肿。肿物常在阴囊上部即睾丸上方或腹股沟管内,呈椭圆形或梭形,多囊时呈哑铃形,囊肿可随精索移动。

(二)临床表现

精索鞘膜积液可分为局限性及交通性,前者局限于精索鞘膜周围积液而后者与腹腔相通,或与腹腔、睾丸鞘膜腔相通。精索鞘膜积液多为单侧,局限性精索鞘膜积液为无痛性包块,位于阴囊根部或(和)腹股沟内,呈椭圆形或梭形。交通性精索鞘膜积液的量受体位和外力作用的影响,可并发斜疝。

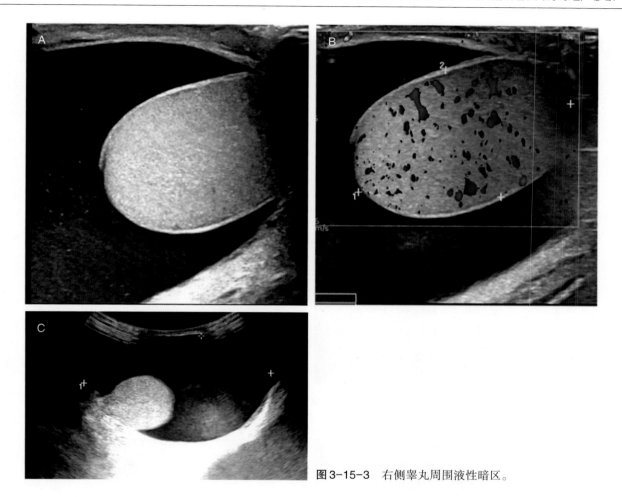

图3-15-3　右侧睾丸周围液性暗区。

(三)超声检查

1.灰阶超声(图3-15-4和图3-15-5)

精索周围的液性暗区,三面包绕精索,边界清晰,形态呈圆形或长圆形。积液一般呈无回声,当出现感染或出血时,鞘膜腔内出现细点状及絮状回声。局限性鞘膜积液大小与压力无关,交通性鞘膜积液在站立位时增大。部分交通性鞘膜积液内可见大网膜或小肠回声。

2.彩色多普勒超声

同睾丸鞘膜积液一样,精索鞘膜积液一般无血流信号,当合并急慢性感染或出血时鞘膜腔内会出现点状彩色伪像,鞘膜壁无血流信号显示。

(四)鉴别诊断

局限性精索鞘膜积液伴有感染、出血或斜疝时应注意与精索肿瘤相鉴别,后者以实性肿瘤多见,大的肿瘤可伴有坏死及液化区。

(五)典型病例超声报告

病例

患者男,62岁,发现腹股沟区肿大1个月就诊

超声表现(图3-15-6):左侧睾丸上方可见5.1cm×1.9cm液性暗区,沿精索走行,边界清晰,无明显血流信号。

超声提示:左侧精索鞘膜积液。

三、临床专家述评

各种原因引起鞘膜腔内液体分泌增多或吸收减少,使积聚的液体过多,即称之为鞘膜积液。鞘膜积液可发生于任何年龄,其在男婴中发病率为0.7%~4.7%。大多数出生时出现的单纯性鞘膜积液在2岁内会自行消退,成人发病率约为1%。鞘膜积液可分为睾丸鞘膜积液、精索鞘膜积液、混合型鞘膜积液、交通性鞘膜积液、婴儿型鞘膜积液。鞘膜积液表现为阴囊内或腹股

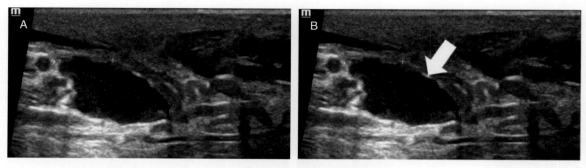

图3-15-4 精索鞘膜积液(箭头)。

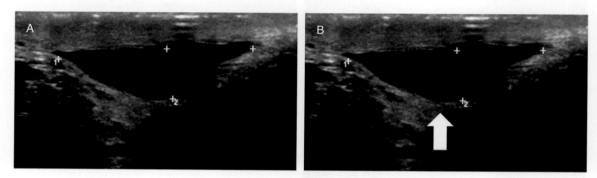

图3-15-5 精索鞘膜积液(箭头)。

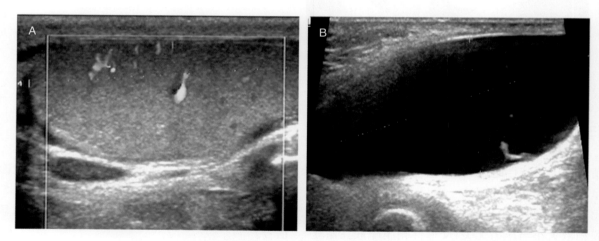

图3-15-6 左侧睾丸上方液性暗区。

沟区囊性肿块。积液量少时多无自觉症状,多于体检时偶然发现。积液较多、囊肿增大、张力高时,可引起下坠感、胀痛或轻度牵扯痛。巨大积液可使阴茎内陷,影响排尿及性生活,亦可导致行动不便。鞘膜积液常并发其他病症,不但会引起不良症状,同时会影响患侧睾丸的正常发育和生精功能,且容易继发结核、睾丸炎等疾病,不利于生育,尤其是交通性鞘膜积液。因此,对于症状明显的患者应尽早行超声检查,超声检查能明确其位置、分型、大小、积液量等,以引导临床做出合理的治疗方案。而对积液量较少的患者需利用超声检查随诊,注意观察积液量是否增多或较少,以便指导临床进行治疗处理。实时高频超声是鞘膜积液诊断和鉴别诊断最便捷有效的影像学方法。它比CT、MRI等检查优越,准确性较高,可明确阴囊肿大的原因,并能鉴别出鞘膜积液的类型,也易于区别腹股沟疝和鞘膜积液,为临床提供准确客观的诊断依据。

第16节　精索静脉曲张

一、病因病理

精索静脉曲张指的是阴囊蔓状静脉丛静脉的扩张和迂曲,是男性不育症中最宜手术矫正的病因。目前对于精索静脉曲张引起不育的原因尚未能完全研究清楚,可能与以下因素有关:精索静脉内血液瘀滞,使睾丸局部温度升高,生精小管变性影响精子的发生;血液滞留影响血液循环,睾丸组织内二氧化碳蓄积,影响精子的形成;左侧精索静脉反流,随之而带来的肾上腺及肾脏分泌的代谢产物,如类固醇、儿茶酚胺、5-羟色胺等,可能引起血管收缩,造成精子过早脱落;因两侧睾丸之间静脉血管的交通支非常丰富,左侧精索静脉血液中的一些物质,也能影响到对侧睾丸内精子的形成。

精索静脉曲张可分为原发性及继发性,其中原发性较为常见。原发性精索静脉曲张主要由于精索内静脉的静脉瓣缺如或关闭不全而引起。继发性较为少见,其病因为精索静脉受压(如胡桃夹综合征)使远端静脉管腔扩张和瓣膜相对关闭不全所致。精索内静脉血液的反流使蔓状静脉丛扩张、伸长、迂曲、反流的血液在平卧位或腹压降低时才得以回流入下腔静脉。当静脉丛压力过高时,部分瘀滞的血流可通过交通支流入精索外静脉,最后汇入髂外静脉。因此,彩色多普勒诊断精索静脉曲张症除了要判断是否存在反流外,还应注意是否有分流现象,以利于临床治疗方案的选择。蔓状静脉丛内的血流瘀滞可使睾丸内静脉压和温度升高,睾丸组织的微循环随之发生变化,这些不利因素可导致睾丸生精细胞大量凋亡,从而导致生精功能下降。

二、临床表现

男性人群中精索静脉曲张发生率为10%~15%,而在继发性不育症患者中精索静脉曲张的发病率高达69%~81%,精索静脉曲张多见于青壮年,青春期前的发病率在15%~30%。左侧精索静脉曲张较右侧多见。轻度的精索静脉曲张患者一般无明显症状,也不易触

诊发现。中重度精索静脉曲张患侧阴囊持续性或间歇性坠胀感、隐痛和钝痛,站立及行走时明显,平卧休息后减轻。触诊可触及迂曲扩张的静脉丛,并在腹压增加时可触及反流。超声检查是精索静脉曲张首选的影像学检查方法,有研究发现多种体位的超声检查可有效评估患者精索静脉曲张程度。

三、超声检查

(一)灰阶超声及彩色多普勒超声

阴囊内平卧位、站立位及Valsava动作下可见精索蔓状静脉丛迂曲扩张,Valsava动作下可见反流信号。严重曲张者,蔓状静脉丛明显扩张,睾丸后方、下方及附睾周围也可见迂曲扩张的静脉。部分分流型精索静脉曲张患者合并有精索外静脉的血管扩张,精索外静脉较精索内蔓状静脉丛的血管粗,走行相对平直。中重度精索静脉曲张患侧睾丸可见缩小,密度增高,硬度增加。

(二)精索静脉曲张超声分度

精索静脉曲张超声分度见表3-16-1。

正常精索静脉及精索静脉曲张的超声影像见图3-16-1至图3-16-6。

(三)精索静脉曲张的超声分型

根据蔓状静脉丛的血液回流途径,可将其分型如下。

1.回流型

反流的血液沿精索内静脉回流,精索外静脉无明显扩张,Valsalva动作对精索外静脉血流方向无明显变化,这种类型的精索静脉曲张主要原因是精索静脉瓣关闭不全或缺如。

表3-16-1　精索静脉曲张超声分度

分度	临床触诊	精索静脉内径(mm)	反流时间(s)
亚临床型	阴性	>1.8	1~2
I度	阳性	2.1~2.7	2~4
II度	阳性	2.8~3.1	4~6
III度	阳性	>3.1	>6

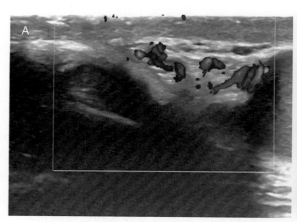
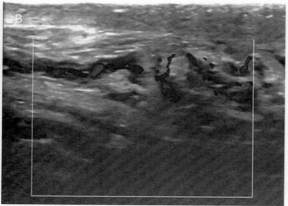

图3-16-1　正常精索静脉,左侧为平卧位静息状态,右侧为站立位Valsalva状态。

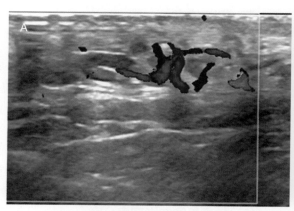
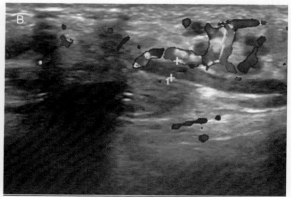

图3-16-2　精索静脉曲张(亚临床型),左侧为平卧位静息状态,右侧为站立位Valsalva状态。

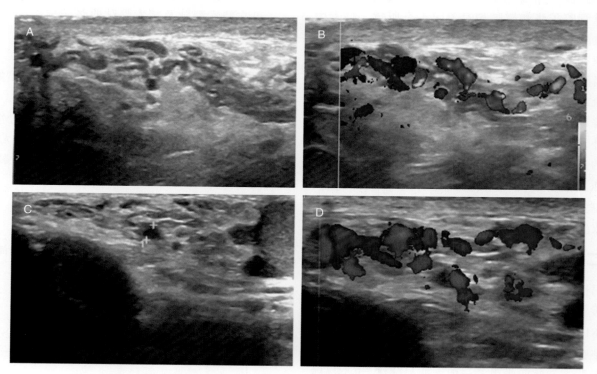

图3-16-3　精索静脉曲张(Ⅰ度),上图为平卧位静息状态,下图为站立位Valsalva状态。

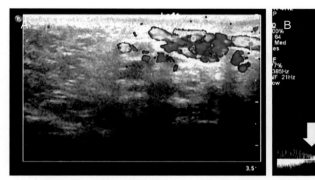
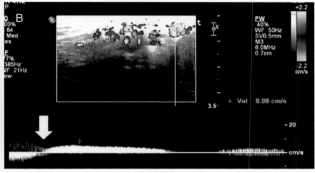

图3-16-4 精索静脉曲张（Ⅱ度），左侧为站立位Valsalva状态，右侧为站立位Valsalva状态下的反流信号（箭头）。

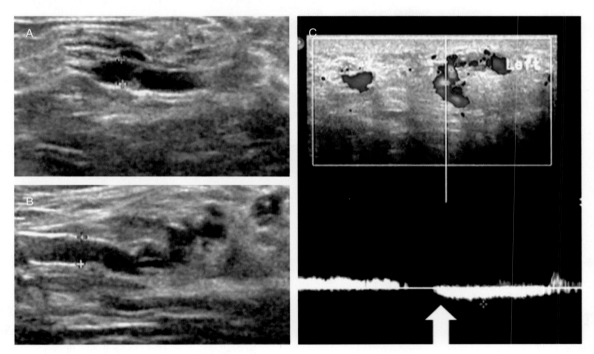

图3-16-5 精索静脉曲张（Ⅱ度），左上为平卧位静息状态，左下为站立位Valsalva状态，右侧为平卧位Valsalva状态下的反流信号（箭头）。

2.分流型

部分反流的血液通过精索外静脉回流至髂外静脉，Valsalva动作时精索外静脉的血流反流明显增多，主要原因是精索静脉瓣关闭不全或缺如导致大量的血液淤积、静脉压升高导致蔓状静脉丛及精索外静脉之间交通支开放。

3.瘀滞型

蔓状静脉丛扩张明显，但Valsalva动作时反流不明显，可能是由于精索内静脉受压，使血液回流受阻，而导致静脉瓣相对关闭不全。

四、鉴别诊断

蔓状静脉丛曲张与扩张的精索外静脉和阴囊后壁静脉鉴别：精索外静脉一般扩张较明显，并且精索外静脉走行平直，且位置较为深在。阴囊后壁静脉虽然走行迂曲，并在灰阶图像上与蔓状静脉丛扩张区分不多，但蔓状静脉丛与精索外静脉走行并不一致，并且彩色多普勒Valsalva动作下阴囊后壁静脉极少出现反流，这也是其鉴别点。

五、超声诊断注意事项

腹压的增加对精索静脉曲张的诊断十分关键，因此推荐平卧位及站立位均进行静息状态和Valsalva动作状态的检查，并寻找最大的精索静脉内径并进行分度及分型。同时提示患者Valsalva动作的正确动作方式。

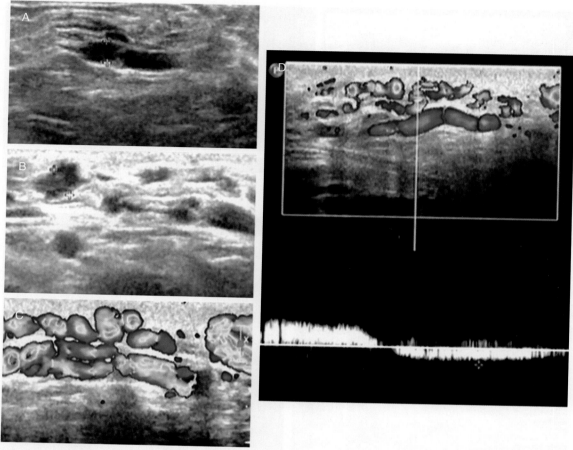

图3-16-6 精索静脉曲张（Ⅲ度），左上为平卧位静息状态，左中下为站立位Valsalva状态，右侧为平卧位Valsalva状态下的反流信号。

六、典型病例超声报告

病例1

患者男，47岁，下腹坠胀就诊。

超声表现（图3-16-7）：左侧睾丸体积6.5mL。左侧睾丸小，内部回声未见异常。左侧睾丸网最宽处约0.3cm，CDFI显示血流灌注良好。睾丸内动脉PSV9.3cm/s，EDV2.7cm/s，RI0.71。左侧阴囊内可见迂曲扩张的精索静脉，平卧位静息状态下最大径约0.29cm，站立位Valsalva状态下精索静脉最大内径约0.40cm，反流（++），反流最大速度10.5cm/s。

超声提示：左侧睾丸小；左侧精索静脉曲张（Ⅲ度）

病例2

患者男，29岁，孕前检查就诊，伴发有下腹坠胀。

超声表现（图3-16-8）：左侧睾丸体积19.9mL。左侧睾丸形态内部回声未见异常。CDFI显示血流灌注良好。睾丸内动脉PSV4.3cm/s，EDV2.4cm/s，RI0.45。左侧阴囊内可见迂曲扩张的精索静脉，平卧位静息状态下最大径约0.32cm，站立位Valsalva状态下精索静脉最大内径约0.36cm，反流（++），反流最大速度2.8cm/s。

超声提示：左侧精索静脉曲张（Ⅲ度）。

平卧位扫查，下图为站立位Valsalva状态下扫查。

病例3

患者男，29岁，系病例2进行左侧精索静脉高位结扎术后，患者腹痛明显缓解，精液质量有所改善。

超声表现（图3-16-9）：左侧睾丸体积22.0mL。左侧睾丸形态内部回声未见异常。CDFI显示血流灌注良好。睾丸内动脉PSV4.6cm/s，EDV1.8cm/s，RI0.61。左侧阴囊内平卧位及站立位Valsalva状态下未见迂曲扩张的精索静脉，反流（-）。

超声提示：符合左侧精索静脉曲张高位结扎术后3个月表现

七、临床专家述评

精索静脉曲张指阴囊蔓状静脉丛静脉的扩张和迂曲，是引起男性不育的最常见因素和最宜手术矫正

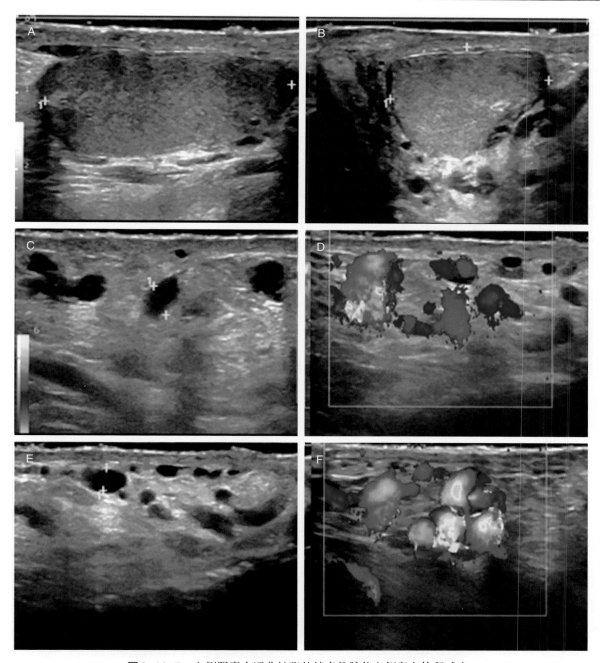

图3-16-7 左侧阴囊内迂曲扩张的精索静脉伴左侧睾丸体积减小。

的病因。在男性不育症患者中，精索静脉曲张的发病率（30%~40%）要显著高于一般人群（15%~20%）。患者多为青壮年，青春期前该病的发病率较低，为1%~2%。青春期后精索静脉曲张的发病率会随着年龄增长而增加，可能与身高增加、睾丸体积增大及血供增多有关。分析精索静脉曲张的发生原因可知，血液反流是引发该疾病的关键因素。患者精索中的静脉为网状变化，因此患者会发生明显的迂曲和扩张现象，使精索形态改变，血流供给方向出现一定变化，从而

血流动力学也将受到影响。因此，临床在进行精索静脉曲张的判断和鉴别时，会将血流动力学和精索静脉形态异常作为重要的判断指标。相比于传统的诊断方式，彩色多普勒超声诊断的效果更为显著，能直接成像并清晰地显示患者的睾丸状况，图像分辨率也较高。另外，使用彩色多普勒超声检查也十分方便，不会对患者机体造成较大损伤，同时可重复进行，在精索静脉曲张患者中具有极高的适用性，应作为首选的检查方法。

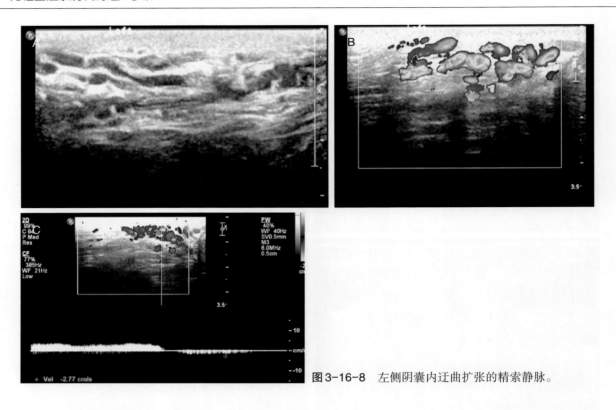

图 3-16-8　左侧阴囊内迂曲扩张的精索静脉。

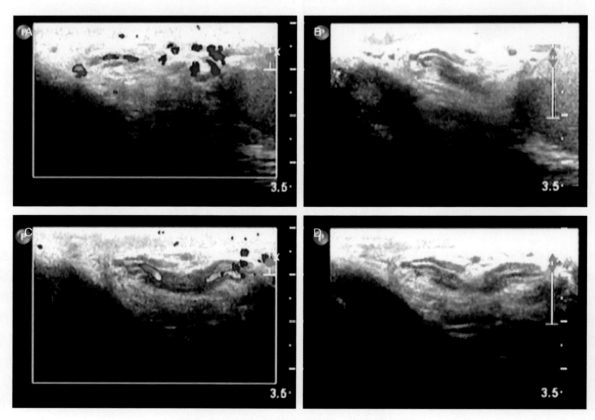

图 3-16-9　左侧精索静脉高位结扎术后影像。

第17节 精索炎

一、病因病理

急性精索炎主要由细菌感染引起,多继发于急性附睾炎,单独发病少见。出现炎症时,精索肿胀、充血、水肿、血管扩张,血流量增多,精索鞘膜分泌增多。

二、临床表现

精索炎的临床表现与附睾炎相似,主要表现为一侧阴囊红肿胀痛,疼痛可放射至腹股沟区及下腹部,触诊可探及精索增粗,并触痛明显,常伴有附睾局部或整个肿大,触痛明显。

三、超声检查(图3-17-1)

(一)灰阶超声

精索增粗、回声增强,分布不均匀,精索鞘膜壁增厚,鞘膜腔内出现少量积液。常合并同侧急性附睾炎出现。

(二)彩色多普勒超声

精索内血管可见扩张,PW可见血流速度加快。

四、鉴别诊断

(一)精索外伤

精索外伤常伴有外伤史,并且皮肤表面可触及瘀青。

(二)精索扭转

临床触诊上来看,精索炎与精索扭转的临床表现相近,但精索炎往往表现为血流信号增多而精索扭转则未见明显血流信号。

五、典型病例超声报告

病例

患者男,62岁,自觉阴囊有肿物就诊。

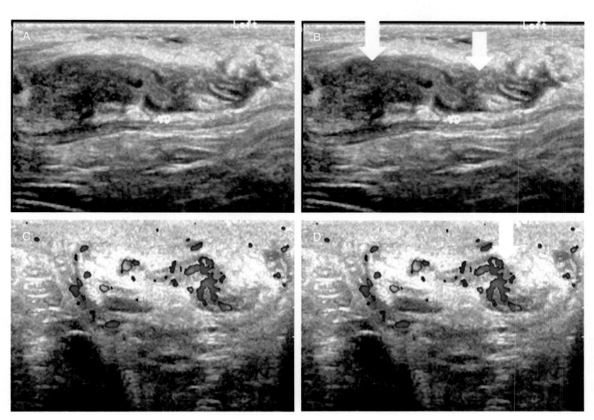

图3-17-1 精索炎(箭头所示为粗大的精索)。

超声表现(图3-17-2):左侧精索增粗,范围约5.3cm×6.2cm,内部回声不均匀,周围回声增强,边界不清,内部可见迂曲的管状结构,内部及周围血流信号增多。

超声提示:左侧精索炎。

六、临床专家述评

精索炎主要是输精管或其他组织(包括血管、淋巴管或结缔组织)的感染,通常继发于前列腺炎、精囊炎及附睾炎。外伤、输精管结扎时无菌操作不严,或手术创伤也均可诱发原有潜在的泌尿生殖系统慢性炎症。单纯的精索炎较少见,多为生殖系统其他部位感染蔓延波及所致。精索囊肿也称精索鞘膜积液,临床少见。当鞘状突的两端闭合,而中间的精索鞘状突未闭合并出现积液时,就会在精索上形成囊

性肿物,即为精索囊肿。高频超声因具有易接受且方便、快速、直观、准确、可重复性等优点,可作为精索炎、精索囊肿的诊断和鉴别诊断的有效辅助检查手段。在精索炎急性期,精索包膜光滑,内部软组织出现炎症和水肿,血管扩张,精索直径增大,内呈不均增强回声。纵切时呈强弱相间的条状回声,结构显示欠清,筋膜回声相对增强。CDFI显示病变精索内血流信号较健侧明显增多,多呈细条状或束状彩色血流信号分布,动脉血流速度增快。精索囊肿声像图表现为:纵切时睾丸的上端外上方见一边界清晰的液性暗区,包膜完整,多为单侧;单房,体积不大,平均在4cm,形状多为椭圆形、梭形,少数为类三角形,大部分囊肿内透声好,彩色多普勒观察囊肿内未见明显血流信号。

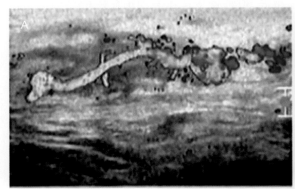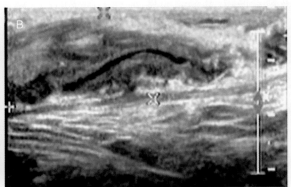

图3-17-2　左侧精索增粗。

第18节　附睾发育异常

一、病因病理

在胚胎期,附睾、输精管、精囊及射精管都起源于中肾管,附睾为连接睾丸的排精管道,外形细长且扁平,位于睾丸的后外侧,10~15根睾丸输出管迂曲成圆锥状,末端汇合成一根长4~6cm且高度迂曲的附睾管。中肾管发育异常或者停止发育都可导致附睾发育缺陷,甚至附睾缺如。附睾发育异常的病因尚不清楚,由于在通过男性不育病因调查和治疗隐睾手术时发现附睾发育异常,故其发生可能与胚胎发育过程中内分泌功能异常有关,可能也与遗传、放射线、化学物质、激素

应用、病毒、环境等因素有关。

附睾发育异常一般分为附睾缺如及附睾附着异常。附睾缺如可分为完全性缺如和部分缺如。完全性缺如即为无附睾症,在单睾症或无睾症中多见;部分缺如有附睾体部缺失或者体尾部缺失。附睾附着异常包括附睾与睾丸完全性分离和部分分离,后者指附睾头与睾丸不连接、附睾不附着在睾丸下极等。

二、临床表现

附睾发育异常一般无特殊的临床表现,触诊不易进行明确诊断,往往是因为其他疾病如不育症、隐睾而

进行超声检查发现,或在相关手术中被诊断。

三、超声检查

(一)附睾发育不良

附睾形态及位置正常,但是宽度及长度明显小于正常状态,该类型均伴发睾丸发育不良。

(二)附睾连接异常

附睾连接异常包括附睾全部或部分与睾丸分离,较常见的为附睾体尾部分离,分离的部分可游离于睾丸鞘膜液体中。另外,还有一种连接异常为附睾折返段缺如,导致附睾与输精管不连接,扫查时发现附睾尾部与输精管不连续。

(三)附睾位置异常

附睾头尾倒置,纵切附睾时附睾头部可位于阴囊底部,而尾部位于阴囊根部,附睾尾与输精管相连接,附睾尾与输精管折返角不能探及。

(四)附睾形态异常

附睾形态异常为附睾发育异常病例中较为多见的畸形,其中以体尾部异常居多,包括附睾缺如、附睾局部缩窄、不规则形附睾、附睾过长等。附睾形态异常可导致附睾管不同程度的梗阻,使梗阻部位以上的附睾管及输出小管扩张,扩张末端部分可观察到钙盐沉积。

1. 附睾缺如

附睾缺如表现为上段的残余附睾形态欠规则,体积膨大,回声减低不均匀,可看到扩张的附睾管及输出小管,残余部分的附睾体积缩小,回声各异(图3-18-1)。

2. 附睾局部缩窄

附睾局部缩窄处呈低回声,提示缩窄处内存在附睾管的可能性大,如果缩窄部呈高回声,提示缩窄处主要为纤维成分。附睾局部缩窄上段的残余附睾形态欠规则,体积膨大,回声减低不均匀,可见扩张的附睾管及输出小管。

3. 不规则形附睾

附睾形态不规则,可呈S形、团状等形态。

4. 附睾过长

附睾过长指附睾的长度为正常睾丸长径的2倍以上,头体部可附着于睾丸,尾部游离延伸,附睾管多无扩张。

四、鉴别诊断

附睾畸形应注意与继发性的附睾形态异常相鉴别。

团状附睾应注意与睾丸肿块相鉴别,对于附睾的扫查一定要全面,并且结合彩色多普勒或其他血流检查技术综合分析。

五、临床专家述评

附睾位于睾丸的后上方,上端附睾头由输出小管盘曲形成,体尾部由迂曲的附睾管构成,是输精管道重要的组成部分。先天及后天因素导致的附睾异常均会影响精子的成熟,附睾的梗阻影响精子的输出,甚至造成无精症。先天性附睾发育异常大致分为四类:附睾缺如、附睾形态异常、附睾与睾丸不连接及附睾与输精管不连接。附睾发育异常超声表现为细网状或囊泡状改变,反映输出小管及附睾管呈扩张状态。经阴囊超声可为附睾异常所致的男性不育症提供可靠的影像学依据,可用于男性不育症的筛查和随访。

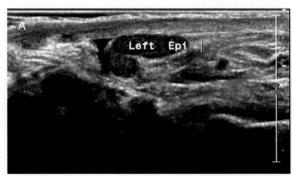
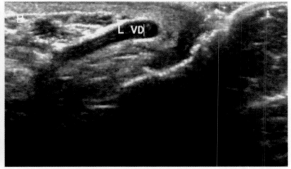

图3-18-1　左侧附睾体尾缺如(Epi附睾,VD,输精管)

第19节　阴囊壁水肿与炎症

一、阴囊壁水肿

(一)病因病理

阴囊组织结构疏松,阴囊壁有丰富的毛细血管,低蛋白血症、下腔静脉回流障碍、淋巴回流障碍、感染、创伤、烧伤、结缔组织病均可使阴囊毛细血管通透性增加,使组织液渗入到组织间隙中而导致阴囊壁水肿增厚。

(二)临床表现

阴囊肿胀、阴囊皮肤颜色变浅,阴囊内透亮,无明显触痛,可并发伴有阴茎及会阴部的肿胀。部分患者阴囊可合并感染。

(三)超声检查

1.灰阶超声(图3-19-1)

阴囊壁弥漫性增厚,组织回声不均匀,可形成高回声及低回声相间的回声。探头挤压阴囊有疏松感。睾丸一般不受累,但常伴有不同程度的睾丸鞘膜积液,合并感染时阴囊壁回声不均匀,血流信号增多。

2.彩色多普勒超声

大多数肿胀的阴囊壁内无明显血流信号显示。

(四)鉴别诊断

阴囊水肿伴感染应与阴囊壁炎症相鉴别,后者常合并附睾及睾丸的炎症。

重度水肿,阴囊壁明显增厚,睾丸深度增加,注意探头频率的选择。

二、阴囊壁炎症

(一)病因病理

阴囊壁的急性炎症多合并急性附睾睾丸炎,也可合并睾丸扭转。阴囊皮肤的破损、毛囊感染也可引发阴囊的蜂窝织炎。阴囊壁炎症早期,阴囊壁局部肿胀,水肿充血,严重者可形成脓肿。

(二)临床表现

发病较急,阴囊红肿疼痛,当站立或行走时肿痛加剧,脓肿形成时阴囊壁局部明显增厚。脓肿形成触之有波动感,严重者可合并全身感染症状。

(三)超声检查

1.灰阶超声

阴囊壁呈弥漫性增厚,组织回声不均匀,病灶无明显边界。脓肿形成时阴囊壁内可见液性暗区,边界不清,形态不规则,内部可见细点状回声,多合并急性附睾睾丸炎的超声表现。

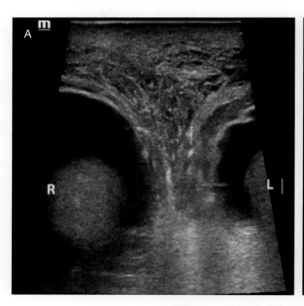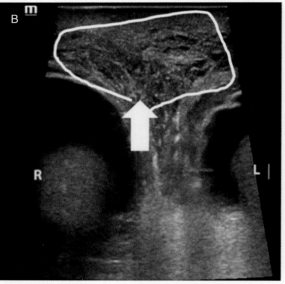

图3-19-1　阴囊壁水肿(箭头及白色线包络处)。

2.彩色多普勒超声

肿胀的阴囊壁血流信号明显增多。脓肿形成时脓肿周围的血流信号增多,随着病程的进展,病灶周围可见少量血流信号

(四)鉴别诊断

1.阴囊炎症与阴囊水肿合并感染的鉴别

主要鉴别点在于病史,水肿与炎症感染的顺序,

阴囊水肿合并感染一般先产生水肿的表现然后继发感染。

2.阴囊炎症与阴囊结核的鉴别

阴囊结核一般继发于睾丸附睾的结核,并有着相应的结核中毒症状,反复发作,逐渐加重。

第20节　输精管炎

一、病因病理与临床表现

输精管炎症较少见,主要继发于前列腺炎症、附睾炎症等。细菌沿输精管逆行感染导致输精管炎。临床表现上,阴囊、腹股沟内出现痛性条索状结构,并伴有附睾或前列腺炎症。

二、超声检查(图3-20-1)

(一)灰阶超声

输精管增粗、管壁增厚,管周边界清晰,以单侧多

见。输精管扩张,内部不光滑,腔内可见细点状回声沉积。

(二)彩色多普勒超声

增厚的输精管管壁内血流信号增多。

三、鉴别诊断

(一)输精管炎症与输精管结核的鉴别

输精管结核一般继发于睾丸附睾的结核,并有着相应的结核中毒症状,反复发作,逐渐加重。

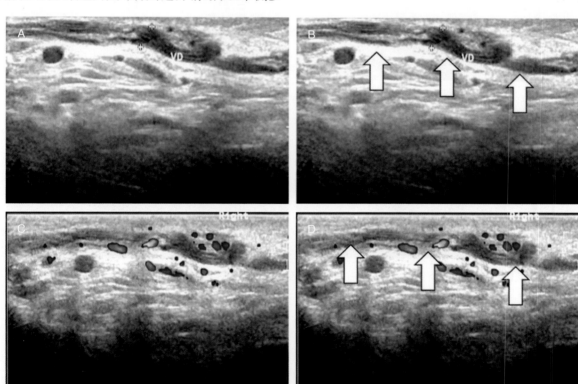

图3-20-1　输精管炎。

（二）输精管炎症与输精管精子肉芽肿的鉴别

精子肉芽肿继发于结扎手术后,无附睾炎症及前列腺炎症等。

四、典型病例超声报告

病例

患者男,38岁,血尿伴血精1周余就诊。

超声表现(图3-20-2):右侧附睾头部、体部、尾部体积均可见增大,回声不均匀,血流信号丰富。右侧输精管睾丸部至阴囊部管腔增粗,管壁增厚,管腔内透声差,血流信号增多。

超声提示:右侧附睾炎及右侧输精管炎。

六、临床专家述评

单纯性输精管炎极少见,因输精管与前列腺部尿道相通,泌尿及男生殖系统的感染,致病菌可侵入输精管而引起输精管炎。输精管炎常与附睾炎同时存在。输精管结扎,可因消毒不严导致输精管炎,也可由手术创伤诱发输精管原有的潜在感染病灶,引发输精管炎。输精管炎临床表现为患侧阴囊坠胀疼痛,向同侧大腿根部及会阴部、下腹部放射。检查可触及阴囊段输精管增粗、变硬,触痛明显,可与周围组织粘连,如伴发附睾炎,可扪及肿大变硬的附睾。继发于输精管结扎术后的输精管炎,往往存在痛性结节,其近睾端或两端输精管增粗,变硬或有粘连,触痛明显。因为超声在显示浅表器官中具有较高的分辨率,且操作方便、可重复性强、无辐射、价格低廉,临床上将高频超声作为输精管炎的诊断方法。

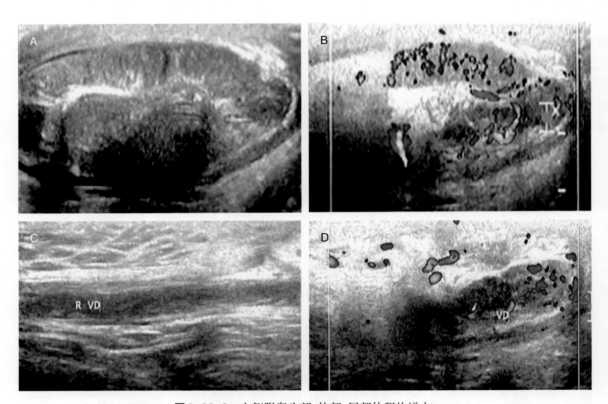

图3-20-2　右侧附睾头部、体部、尾部体积均增大。

第4章
阴茎疾病的超声诊断

第1节　解剖生理

一、阴茎的解剖

阴茎为男性性交器官,它悬垂并附着于尿生殖膈和耻骨弓前侧,分为头、体和根三部分。阴茎根位于阴囊和会阴部皮肤深面,固定在耻骨联合下支和坐骨支。中部为阴茎体,呈圆柱形,被白线形成的阴茎韧带悬于耻骨联合的前下方(图4-1-1)。阴茎前端膨大部称为阴茎头,阴茎头尖端有尿道外口。

阴茎的层次从浅至深依次为皮肤、会阴浅筋膜(Colles筋膜)、阴茎筋膜(Buck筋膜)、白膜、阴茎海绵体和尿道海绵体,而白膜只包绕每个海绵体,并在两个阴茎海绵体间形成阴茎中隔(图4-1-2)。

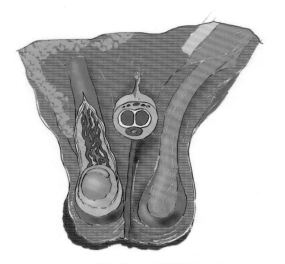

图4-1-1　阴茎横切面及阴囊前面观。

(一)阴茎皮肤

阴茎皮肤呈棕褐色,薄而柔软,是全身最薄的皮肤,厚约1mm,缺乏皮下脂肪,富于伸展性。皮肤与阴茎筋膜之间通过疏松的阴茎浅筋膜相连,活动度较大。阴茎皮肤在冠状沟处由内外两层皮肤返折形成包皮,包裹阴茎头的全部或大部分,内层皮肤薄而表面光滑,经冠状沟移行为阴茎头,在尿道外口移行为尿道黏膜。内外层相移行的游离缘围成的口,称为包皮口。包皮内层外观近似黏膜,缺乏色素,也不角化,不存在毛和汗腺,只有皮脂腺,称为包皮腺,其分泌物为包皮垢的成分之一。包皮内层与阴茎头之间的狭窄裂隙称为包皮腔,腔内有脱落的上皮及分泌物组成的包皮垢。在阴茎头尿道口下方,沿着尿道面有一小的皮肤皱襞与包皮相连,称为包皮系带。做包皮环切术时勿损伤该韧带,以免影响阴茎的勃起。包皮系带一直向上延续于阴囊缝有一条略隆起的浅线,称为阴茎缝。

幼儿包皮较长,包裹整个阴茎头。随着年龄的增长,包皮逐渐向后退缩,包皮口逐渐扩大,阴茎头显露于外。成年后,如果包皮不能退缩完全暴露阴茎头,称为包皮过长;包皮口过小,包皮完全包在阴茎头,称为包茎。由于包皮过长或包茎积存包皮垢,易引起龟头炎、包皮炎及湿疣,尤其包茎还可引起阴茎头与包皮粘连,甚至诱发阴茎癌。所以包皮过长或包茎者,应尽早进行手术治疗。

(二)阴茎浅筋膜

阴茎浅筋膜由疏松结缔组织构成,内含少量平滑肌纤维,缺乏脂肪组织,易使皮肤滑动。此筋膜在根部

167

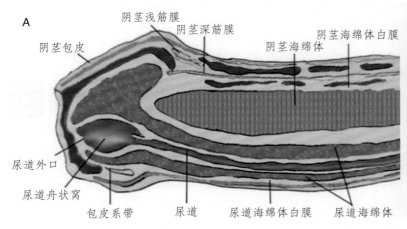
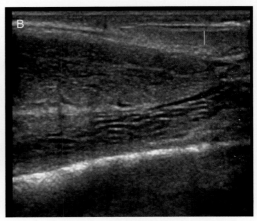

图4-1-2　阴茎纵切面示意图与声像图。

向周围分别移行于阴茎肉膜、会阴浅筋膜及下腹前壁浅筋膜的深层。筋膜内有来自阴部外浅动、静脉的阴茎背浅动、静脉。

(三)阴茎筋膜

阴茎筋膜起自耻骨联合,向前与阴茎冠状沟融合,向后与尿生殖膈下筋膜融合,紧贴白膜。阴茎筋膜包裹所有海绵体,向前至阴茎颈逐渐变薄,直至消失。在两个阴茎海绵体之间的中隔,阴茎筋膜发出许多小梁进入阴茎海绵体,使海绵体主体成为无数彼此相通的网状腔隙,称为海绵窦。小梁内含有平滑肌纤维、弹性纤维、胶原纤维和小的血管及神经。海绵窦腔隙内衬以扁平上皮,似静脉内膜,直接与血管相通。在此层筋膜与深层的海绵体白膜之间有阴茎背深静脉,它位于阴茎背侧正中,其两侧向外依次为阴茎背动脉和阴茎背神经。

(四)海绵体白膜

海绵体白膜厚1~2mm,由致密的胶原纤维和弹力纤维组成的"内环外纵"的双层结构,故坚韧而有伸展性,紧密地包围每个海绵体表面,其中内层白膜在两侧阴茎海绵体中间融合形成阴茎中隔,隔内有裂隙,使两个阴茎海绵体相通。白膜对保护海绵体、维持阴茎硬度且保持灵活性具有重要作用,但阴茎头部并无白膜组织覆盖。不同部位的阴茎白膜厚度略有不同,由于尿道海绵体缺乏外纵层白膜组织,所以阴茎腹侧白膜厚度较薄,疲软状态时仅为阴茎海绵体的1/5,而阴茎背侧白膜较厚,疲软状态时为1~2mm,勃起状态时白膜伸展变薄,仅为0.2~0.5mm。

(五)海绵体

阴茎由两条阴茎海绵体和一条尿道海绵体组成

(图4-1-3和图4-1-4)。阴茎海绵体为两端尖细的圆柱体,位于阴茎背侧,左右各一,是决定男性勃起时阴茎长度及硬度的主要器官,它的内部主要包括由结缔组织、纤维组织及平滑肌组成的海绵体窦,其间分布有丰富的动脉、静脉及神经末梢。阴茎海绵体前端嵌入阴茎头后面的凹陷内,其根部逐渐分离,分别附于两侧的耻骨下支、坐骨支及尿生殖膈下筋膜,称为阴茎脚,成对的坐骨海绵体肌从坐骨崤内侧面发出包绕阴茎脚,伸展到阴茎脚的侧面和下部,这些肌肉收缩时可牵引海绵体,有助于维持阴茎勃起的位置。尿道海绵体位于阴茎海绵体的腹侧,尿道贯穿其全长,前端膨大部为阴茎头,附着于阴茎海绵体前端,其底的边缘凸起游离称为阴茎头冠,冠的后方较细部分叫作阴茎颈,为阴茎头与阴茎体的移行部;后端扩大为尿道球,位于两侧的阴茎脚之间,外面包绕球海绵体肌,固定在尿生殖膈的下面。球海绵体肌收缩压迫尿道球部,参与排尿和射精。海绵体内部由许多片状或柱状呈网状结构的海绵体小梁和与血管相通的小梁间腔隙(即血窦)组成,阴茎深动脉的分支螺旋动脉穿行于小梁中,走行迂曲,管壁为平滑肌,具有瓣膜作用,平时收缩,管腔闭塞,流入血窦的血液很少,血窦呈裂隙状,海绵体柔软。由于阴茎血窦内皮细胞能释放多种使平滑肌细胞舒张的物质,统称内皮舒张因子,一氧化氮是其中之一,可促使螺旋动脉的平滑肌细胞舒张,引起血管扩张,血窦充血。

二、阴茎的血液循环

由于阴茎的特殊功能,其动脉分布十分丰富,阴茎的血供主要来自阴部外浅动脉的阴茎背浅动脉及阴部内动脉的阴茎背动脉和阴茎深动脉。阴茎背动脉自骨

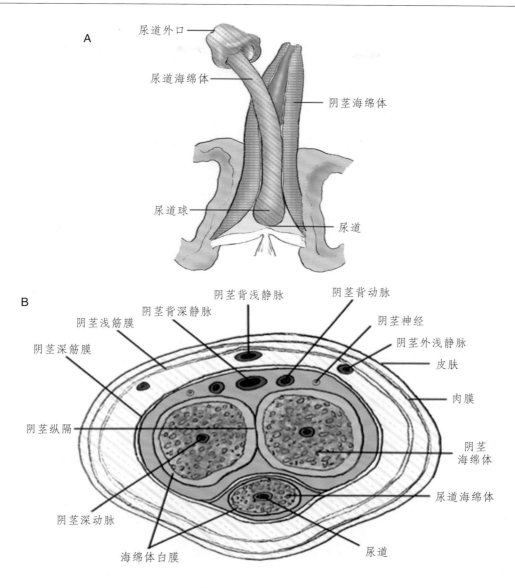

A

尿道外口

尿道海绵体

阴茎海绵体

尿道球

尿道

B

阴茎背浅静脉

阴茎背深静脉

阴茎背动脉

阴茎浅筋膜

阴茎神经

阴茎深筋膜

阴茎外浅静脉

皮肤

肉膜

阴茎纵隔

阴茎
海绵体

阴茎深动脉

尿道海绵体

海绵体白膜

尿道

图4-1-3 阴茎海绵体。

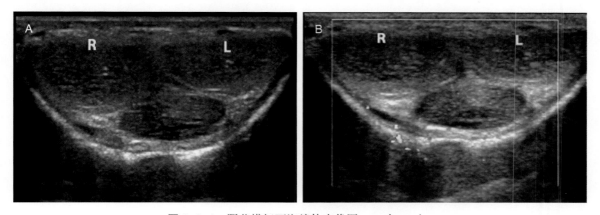

图4-1-4 阴茎横切面海绵体声像图。R,右;L,左。

盆横韧带下缘,经阴茎系韧带的内侧穿行于阴茎深筋膜与白膜之间,沿阴茎背静脉前行达阴茎头,并发出分支营养阴茎海绵体及阴茎被膜,末端与对侧同名动脉构成吻合弓,并发出分支营养阴茎头和包皮。阴茎深动脉(又称阴茎海绵体动脉)则经阴茎脚进入阴茎海绵体中央,其分支营养阴茎海绵体,与阴茎的勃起相关,两侧海绵体动脉有穿过中隔的交通支(图4-1-5)。尿道海绵体由阴部内动脉分出的尿道球动脉和尿道动脉所营养。尿道动脉、阴茎背动脉和阴茎深动脉在阴茎头处形成致密的吻合网。因此阴茎头的血液供应极为丰富。在阴茎内部,阴茎的动脉系统分布存在较多变异,并且阴茎海绵体动脉、阴茎背动脉及尿道动脉的细小分支间存在丰富的动脉吻合网(图4-1-6)。

阴茎的静脉回流分为浅层、中层及深层静脉回流系统。阴茎背浅静脉走行于阴茎浅筋膜与深筋膜间,其收集阴茎浅表皮肤及皮下组织静脉血液后,经阴部外静脉注入大隐静脉,进而汇入髂外静脉构成阴茎浅层静脉回流系统;中层回流系统主要由阴茎头部的冠状沟后静脉丛及阴茎海绵体部的白膜下静脉丛形成并汇入阴茎背深静脉,其位于阴茎深筋膜与白膜间,沿途接收环绕海绵体的旋静脉血流,最终汇入髂内静脉,主要收集阴茎头及海绵体远端约2/3的静脉血液;深层静脉回流则由阴茎近端1/3白膜下静脉丛汇合而成的导静脉,经海绵体静脉于阴茎脚穿出阴茎,继而经阴部内静脉汇入髂内静脉。与阴茎动脉网相似,阴茎的三层静脉回流系统并非各自独立运转,其间有非常丰富的吻合支,其开放与关闭在神经系统及海绵体内压的影响下,共同完成阴茎的勃起功能。

当男性受到性刺激而发生性兴奋时,进入海绵体窦的血流量增加,而交通支及输出静脉闭合,出窦血流量减少,阴茎勃起。这一过程主要由输入动脉血管壁内的平滑肌皱襞控制,当神经冲动作用于此时,平滑肌皱襞松弛,动脉开放,动脉血管阻力下降,入窦血流量增多。同时由于海绵体窦扩张,其内压力升高,挤压白膜下静脉丛及导静脉,使得出窦血流量进一步减少。阴茎的勃起主要受NO-cGMP(一氧化氮-3′5′-环鸟苷一磷酸)及VIP/PGE1-cAMP(血管活性肠肽/前列腺素E1-环磷酸腺苷)通路调节,前者通过调节阴茎海绵体窦及动脉平滑肌细胞内的钙离子浓度改变阴茎的勃起状态,此过程中的关键第二信使——cGMP又可被阴茎海绵体内的特异性5型磷酸二酯酶降解,从而使恢复阴茎疲软,而VIP/PGE1-cAMP通路松弛平滑肌的作

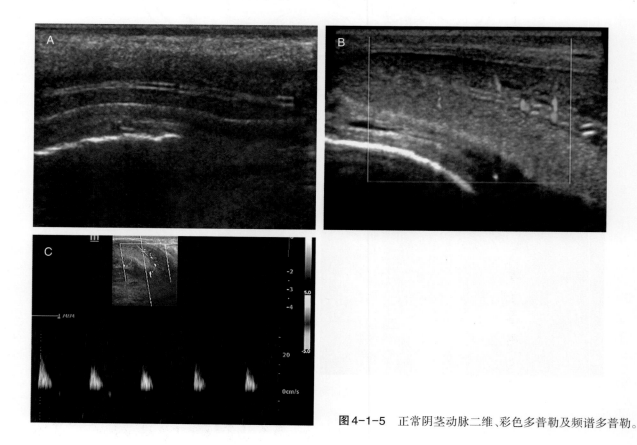

图4-1-5 正常阴茎动脉二维、彩色多普勒及频谱多普勒。

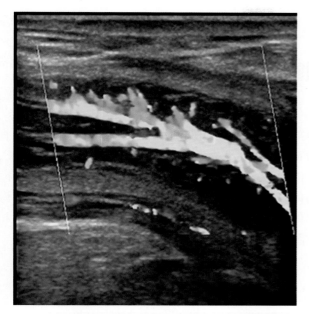

图4-1-6 阴茎海绵体动脉变异(自阴茎海绵体根部分为两支)。

用缺乏特异性,这也是当使用前列腺素E1诱导阴茎勃起时只能通过阴茎内注射的原因。

三、阴茎的淋巴回流

阴茎的淋巴管分为深、浅两组。浅淋巴管有4~8条,收集包皮、阴茎皮肤、阴茎皮下组织及阴茎筋膜的淋巴液,与阴茎背浅静脉伴行,至阴茎根部向上经耻骨联合和皮下环前方注入两侧的腹股沟淋巴结。深淋巴管收集阴茎头和阴茎海绵体的淋巴液,经阴茎筋膜的深面,与阴茎背深静脉伴行,注入腹股沟深淋巴结或直接注入髂内外淋巴结。

四、阴茎的神经支配

控制阴茎勃起的中枢在骶髓段,该中枢除自身接受刺激后产生反射外,还受控于大脑皮质活动。当大脑皮质接受刺激后,从下丘脑前部传来的冲动投射到脊髓神经的骶骨、段中枢,从丘脑后部来的冲动则通过中脑投射到脊髓胸腰段中枢。副交感神经纤维从S2-4经盆神经丛支配阴茎,交感神经纤维从T12-L3经腹神经丛支配阴茎,所以阴茎受交感神经及副交感神经双重支配。

阴部神经起自骶丛S2-4,含感觉、运动及节后交感神经纤维,属于躯体神经,阴部神经自梨状肌下孔穿出,伴阴部内动、静脉至坐骨肛门窝,分为阴茎背神经及会阴神经入尿生殖区。阴茎背神经穿尿生殖膈,沿阴茎海绵体的背外侧表面下行,走行于阴茎深筋膜与白膜之间,沿途发出许多小神经分支,末梢支终于阴茎头,主要传递阴茎头和阴茎皮肤的感觉。会阴神经发出小分支在尿道球两侧进入海绵体,支配阴茎根部的坐骨海绵体肌和球海绵体肌收缩,阻止血液回流,对勃起起辅助作用。

阴茎还受自主神经支配,自主神经发出神经冲动控制阴茎平滑肌的收缩与舒张。这些神经来自盆丛,经前列腺丛,经尿道膜部穿经尿生殖膈,至阴茎背侧,并与阴茎背神经连接,发出大、小分支,一些神经纤维向下继续延伸形成阴茎海绵体丛,分布于阴茎海绵体及尿道海绵体部。分布于阴茎海绵体的副交感纤维引起血管扩张即充血,使阴茎勃起。阴茎的血管还受交感神经的支配,具有使血管收缩,促使阴茎疲软的作用。

第2节 检查方法

进行阴茎超声检查前应告知患者注意事项,注意检查床、检查仪器等的清洁工作,注重保护患者的隐私,提供独立的检查室进行检查,并应有一名男性医护人员陪同。如需进行阴茎药物注射检查,应充分告知患者相关风险及不良反应,嘱患者心态放松,尽量避免外界环境等因素对检查结果的影响。

患者检查时应暴露下腹及会阴部后采取仰卧位,用高频探头(频率≥7MHz)于阴茎腹侧及背侧自根部至头部多角度连续动态扫查,仔细观察海绵体的回声,白膜的连续性,动静脉血流的频谱等,必要时检查医生应同时结合阴茎视诊及触诊,以更准确地对阴茎疾患进行诊断。

第3节 正常声像图及超声测量

在超声声像图方面,我国正常成年男性疲软状态下阴茎长度一般为5~6cm,此时阴茎海绵体及尿道海绵体为回声较为均匀的中等偏低回声,白膜为连续的线性强回声,横切面可清楚地观察到背侧的阴茎背动脉及两侧阴茎海绵体中间的阴茎海绵体动脉,阴茎海绵体动脉内径为0.15~0.5mm,纵切时可观察到位于尿道海绵体内的尿道,走行自阴茎头尿道外口至球海绵体部。当阴茎逐渐勃起时,双侧阴茎海绵体动脉变直增宽,为0.6~1.0mm,阴茎头增大,阴茎明显增粗增长,长度一般为11~13cm,直径3~5cm。由于两侧阴茎海绵体内的海绵体窦逐渐扩张充血,回声低于周边的海绵体。当阴茎完全勃起时,大量的海绵体窦小梁在超声图像表现为似网格样的细小高回声。

见图4-3-1至图4-3-4。

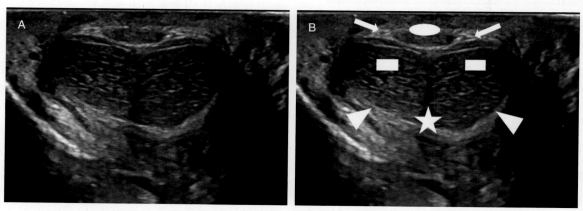

图4-3-1 正常阴茎疲软状态的横切面声像图(方块为阴茎海绵体,椭圆为尿道海绵体,五角星为阴茎中隔,三角为阴茎海绵体白膜,箭头为Buck筋膜)。

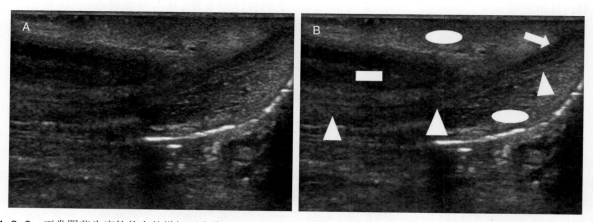

图4-3-2 正常阴茎头疲软状态的纵切面声像图(三角为尿道,椭圆为阴茎头,方块为阴茎海绵体末端,箭头为尿道外口)。

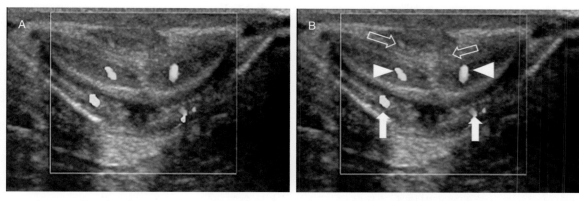

图4-3-3　正常阴茎疲软状态的横切面彩色多普勒声像图(实心箭头为阴茎背动脉,三角为阴茎海绵体动脉,空心箭头为尿道动脉)。

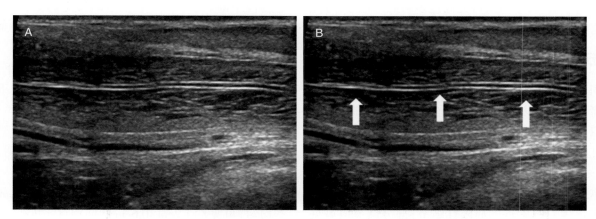

图4-3-4　正常阴茎疲软状态阴茎海绵体动脉长轴(箭头)声像图。

第4节　阴茎损伤

一、病因病理

阴茎损伤是指任何原因导致的阴茎皮下组织或海绵体内部结构的损伤,常见原因为外伤性原因,如车祸、刀刺、骑跨伤等,或阴茎处于勃起状态时受到过分钝性外力导致。

二、分类

根据有无与外界相通的开放性伤口分为开放性损伤和闭合性损伤;根据有无白膜断裂又可分为阴茎挫伤和阴茎折断(阴茎骨折)。

三、临床表现

阴茎损伤时多表现为患者阴茎肿大,相应部位的疼痛、出血、畸形,伴或不伴有皮肤开放性伤口,如白膜发生断裂形成皮下血肿可表现为阴茎皮下青紫,如动脉发生损伤可表现为阴茎异常勃起,尿道发生损伤可出现血尿等相关症状。

四、超声检查

(一)灰阶超声

阴茎挫伤超声图像为海绵体内部或皮下出现形态不规则的无包膜不均质回声区,此为海绵体内局部海绵窦破裂出血形成血肿,或皮下软组织挫伤形成皮下血肿,根据出血时间的不同,血肿回声可有不同。海绵体白膜可有水肿,回声欠均匀,但其连续性良好,未出现断裂破口。典型阴茎折断的声像图表现为海绵体白膜连续性中断,局部白膜出现破口,并于皮下出现不均质回声血肿,可同时伴有海绵体内部海绵窦破裂出血。

(二)彩色多普勒超声

发现阴茎损伤的同时应警惕阴茎有无血管损伤。当外力使海绵体动脉发生破裂时,可在海绵体局部形成假性动脉瘤,超声图像表现为海绵体内的局限性无回声区,无包膜,边界较清,形态多较规则,由于内部有丰富的血流灌注,可见其内呈"云雾"状,彩色多普勒可见无回声区内充满红蓝相间的血流信号,并可探及高速动脉血流频谱。当阴茎损伤导致海绵体内血管损伤,使动脉与静脉间出现异常开放的通道时则为动静脉瘘,彩色多普勒表现为海绵体内动脉与静脉间存在异常通道,局部血流信号紊乱,瘘口处可见高速多彩血流信号,可探及高速低阻血流频谱,同时静脉频谱动脉化。

五、鉴别诊断

阴茎损伤患者多有明确的外伤或过力性交史,结合患者临床表现及超声图像多能做出准确诊断,但当损伤只发生在海绵体内部或形成较大血肿导致阴茎结构紊乱时,需与阴茎硬结症及阴茎肿瘤进行鉴别。

(一)阴茎硬结症

本病多发于阴茎海绵体白膜或中隔附近,超声图像多表现为白膜附近的局限性结节,部分结节内可见钙化,但结节内少见液化,且海绵体白膜连续性完好。

(二)阴茎肿瘤

阴茎肿瘤超声图像多为回声混杂的肿块,形态不规则,边界不清,如出现液化坏死不易与阴茎损伤的血肿相鉴别,但阴茎肿瘤的实性部分多有较丰富的血流信号,且易向周围组织侵犯。

六、超声检查注意事项

阴茎损伤的患者进行超声检查时应注意动作轻柔,以免加剧患者疼痛等不适。应多切面仔细观察有无海绵体白膜损伤或断裂,以及有无局部血肿形成。

七、典型病例超声报告

病例 1

患者男,32岁,主诉"夫妻同房后阴茎肿大伴钝痛半月余"。

超声所见(图4-4-1):左侧阴茎海绵体局部白膜连续性中断,其外侧皮下软组织可见约2.2cm×0.5cm低回声区,边界较清,回声欠均匀,彩色多普勒未探及血流信号。

超声提示:左侧阴茎海绵体白膜折断伴皮下血肿。

临床诊断:左侧阴茎海绵体白膜断裂伴皮下血肿形成。

病例 2

患者男,25岁,主诉"会阴部钝性撞击后阴茎、阴囊肿胀伴疼痛1天"。

超声所见(图4-4-2):左侧阴茎海绵体根部回声不均匀,可见约1.2cm×0.6cm低回声区,边界较清,无包膜,内可见"云雾"状液体流动,彩色多普勒显示低回声区内部可见丰富的红蓝相间血流信号,接近静脉频谱动脉化。

超声提示:左侧阴茎海绵体根部假性动脉瘤。

临床诊断:左侧阴茎海绵体根部损伤伴假性动脉瘤形成。

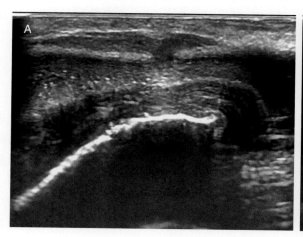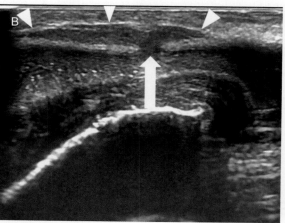

图4-4-1 阴茎白膜折断(箭头)伴皮下软组织内血肿(三角)。

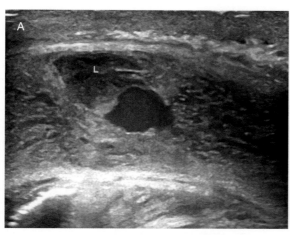
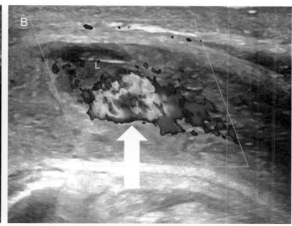

图4-4-2 阴茎海绵体假性动脉瘤（箭头）。

病例3

患者男，34岁，主诉"会阴部钝性撞击后阴茎持续勃起状态3小时"。

超声所见（图4-4-3）：右侧阴茎海绵体根部回声不均匀，可见约1.0cm×0.6cm低回声区，边界欠清，彩色多普勒显示低回声区内血流杂乱，并可见细窄瘘口与动脉相通，瘘口处探及高速低阻血流频谱，PSV约220cm/s，RI约0.55。

超声提示：右侧阴茎海绵体根部动静脉瘘。

临床诊断：右侧阴茎海绵体根部动静脉瘘形成。

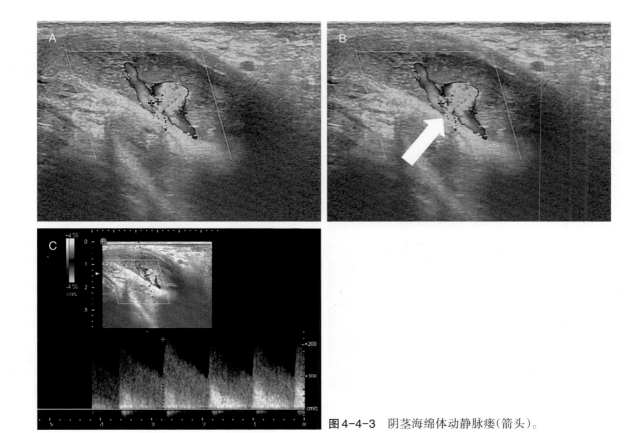

图4-4-3 阴茎海绵体动静脉瘘（箭头）。

第5节 阴茎硬化性淋巴管炎

一、病因病理

阴茎硬化性淋巴管炎病因尚不明确,通常由于频繁、过力的自慰、性交或局部病毒感染引起,阴茎局部轻度创伤使得阴茎皮下组织内的淋巴管阻塞,淋巴液引流不畅,从而使淋巴管炎性增生扩张,多见于阴茎背侧近龟头处或腹侧冠状沟附近。

二、临床表现

患者通常无明显不适,多由自行发现阴茎局部皮肤条索状、蚯蚓状肿块前来就诊,触诊质地稍硬,有一定活动度,压之可有轻触痛,部分患者可自愈。

三、超声检查

(一)灰阶超声

超声声像图多于阴茎背侧或腹侧冠状沟皮下探及迂曲扩张的"条索"状管状结构,加压不可完全闭合,管腔内透声良好,轻度扩张为1~2mm,部分扩张明显者可呈"串珠"样,最宽可达4~5mm。

(二)彩色多普勒超声

迂曲扩张管状结构内无血流信号显示。

四、鉴别诊断

本病超声图像较具特征性,结合患者病史较易做出准确诊断,但部分病例需与阴茎皮下浅静脉血栓等疾病进行鉴别。由于阴茎皮下组织及海绵体的淋巴回流伴行背浅及背深静脉,所以有时易把阴茎背侧的浅静脉血栓误诊为淋巴管炎,但前者于扩张的管腔内可探及条状低回声填充,提示局部血栓形成。

五、超声检查注意事项

阴茎硬化性淋巴管炎的部分患者可伴有疼痛,检查时应动作轻柔,仔细观察扩张管腔内透声情况。另外,由于淋巴管炎质地较硬,应适当加压探查,且加压时管腔内径无明显变化。

六、典型病例超声报告

病例

患者男,32岁,主诉"自行触及阴茎左侧条索状肿物1月余"。

超声所见(图4-5-1):阴茎左侧皮下可见"串珠"样扩张管状结构,长度约2.0cm,最宽处约0.3cm,内透声良好,质地较硬,加压管腔无变细,彩色多普勒管腔内未探及血流信号。

超声提示:阴茎左侧皮下淋巴管炎。

临床诊断:阴茎左侧皮下硬化性淋巴管炎。

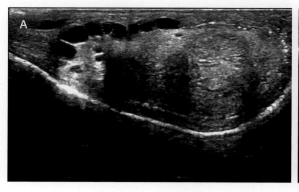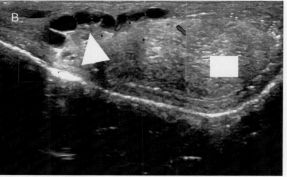

图4-5-1 阴茎硬化性淋巴管炎(三角所示,方块为左侧阴茎海绵体)。

第6节 阴茎背浅静脉血栓性静脉炎

一、病因病理

阴茎背浅静脉血栓性静脉炎为Mondor病的特殊类型。Mondor病好发于胸腹壁,少数患者可发生于上臂、乳房、阴茎等部位,为浅表静脉非感染性血栓闭塞性炎症。发病原因尚不明确,当发生于阴茎时可能与频繁、过力的性行为有关,其导致静脉内膜局部受损,血流淤滞,血小板聚集,逐渐形成静脉血栓,继而导致静脉壁及周围结缔组织出现慢性炎症、渗出,进一步促进血栓形成与黏附。

二、临床表现

血栓急性期时患者阴茎可有红肿、疼痛、坠胀不适,于阴茎局部触及条索状肿物,质韧,压之疼痛加重,慢性期患者多无明显疼痛,仅可在触诊时触及条索状肿物。由于本病为非感染性血栓性浅表静脉炎,患者多可自愈。

三、超声检查

(一)灰阶超声

阴茎背浅静脉血栓性静脉炎好发于阴茎根部,多累及单支静脉,超声检查可于阴茎背侧局部皮下探及条索状管状结构,管壁增厚,压之不可闭合,管腔内透声差,可见条状、树枝状低回声填充,由于血栓形成时间不同,其内部回声可不均匀。

(二)彩色多普勒超声

管腔内不可探及或仅于管腔局部探及细窄血流信号,后者提示管腔未完全闭塞。

四、鉴别诊断

与本病相似,阴茎硬化性淋巴管炎患者也常表现为阴茎皮下条索状肿物,伴或不伴有压痛,但后者扩张的管腔内透声良好,无低回声血栓形成。

五、超声检查注意事项

阴茎背浅静脉血栓性静脉炎患者进行超声检查时应动作轻柔,选择合适的深度、增益及彩色多普勒量程,适当加压探查,仔细观察扩张管腔内有无回声,以免遗漏较小的新鲜血栓,导致误诊。

六、典型病例超声报告

病例

患者男,35岁,主诉"阴茎根部触及肿物半月余"。

超声所见(图4-6-1):阴茎根部背侧可见扩张管状结构,管壁欠光滑,管腔内透声不佳,可见低回声填充,彩色多普勒管腔内未探及血流信号。

超声提示:阴茎背浅静脉血栓性静脉炎。

临床诊断:阴茎背浅静脉血栓性静脉炎。

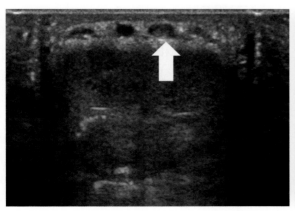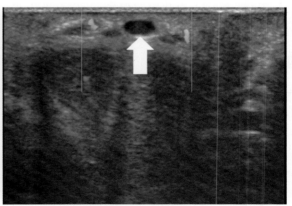

图4-6-1 阴茎背浅静脉血栓性静脉炎(箭头)。(待续)

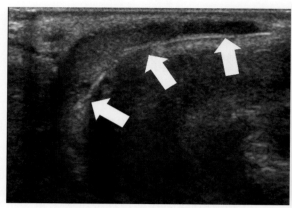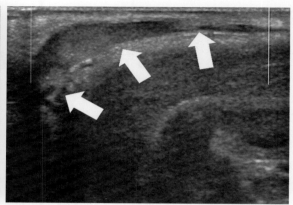

图 4-6-1(续)

第7节　海绵体炎

一、病因病理

海绵体炎多由于细菌感染引起,致病原因可由尿道炎或邻近器官感染迁延而来,也可由性病、阴茎外伤、医源性因素(如阴茎海绵体血管活性药物注射)等引起。

二、分类

根据海绵体炎的发生部位可分为阴茎龟头炎、尿道海绵体炎、阴茎海绵体炎等。

三、临床表现

患者轻者多表现为阴茎局部疼痛,勃起不适,可伴有皮肤的增厚、红肿,重者可发展为局部脓肿,此时患者阴茎可有明显疼痛,局部皮温升高,向皮肤外破溃流脓,或向深处破溃形成尿道瘘等,可伴有发热等全身症状。由于阴茎头部缺少皮肤覆盖保护,此病多发生于阴茎头部,也可发生于阴茎其他的任何部位。

四、超声检查

(一)灰阶超声

超声图像多表现为海绵体局部回声不均匀,外伤者可于伤口附近海绵体探及低或不均质回声区,病灶无包膜,缺乏边界,局部皮肤及皮下软组织可有增厚、回声增强等表现。如脓肿形成可于海绵体内探及透声欠佳的液性暗区,较大者可向皮下或深层组织蔓延。

(二)彩色多普勒超声

可见病灶及周围组织血流增多。

五、鉴别诊断

结合患者的临床症状较易做出准确诊断,部分病例需与阴茎损伤、阴茎硬结症或阴茎肿瘤相鉴别。

(一)阴茎损伤

阴茎损伤可于局部形成血肿,不易与炎性脓肿相鉴别,但阴茎损伤患者多有明确的外伤或性交史,伴有白膜断裂者海绵体白膜不连续。

(二)阴茎硬结症

部分阴茎硬结症超声图像可表现为白膜的局限性低回声结节,易误诊为炎性病灶,但硬结症白膜及结节内可见钙化,且少见丰富血流信号。

(三)阴茎肿瘤

阴茎肿瘤多于晚期发现,超声多表现为体积较大、回声不均匀、边界不清、形态不规则的肿块,可呈“菜花”样,肿块血流信号丰富,抗感染治疗无明显缩小。

六、超声检查注意事项

海绵体炎的患者进行超声检查时尤其应注意探头的清洁,如有破溃流脓等情况应均匀涂抹医用消毒型超声耦合剂后扎套一次性薄膜手套进行检查,以免加重患者阴茎局部感染或造成不同患者间的交叉感染。

七、典型病例超声报告

病例1

患者男,21岁,主诉"阴茎头局部疼痛2天"。

超声所见(图4-7-1):阴茎头局部可见低回声区,范围约1.6cm×0.3cm,病灶边界欠清晰,周边无包膜,形态较规则,内回声欠均匀,彩色多普勒显示血流信号丰富。

超声提示:阴茎龟头炎。

临床诊断:阴茎龟头炎(抗感染治疗后病灶减小好转)。

病例2

患者男,27岁,主诉"阴茎坠痛不适1周"。

超声所见(图4-7-2):尿道海绵体可见多发低回声区,较大范围约1.2cm×0.4cm,病灶边界欠清,形态欠规则,内回声欠均匀,彩色多普勒显示血流信号丰富。

超声提示:尿道海绵体炎。

临床诊断:尿道海绵体炎(抗感染治疗后病灶减小好转)。

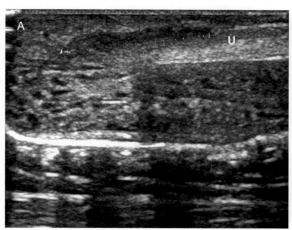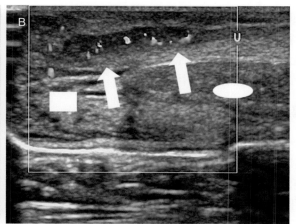

图4-7-1　阴茎龟头炎(箭头),方块为阴茎头,椭圆为阴茎海绵体末端。

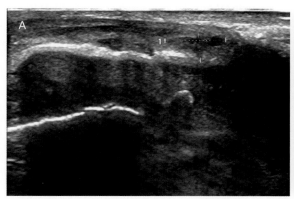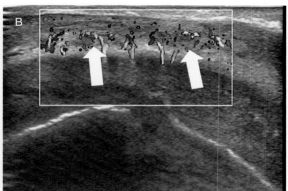

图4-7-2　尿道海绵体炎(箭头)。

第8节　阴茎硬结症

一、病因病理

阴茎硬结症又称阴茎纤维性海绵体炎或Peyronie病(佩罗尼病),多由阴茎慢性损伤或慢性炎症刺激,使得阴茎白膜弹力纤维组织张力下降,血管炎症发生细小破裂出血,之后组织修复导致过多的胶原、纤维蛋白等沉积于白膜,结缔组织纤维化,逐渐形成多发瘢痕,即表现为局部白膜的纤维化、硬结或钙化。

二、分类

部分学者将阴茎硬结症分为阴茎海绵体白膜增厚、阴茎海绵体中隔纤维化及阴茎海绵体白膜钙化性硬结。

三、临床表现

早期部分患者无明显自觉症状,可出现阴茎疲软或勃起时疼痛,阴茎向患侧弯曲。晚期阴茎弯曲加重,可出现阴茎缩短或局部变细,但疼痛症状多逐渐减轻,少数患者硬结包裹海绵体动脉可导致动脉型勃起功能障碍,无法满意完成性生活。触诊可触及局限性硬块,多位于背侧,并可向阴茎中隔延伸。

四、超声检查

(一)灰阶超声

通过超声检查可详细了解硬结的位置、个数、大小、有无钙化、测量阴茎的弯曲角度等。早期阴茎硬结症超声图像可仅为局部白膜略增厚,白膜纤维化可表现为白膜与深筋膜间的低或高回声区,回声欠均匀,可伴有点状细小钙化。后期白膜明显增厚超过2mm,于局部白膜或阴茎中隔出现低回声或高回声结节,以高回声结节更为多见,边界欠清,回声欠均匀,阴茎注射血管活性药物诱发勃起后更加明显,可同时伴有较大的强回声钙化,病灶后伴声影。

(二)彩色多普勒超声

彩色多普勒于白膜增厚区域或结节内多无明显或仅有少量血流信号探及。

五、鉴别诊断

阴茎硬结症主要与阴茎损伤、海绵体炎、阴茎肿瘤进行鉴别,上文已详述。

六、超声检查注意事项

阴茎硬结症患者进行超声检查时应多角度多切面自阴茎根部至头部仔细扫查,以免遗漏超声敏感性低的等或低回声结节。同时应认真询问患者病史及体征,必要时结合触诊做出准确诊断。

七、典型病例超声报告

病例1

患者男,45岁,主诉"阴茎背侧触及硬块3月余"。

超声所见(图4-8-1):阴茎海绵体背侧白膜局限性增厚,最厚处约0.4cm,范围约1.8cm×1.8cm,增厚区域欠清晰,回声较均匀,彩色多普勒局部未探及血流信号。

超声提示:阴茎海绵体背侧白膜增厚(考虑阴茎硬结症)。

临床诊断:阴茎硬结症。

病例2

患者男,40岁,主诉"阴茎中部触及硬块半年余"。

超声所见(图4-8-2):阴茎海绵体中段中隔可见约1.0cm×0.8cm×0.8cm高回声结节,结节边界较清晰,回声欠均匀,彩色多普勒病灶未探及血流信号。

超声提示:阴茎海绵体中隔高回声结节(考虑阴茎硬结症)。

临床诊断:阴茎硬结症。

病例3

患者男,54岁,糖尿病病史20余年,主诉"阴茎左

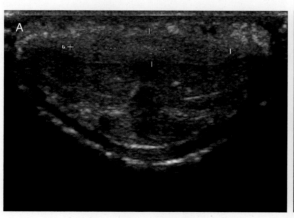
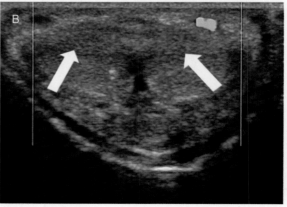

图4-8-1　阴茎海绵体白膜增厚(箭头)。

侧触及硬块,阴茎勃起时向左侧弯曲伴勃起疼痛10月余"。

超声所见(图4-8-3):左侧阴茎海绵体白膜增厚回声欠均匀,可见约1.9cm×0.6cm×0.5cm低回声结节,结节边界欠清晰,回声欠均匀,内可见0.4cm强回声斑,后伴声影,彩色多普勒病灶未探及血流信号。

超声提示:左侧阴茎海绵体白膜低回声结节伴钙化(考虑阴茎硬结症)。

临床诊断:阴茎硬结症。

病例4

患者男,62岁,主诉"阴茎左侧触及硬块8月余"。

超声所见(图4-8-4):左侧阴茎海绵体白膜未见明显增厚,最厚约0.2cm,回声欠均匀,可见约1.5cm强回声斑,边界清晰,彩色多普勒病灶未探及血流信号。

超声提示:左侧阴茎海绵体白膜钙化(考虑阴茎硬结症)。

临床诊断:阴茎硬结症。

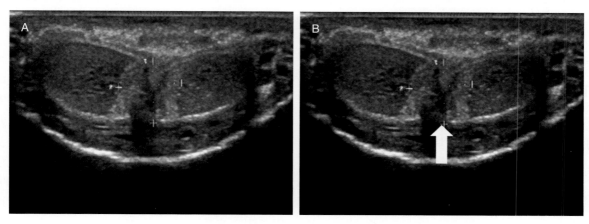

图4-8-2 阴茎海绵体中隔纤维化(箭头)。

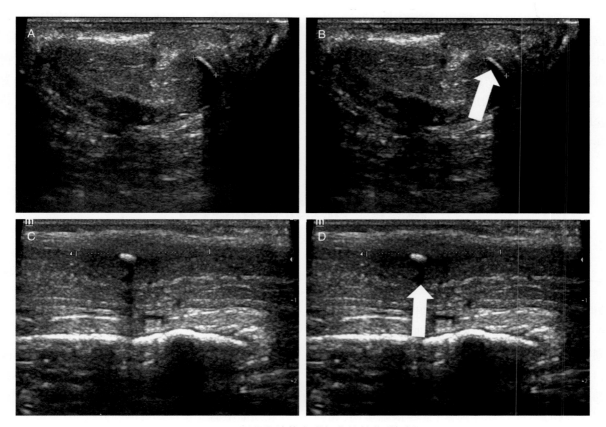

图4-8-3 阴茎海绵体白膜钙化性结节(箭头)。

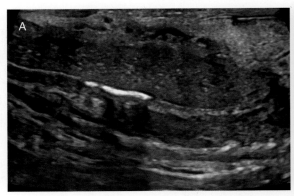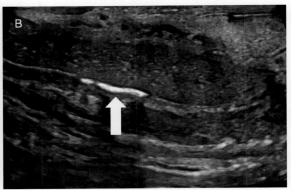

图4-8-4　阴茎海绵体白膜钙化斑(箭头)。

八、临床专家述评

阴茎硬结症典型病例的主诉常包括勃起疼痛、勃起时阴茎变形、阴茎体出现斑块或硬结、勃起功能障碍。几乎所有患者在体检时可触及一个明确的斑块或硬结区,38%~62%的患者本身并没有察觉。斑块常位于阴茎的背面,相应的阴茎向背侧弯曲。两侧及腹侧斑块引起变形较少,但勃起或性交时可发生疼痛。实际疼痛并不严重却影响勃起功能。炎症消退疼痛常可自然缓解。阴茎硬结症通过病史及体检常可确诊。病史应包括发病时间与方式(突然或逐渐)、病程(稳定或进行性)、阴茎手术史、尿道器械操作或损伤史、滥用药物与毒品,以及阴茎硬结症或Dupuytren挛缩家族史。也应获取勃起功能障碍的危险因素。性功能评价应包括勃起时阴茎的硬度、持续时间、阴茎长度变短、硬结、尿道狭窄、勃起时或非勃起时疼痛程度。其他重要信息还应包括性交能力、勃起的程度(硬度及持续时间)、性交频率、性欲、心理性障碍(如焦虑、紧张、不安)等。超声足以估计阴茎硬结症斑块的位置及大小,并有助于监测治疗进展。勃起功能障碍患者应该进一步评估勃起功能。海绵体注射血管活性药物之前和之后进行彩色多普勒超声波诊断,可以了解阴茎海绵体的结构、白膜、海绵体动脉和静脉功能。彩色多普勒超声也适用于测定背动脉、阴茎海绵体动脉、海绵窦动脉间的侧动脉连接。海绵体动力灌注仪可辅助多普勒超声确诊静脉关闭不全。阴茎硬结症最初的治疗应采取保守治疗。许多患者阴茎弯曲角度较小,勃起功能正常,可不用侵入性诊断检测或治疗,消除患者疑虑。药物治疗用于弯曲或症状较严重的患者,非手术治疗分为系统的、局部的或损伤部位治疗。手术方法包括阴茎弯曲矫正术和阴茎假体植入术。

第9节　阴茎勃起功能障碍

一、病因病理

阴茎勃起功能障碍(ED)是指阴茎不能充分或保持持久勃起以获得满意的性生活,即阴茎勃起硬度不能顺利插入阴道,或勃起持久时间不足以满意完成性生活,且发生频率超过性生活总数的50%。导致男性阴茎勃起功能障碍的常见原因包括阴茎硬结症;会阴部或阴茎外伤;精神心理性因素;某些基础疾病,如糖尿病、高血压、高胆固醇血症、肥胖等;某些不良嗜好,如酗酒、吸烟;某些医源性因素,如盆腔手术等。

二、分类

阴茎勃起功能障碍主要分为心理性勃起功能障碍和器质性勃起功能障碍,器质性勃起功能障碍又分为血管性、神经性、内分泌性等多种类型,而其中血管性勃起功能障碍又包括动脉型、静脉型及混合型。

三、临床表现

患者除了原发病因的相关临床表现外，主要症状为当受到性刺激时阴茎勃起不充分，其硬度不能顺利完成性生活，或表现为阴茎勃起时间较短不能满意完成性生活。

四、超声检查

阴茎海绵体注射血管活性药物试验联合阴茎彩色多普勒超声检查是目前诊断血管性勃起功能障碍最有价值的方法之一，具有方便易行、创伤小、诊断准确性高的特点。注射药物一般选用前列腺素 E1 10~20μg 或酚妥拉明 1~2mg，注射前应充分消毒局部皮肤，选用较细的皮试针头，注射部位通常选择阴茎一侧近根部偏背侧，避开硬结，垂直于阴茎皮肤刺入阴茎海绵体，进针深度不宜过深，防止刺穿对侧阴茎海绵体白膜。注射药物 5~10 分钟后观察阴茎的站立位勃起硬度、角度、直径等，通常将阴茎硬度分为 4 个等级，4 级硬度大致如黄瓜，3 级如带皮香蕉，2 级如剥皮香蕉，1 级硬度如豆腐。如有阴茎向背侧、腹侧或左、右两侧的弯曲，应同时测量阴茎的弯曲角度。如阴茎勃起角度>90°，且勃起持续时间>30 分钟则通常表明阴茎勃起状态良好，患者多为其他原因的勃起功能障碍。另外，部分患者由于情绪过度紧张或受到外界环境因素等的影响，此项检查结果异常并不能完全证明患者为血管性勃起功能障碍。

正常情况下，阴茎疲软状态时由于控制海绵体动脉的平滑肌皱襞未开放，阴茎海绵体动脉表现为低速高阻力指数（RI）的单峰频谱，不应出现舒张期血流（图 4-9-1）。而在注射血管活性药物诱导勃起后，阴

茎海绵体动脉内径增宽>0.7mm 或增宽大于疲软状态的 75% 以上（图 4-9-2）。通常将其勃起过程分为 0~5 期。0 期为阴茎疲软状态，此时阴茎海绵体动脉为单峰低速高阻血流频谱（图 4-9-3）；之后控制阴茎海绵体动脉的平滑肌皱襞开放，进入海绵窦的血流量增多，同时输出静脉及动静脉间的交通支逐渐关闭，使得收缩期及舒张期流速均上升，为 1 期（图 4-9-4）；随着阴茎海绵体内的血流迅速增多，阴茎海绵体内压增高，使其频谱在收缩末期出现向下切迹，同时舒张期流速逐渐下降，为 2 期（图 4-9-5）；之后海绵体内压持续升高，直至等于体循环舒张压，此时舒张末期血流消失，为 3 期（图 4-9-6）；当海绵体内压升高超过舒张压时，舒张期出现反向全舒张期频谱，称为 4 期，此时阴茎勃起状态最佳（图 4-9-7）；最终阴茎海绵体动脉收缩期峰值流速逐渐下降，逐渐恢复疲软状态，为 5 期（图 4-9-8）。

血管性勃起功能障碍可分为动脉型、静脉型及混合型。动脉型阴茎勃起功能障碍主要表现为注射血管活性药物后阴茎海绵体动脉 PSV 低下，目前关于其标准尚有争议，但通常认为 PSV>30cm/s 提示阴茎海绵体动脉功能良好，PSV<25cm/s 提示阴茎海绵体动脉性供血不足，而 PSV 介于 25~30cm/s 之间则提示可疑海绵体动脉功能不良，此时应结合其他检查结果进一步明确诊断（图 4-9-9）。静脉型阴茎勃起功能障碍主要表现为注射血管活性药物后阴茎海绵体动脉 EDV 升高，正常勃起时由于输出静脉及交通支闭合，EDV 应<5cm/s，而 EDV>5cm/s 则提示阴茎静脉闭合功能不全，有存在动静脉瘘的可能（图 4-9-10）。同时在阴茎海绵体动脉供血正常的情况下，RI<0.8，背深静脉内径增宽、血流速升高，也对提示阴茎静脉闭合功能不全有一定诊断价值。混合型阴茎勃起功能障碍是指同时存在阴茎动脉供血不足及静脉闭合功能不全的情况，此时患者阴茎海绵体动脉同时存在 PSV<25cm/s，EDV>5cm/s。但对于阴茎海绵体动脉供血不足的患者，EDV 升高并不能作为诊断静脉异常的依据（图 4-9-11）。

五、超声检查注意事项

由于阴茎海绵体注射血管活性药物为有创检查，检查前应充分告知患者注意事项及可能出现的不良反应，此操作有引起阴茎疼痛、出血、头痛、低血压、尿道损伤、阴茎异常勃起等的可能。检查时嘱患者精神放

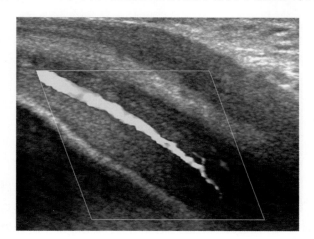

图 4-9-1　疲软状态时正常阴茎海绵体动脉分支及螺旋动脉未开放。

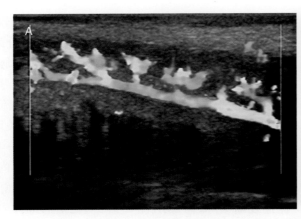
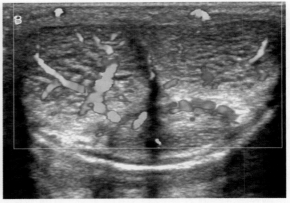

图4-9-2　注射血管活性药物诱导阴茎勃起后海绵体动脉供血增多,阴茎海绵体动脉分支及螺旋动脉开放。

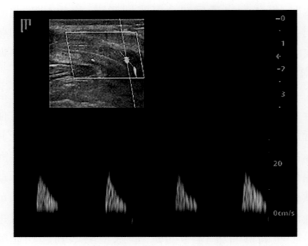

图4-9-3　阴茎疲软状态时(0期)频谱为低速高阻力指数的单峰频谱。

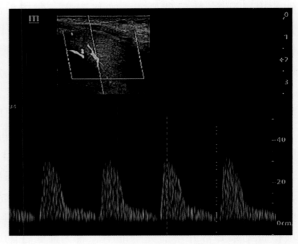

图4-9-4　注射血管活性药物诱导阴茎勃起后(1期)阴茎海绵体动脉收缩期及舒张期流速上升。

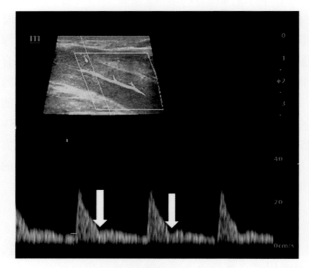

图4-9-5　注射血管活性药物诱导阴茎勃起后(2期)阴茎海绵体动脉舒张期流速逐渐下降,于收缩末期出现向下切迹(箭头所示)。

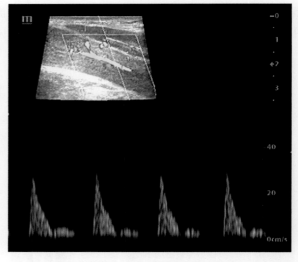

图4-9-6　注射血管活性药物诱导阴茎勃起后(3期)阴茎海绵体动脉舒张末期流速继续下降为0cm/s。

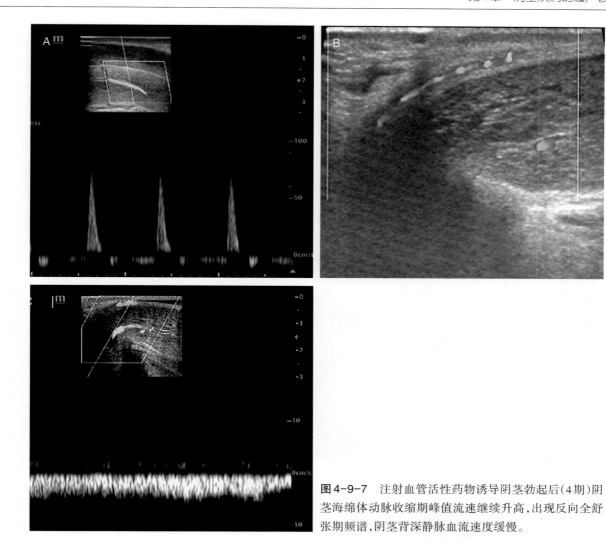

图4-9-7 注射血管活性药物诱导阴茎勃起后(4期)阴茎海绵体动脉收缩期峰值流速继续升高,出现反向全舒张期频谱,阴茎背深静脉血流速度缓慢。

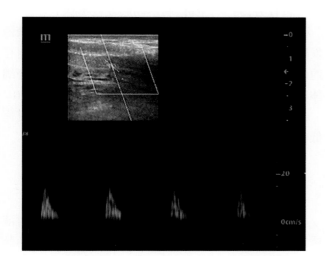

图4-9-8 注射血管活性药物诱导阴茎勃起后(5期)阴茎海绵体动脉收缩期峰值流速降低,阴茎恢复疲软。

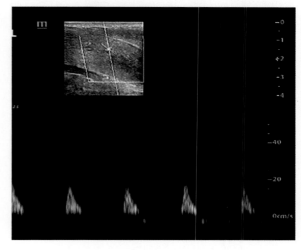

图4-9-9 动脉型阴茎勃起功能障碍。

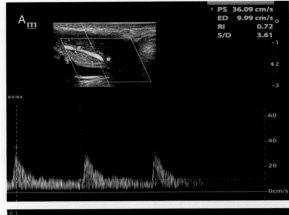

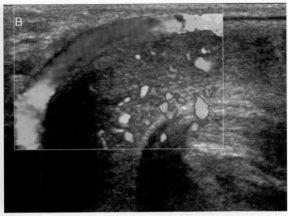

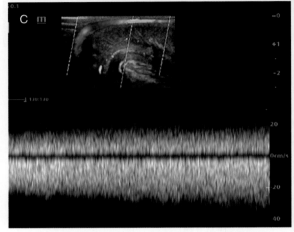

图4-9-10 静脉型阴茎勃起功能障碍。

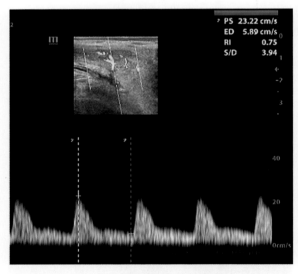

图4-9-11 混合型阴茎勃起功能障碍。

松,尽量减少外界因素的干扰。检查完成后嘱患者多饮水,如阴茎持续勃起超过4小时则为阴茎异常勃起,应及时治疗。

六、典型病例超声报告

病例1

患者男,58岁,主诉"阴茎勃起硬度不佳1年"。

超声所见(图4-9-9):注射10μg前列地尔注射液诱发阴茎勃起后阴茎硬度2级,右侧阴茎海绵体动脉内径约0.8mm,PSV19.5cm/s,EDV0cm/s,RI1.0;左侧阴茎海绵体动脉内径约0.8mm,PSV18.6cm/s,EDV0cm/s,RI1.0。

超声提示:双侧阴茎海绵体动脉收缩期峰值流速低(考虑动脉型阴茎勃起功能障碍)。

临床诊断:动脉型阴茎勃起功能障碍。

病例2

患者男,36岁,主诉"阴茎勃起时间不佳半年"。

超声所见(图4-9-10):注射10μg前列地尔注射液诱发阴茎勃起后阴茎硬度2级,右侧阴茎海绵体动脉内径约1.0mm,PSV36.1cm/s,EDV10.0cm/s,RI0.72;左侧阴茎海绵体动脉内径约1.0mm,PSV38.5cm/s,EDV8.9cm/s,RI0.77。阴茎背深静脉增宽,最高流速约37.4cm/s。

超声提示：双侧阴茎海绵体动脉舒张末期流速高（考虑静脉型阴茎勃起功能障碍）。

临床诊断：静脉型阴茎勃起功能障碍。

病例3

患者男，64岁，主诉"阴茎勃起硬度不佳1年"。

超声所见（图4-9-11）：注射10μg前列地尔注射液诱发阴茎勃起后阴茎硬度1级，右侧阴茎海绵体动脉内径约0.9mm，PSV23.2cm/s，EDV5.9cm/s，RI0.75；左侧阴茎海绵体动脉内径约0.8mm，PSV20.3cm/s，EDV5.5cm/s，RI0.73。

超声提示：双侧阴茎海绵体动脉收缩期峰值流速低，舒张末期流速高（考虑混合型阴茎勃起功能障碍）。

临床诊断：混合型阴茎勃起功能障碍。

七、临床专家评述

ED的诊断依靠患者主诉、现病史、既往史、药物使用史、物理检查、实验室检查及必要的特殊勃起功能检查。最近推出的国际勃起功能障碍评价指数（IEF）是根据患者对阴茎勃起硬度、维持勃起的能力，以及维持阴茎勃起的自信度、困难程度、性生活满意度等5项（IIEF-5）评分内容，综合量化评价ED程度和各种治疗的效果，其临床可信赖性已通过大量临床实验得以证实。ED的治疗近年来有了很大的进步，首先纠正ED的危险因素，积极治疗原发疾病。原发性或继发性性腺功能障碍患者，血浆睾酮水平较低的患者需要长期运用睾酮补充疗法；一线治疗推荐口服选择性PDE5i，如西地那非、伐地那非、他达拉非；二线治疗可选择阴茎海绵体药物注射疗法或真空负压装置；三线治疗可选择阴茎起搏器植入术。

八、阴茎海绵体动脉CTA检查及三维重建技术

如果双重超声检查出现阳性结果，显示阴茎静脉闭塞病变，那么应该进行额外的计算机断层扫描（CT）海绵体造影，以展示阴茎静脉的泄漏情况。CT图像，尤其是使用多平面重建（MPR）、最大强度投影（MIP）和体绘制（VR）技术生成的数据，可用来展示静脉泄漏的细节，包括阴茎静脉、股骨静脉的起源、前列腺周围静脉丛、会阴静脉，以及引流至髂或股静脉的情况。阴茎静脉引流可分为三组：浅静脉、中静脉和深静脉。深背静脉和前列腺周围静脉丛的类型，以及股骨静脉的起源，应仔细评估，因为这些信息对于外科手术或血管内治疗非常重要。因此，CT海绵体造影可在诊断阴茎静脉闭塞病变及为手术或血管内治疗选择患者方面提供帮助。CT海绵体造影是在阴茎海绵体内注射20μg前列腺素E1后进行的。注射后30分钟，在阴茎海绵体的背侧插入7G针，并以6~180mL/min的速度注射30~60mL 30%盐水稀释的碘基造影剂（320mg/mL）。推荐的CT参数如下：64cm×0.625mm的切片，回转时间0.75秒，时间分辨率30毫秒，螺距因子0.984。管电压为80kV，管电流时间为51~90mAs。扫描范围从盆骨真正的上边缘延伸到阴茎的最远水平。数据构造部分的切片厚度为1mm，重建增量为1mm，用于后续处理。这种三维重建方式结合超声阴茎动脉血管检查可给临床医生更直观的结果，方便临床医生选择更精准的手术方式。见图4-9-12。

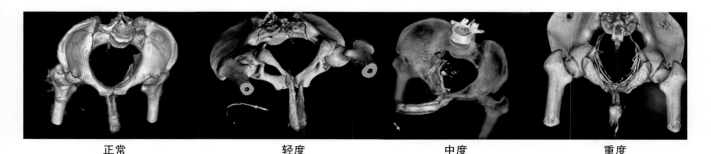

| 正常 | 轻度 | 中度 | 重度 |

图4-9-12　不同程度的ED阴茎海绵体CTA成像及三维重建。

第10节 阴茎异常勃起

一、病因病理

阴茎异常勃起是指各种原因导致的阴茎血流动力学异常变化,从而使阴茎呈现出与性生活无关且患者无法自主控制的持续勃起状态。其病因较为广泛,且部分患者原因不明,常见原因为血液系统相关疾病(如镰状细胞贫血、白血病)、某些恶性肿瘤(如阴茎、尿道、前列腺肿瘤)及其导致的血液高凝状态、全身或区域性麻醉操作、阴茎注射血管活性药物、阴茎或会阴部外伤、大量酗酒等。

二、分类

根据阴茎血流灌注特点常将阴茎异常勃起分为缺血性和非缺血性。

三、临床表现

缺血性阴茎异常勃起又称静脉性或低流量型阴茎异常勃起,此类型患者由于阴茎海绵体内压增高,局部静脉血栓形成,阴茎海绵体缺血缺氧、酸中毒,多伴有明显阴茎坠胀、疼痛。如缺血持续超过4小时,阴茎海绵体内可出现坏死、变性、纤维化等病理变化,使阴茎海绵体发生不可逆的损伤,可导致患者出现阴茎勃起功能障碍。非缺血性阴茎异常勃起又称动脉性或高流量型阴茎异常勃起,由于阴茎或会阴部外伤导致海绵体内部血管损伤,动脉血液直接流入海绵体窦,导致阴茎异常勃起。此类型阴茎海绵体动脉血流灌注增多,相关组织结构并无明显缺血缺氧,患者疼痛等症状多不明显,阴茎多不会达到完全勃起硬度,且接受性刺激后可实现完全勃起(表4-10-1)。

四、超声检查

阴茎异常勃起的超声检查主要通过彩色多普勒及血流频谱进行诊断。缺血性阴茎异常勃起的彩色多普勒表现为阴茎海绵体动脉血流信号减少,甚至无法探及动脉血流信号。而非缺血性阴茎异常勃起彩色多普勒则表现为阴茎海绵体动脉血流灌注增多、紊乱,阻力指数较低。

五、超声检查注意事项

缺血性阴茎异常勃起为临床急症,检查时应降低彩色多普勒量程,避免遗漏低流速血流信号,如发现类似病例应及时告知临床医生进行处理,以免造成阴茎不可逆损伤。

六、典型病例超声报告

病例

患者男,25岁,主诉"阴茎注射血管活性药物后持续勃起2小时,伴疼痛1小时"。

超声所见(图4-10-1):注射$10\mu g$前列地尔注射液诱发阴茎后阴茎硬度4级,多次测量双侧阴茎海绵体动脉均未探及血流信号。

超声提示:缺血性阴茎异常勃起。

临床诊断:缺血性阴茎异常勃起。

表4-10-1 不同类型阴茎异常勃起的病因及临床表现对比

	缺血性阴茎异常勃起	非缺血性阴茎异常勃起
病因	血液系统相关疾病,阴茎相关恶性肿瘤,全身或区域性麻醉操作,阴茎注射血管活性药物等	阴茎或会阴部外伤,阴茎注射血管活性药物等
阴茎疼痛	常有	少有
阴茎勃起硬度	坚硬	未达到完全勃起硬度
阴茎血气分析异常	常有	少有

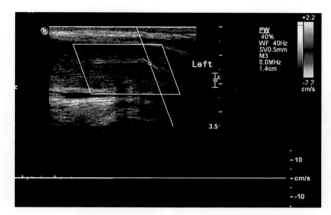

图4-10-1 缺血性阴茎异常勃起。

第11节 阴茎癌

一、病因病理

阴茎癌是阴茎最为常见的恶性肿瘤,可发生于阴茎任何部位,多见于阴茎头及包皮,其发病原因尚不明确,目前多认为与阴茎包皮过长或包茎有关。患者包皮过长或包茎时包皮垢等异物不易排出,存在于包皮与阴茎头之间,反复摩擦刺激阴茎头,导致其长期慢性炎症为重要原因。另有报道指出,阴茎癌的发生与阴茎创伤、HPV感染、抽烟等因素相关。

二、分类

根据阴茎癌的生长方式可分为溃疡型、浸润型及外生型。根据病理类型可分为鳞状细胞癌、腺癌、基底细胞癌、肉瘤等,其中以鳞状细胞癌最为多见,约占全部阴茎癌的90%。

三、临床表现

早期阴茎癌不易发现,可仅表现为阴茎头局部的小硬化或小赘生物,逐渐增大并向周围浸润形成边缘隆起的溃疡或向外生长形成"菜花"样肿块,最后多因肿物广泛侵犯包皮及阴茎前来就诊,肿物表面可伴有破溃、出血、脓性分泌物。部分患者可有阴茎疼痛,但疼痛程度并不与疾病发展程度成正比。阴茎癌晚期患者可有消瘦、乏力等恶病质。

四、超声检查

(一)灰阶超声

早期阴茎癌超声图像多无特异性,可表现为阴茎包皮增厚或阴茎头部的低回声病灶,晚期多为体积较大的不均匀回声肿块,边界不清,形态不规则,可侵犯阴茎体及尿道,如内部发生出血坏死可出现液化区。

(二)彩色多普勒超声

阴茎癌肿物彩色多普勒血流信号较丰富,呈高速低阻血流频谱。

五、鉴别诊断

阴茎癌主要与阴茎损伤、海绵体炎及阴茎硬结症进行鉴别,详见上文。

六、超声检查注意事项

可疑阴茎癌患者进行超声检查时应注重患者隐私,尊重患者知情权。如病灶表面有出血或渗出等应注意探头的清洁与消毒。进行检查时应全面扫查,尽可能不遗漏早期病变。

七、典型病例超声报告

病例

患者男,61岁,主诉"发现阴茎头肿块半年余"。

超声所见(图4-11-1):阴茎头及包皮可见多发不均匀回声病变,较大约3.5cm×3.2cm,边界不清,形态不规则,彩色多普勒探及丰富血流信号。

超声提示:阴茎头部多发不均匀回声病变(考虑癌)。

临床诊断:阴茎癌(鳞状细胞癌)。

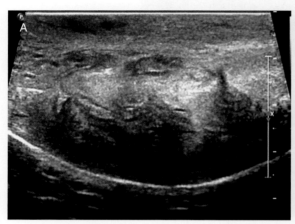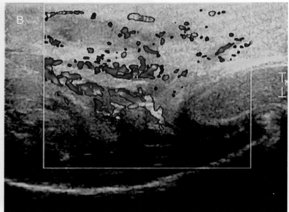

图4-11-1 阴茎头部肿瘤。

第5章

精囊及射精管疾病的超声诊断

第1节　解剖生理

精囊又称精囊腺,位于膀胱底的后方、输精管壶腹的下外侧,自外上至内下走行,紧贴膀胱后壁并与输尿管下段交叉,其后为直肠前壁,以膀胱直肠筋膜相间隔,外侧有前列腺静脉丛。精囊呈长椭圆形,左右各一,上宽下窄,表面凹凸不平,由迂曲的管道组成,其输出管与输精管壶腹末端汇合成射精管,开口于精阜上。精囊长3~5cm、宽1~2cm、厚约1cm,其大小随年龄及充盈度而不同,老年人随性功能的减退而逐渐缩小,精囊壁变薄。精囊肌层较薄,主要由环状平滑肌和少量纵行平滑肌组成,外膜为疏松的结缔组织。精囊的动脉来自输精管动脉、膀胱下动脉及其分支、直肠上动脉、直肠中动脉等,彼此有吻合;静脉构成为精囊静脉丛,入膀胱前列腺静脉丛,位于前列腺两侧,最后汇入髂内静脉。精囊淋巴管很丰富,与血管伴行,进入髂外淋巴结与髂内淋巴结。精囊腺的神经是由输精管神经丛发生的分支所支配,并构成精囊神经丛。精囊分泌弱碱性的淡黄色液体参与精液的组成,内含果糖、前列腺素等成分。果糖为精子的运动提供能量(图2-1-1和图5-1-1)。

尿道球腺是一对豌豆大的球形腺体,位于会阴深横肌内。腺的输出管开口于尿道球部。尿道球腺的分泌物参与精液的组成,于射精前排出,以润滑尿道,有利于精子的活动。

射精管由输精管的末端与精囊腺的输出管汇合而成,壁薄,长1.5~2cm,为成对的管状结构,向前下穿前列腺实质,开口于尿道前列腺部后壁的精阜两侧。两者间存在一潜在囊腔,即为前列腺小囊。射精管一般开口于前列腺小囊的5点和7点处。射精管管壁有平滑肌纤维,管腔内衬柱状上皮细胞,受肾上腺素能神经支配,性高潮时激发肌纤维做同步的节律性强烈收缩,帮助精液排出,进入尿道。射精管与尿道的成角极好地防止尿液反流。由于射精管开口及远端细小,使得其在前列腺尿道部出现炎性病变时,极易引起射精管开口的炎性狭窄而导致射精管梗阻(图3-1-6)。

附属腺(特别是前列腺和精囊)和输精管道的分泌物及精子共同组成精液。前列腺将精囊及输精管中的内容物经射精管输入尿道。射精时前列腺及精囊的肌肉收缩将其分泌物从小叶及腺管中挤入近段尿道。正常成年男性每次射精量为2~6mL,每毫升精液含0.2亿~2亿个精子;若精液量少于1mL,或每毫升的精子数低于1500万个,可导致不育症。

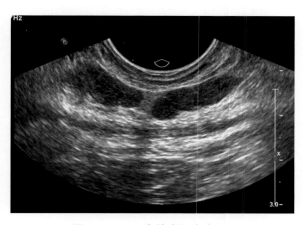

图5-1-1　正常精囊超声表现。

第2节 检查方法

　　精囊与射精管超声检查前应禁欲至少一天,扫查方法主要包括经腹、经会阴及经直肠扫查法。经腹扫查法多使用低频凸阵探头(3.0~5.5MHz),检查前嘱患者憋尿,适当充盈膀胱,取仰卧位,于下腹部耻骨上区连续扫查。经会阴扫查法可使用低频凸阵探头(3.5~5.0MHz),检查前同样嘱患者适当充盈膀胱,取膝胸位、截石位或左侧卧位,将阴囊托起,探头置于肛门上方、阴囊下方会阴区域,连续扫查双侧精囊、射精管。经直肠扫查法应使用腔内端射式探头或双平面探头(5.0~7.5MHz),检查前嘱患者排便,如患者大便不畅可灌肠清洁后进行检查。患者取膝胸位、截石位或左侧卧位,将探头轻柔插入肛门,多切面仔细扫查。观察内容应包括双侧精囊有无缺失、大小、形态、回声,射精管有无增宽、走行区有无异常回声等。3种方法相比,经腹及经会阴扫查法具有简便、易行、无侵入性、患者接受度高的优点,但由于精囊及射精管位置较深,且受到肠道、膀胱等周围脏器的干扰、患者憋尿程度的影响,使得图像清晰度较低,检查准确性不高。而经直肠扫查法不受骨骼、肠道气体、肥胖、憋尿程度的影响,可获得更为清晰的声像图,从而诊断准确性较高,应为首选检查方法之一。

第3节 正常声像图及超声测量

　　超声检查横切时正常精囊位于前列腺后方两侧,纵切时位于前列腺基底部后上方,呈椭圆形,一般左右对称,内部为较均匀低回声,可见条状等至强回声带,为精囊内曲折弯曲的囊壁,长3.0~5.0cm,厚0.5~1.5cm,超声测量时应分别完整清晰观察并冻结左侧及右侧精囊图像,测量精囊的最大长径及厚径。当患者长期未排精,从而使精囊内囊液含量较多时,可见精囊形态略饱满,并且其内可见无回声囊性区。对于部分老年男性患者,因为受到前列腺增生导致的精囊腺分泌与排出功能障碍、雄激素分泌下降、性生活减少等的影响,其精囊大小可存在一定差异。

　　射精管结构的观察多采用经直肠扫查法,经腹及经会阴扫查不易显示正常的射精管结构。正常射精管声像图为输精管壶腹部末端与精囊腺排泄管汇合处向前、下、内侧走行穿过前列腺实质,并开口于前列腺精阜处的条状低回声带。

　　见图5-3-1至图5-3-5。

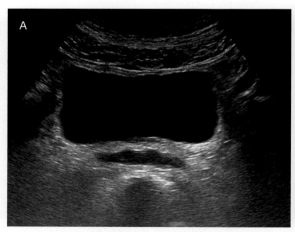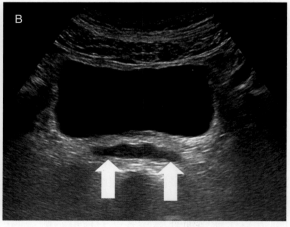

图5-3-1 经腹扫查正常双侧精囊声像图(箭头)。

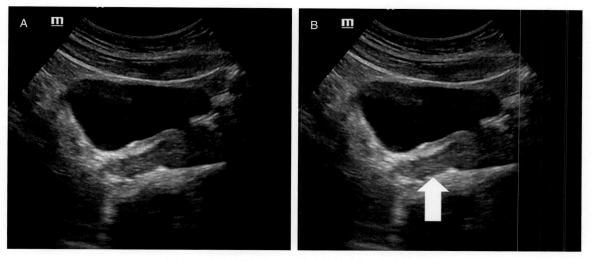

图5-3-2　经腹扫查正常精囊长轴声像图(箭头)。

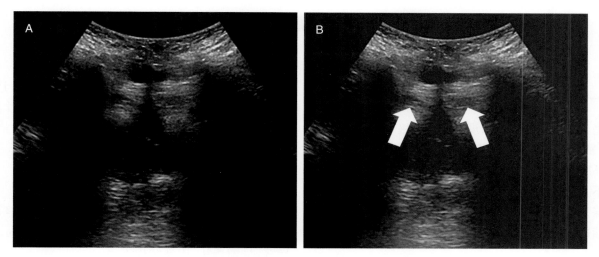

图5-3-3　经会阴扫查正常双侧精囊声像图(箭头)。

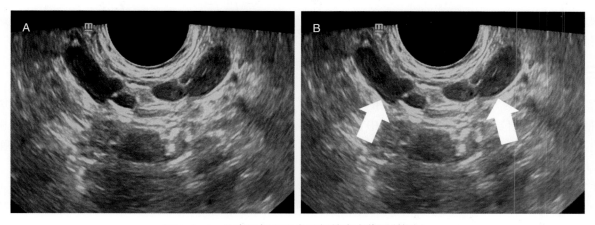

图5-3-4　经直肠扫查正常双侧精囊声像图(箭头)。

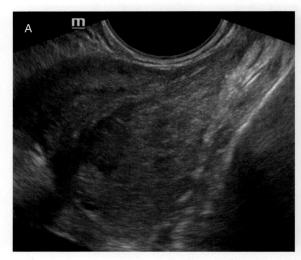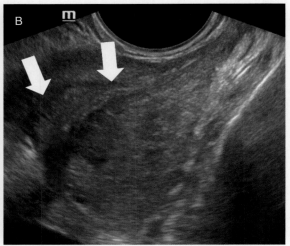

图5-3-5   经直肠扫查正常射精管声像图(箭头)。

第4节   精囊缺如及发育不良

一、病因病理

先天性精囊缺如是指没有或仅有极少正常精囊组织,精囊发育不良是指精囊体积小于正常精囊的30%,多由胚胎阶段中肾管发育缺陷引起。部分促性腺激素分泌不足的患者由于缺乏雄激素刺激,可造成性腺及附性腺发育不良。另有报道指出,本病可能与常染色体隐性遗传的囊性纤维化有关。

二、分类

根据精囊发育特点精囊缺如及发育不良可分为双侧精囊缺如、一侧精囊缺如伴对侧精囊发育正常、一侧精囊缺如伴对侧精囊发育不良、一侧精囊发育不良伴对侧精囊发育正常、双侧精囊发育不良等。

三、临床表现

精囊缺如或发育不良如为单侧多合并同侧输精管、射精管缺如或异位开口,并可同时合并中肾管来源的其他组织发育异常,如附睾部分发育不良、肾脏发育不良、缺如、异位或输尿管缺如、异位开口等,少数患者可合并直肠肛管的发育异常。另有部分精囊发育不良患者为后天性雄激素分泌不足引起,此类患者多累及双侧精囊,并合并小睾丸、隐睾或阴茎发育不全等。

精囊缺如患者多无症状,而在体检时或由于不育等原因发现,先天性双侧精囊输精管缺如的患者,其精液量减少,精液中无精子,精浆果糖实验为阴性。

四、超声检查

(一)灰阶超声

精囊缺如及发育不良的声像图为精囊位置未发现或仅发现体积较小的精囊,前后径常小于5mm,形态异常,呈细条状,内部结构不清。另外,部分发育不良的患者表现为精囊囊状扩张,体积可较大,囊壁较厚,其内部无正常曲折弯曲精囊管。

(二)彩色多普勒超声

精囊缺如及发育不良者不易在双侧精囊区探及血流信号。

五、鉴别诊断

综合患者病史、化验、附睾、输精管等发育情况常不难做出诊断,但部分精囊发育不良表现为体积较大的囊性结构,此时需与精囊囊肿及射精管囊肿进行鉴别。

(一)精囊囊肿

精囊囊肿多为单侧发病,囊壁较薄,较大者挤压精囊,但仍可见正常精囊组织,且患侧输精管及对侧精囊多发育正常。

（二）射精管囊肿

射精管囊肿位于射精管走行区，多为单侧发病，囊壁较薄，呈椭圆形、梭形，其尖端指向前列腺精阜方向。

六、超声检查注意事项

经直肠检查前应充分润滑探头，注重患者隐私。由于本病多由中肾管发育缺陷引起，当发现一侧精囊缺如及发育不良时应同时注重观察对侧精囊、双侧输精管及睾丸附睾等结构有无异常。

七、典型病例超声报告

病例1

患者男，31岁，主诉"正常备孕2年未育"。

超声所见（图5-4-1）：经直肠扫查右侧精囊未探及，左侧精囊体积小，大小约0.9cm×0.2cm，呈细条状，边界尚清，内部未见正常精囊结构，彩色多普勒未探及血流信号。

超声提示：右侧精囊未探及（缺如？），左侧精囊体积小（考虑发育不良）。

临床诊断：右侧精囊缺如，左侧精囊发育不良。

病例2

患者男，27岁，主诉"查体发现膀胱左后方囊肿半月余"。

超声所见（图5-4-2）：经直肠扫查右侧精囊及输精管盆段未探及，左侧精囊区可见1.5cm×1.1cm囊性结构，边界较清，囊壁较厚，内透声可，内部未见正常精

囊结构，左侧输精管盆段可见，彩色多普勒未探及血流信号。

超声提示：右侧精囊未探及（缺如？），左侧精囊呈囊状扩张（考虑发育不良）。

临床诊断：右侧精囊缺如，左侧精囊发育不良。

八、临床专家述评

正常精囊腺最大前后径约为1.0cm，如<0.5cm定义为精囊腺先天发育不良。

精囊腺先天发育不良超声多显示精囊腺结构失常，体积较小，其图像也有多种表现形式：①精囊腺明显变细，可见少量腺体样结构；②精囊区椭圆形或"条索"状低无回声，边界清晰，无囊泡样回声；③精囊腺走行区可见盲管状无回声，其内无皱襞，形成单腔；④部分精囊腺体积增大，正常结构消失，显示囊样无回声，与前列腺可见一细条状低回声相连；⑤单侧精囊腺囊状扩张伴同侧输尿管囊状扩张，先天性输尿管末端闭锁及同侧肾体积小伴重度积水。

目前临床对男性不育症致病因素的检查多采用睾丸活检、输精管造影、附睾穿刺、激素测定、精浆生化这些检查，因带有创伤性，少数患者会发生短期后遗症，加大了检查带来的医疗风险。患者可接受程度受到一定的影响，对于激素测定及精浆生化均存在不能确诊及每次检查偏差，降低了医生判断的准确性。利用二维彩色多普勒超声所特有的安全、动态、无辐射、耐受性好、可重复操作等诸多优点，使其在男性不育症致病因素的检查中发挥重要作用，值得广泛推广及应用。

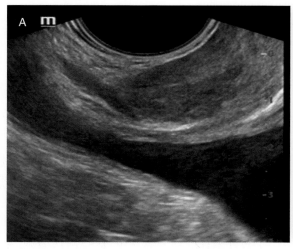
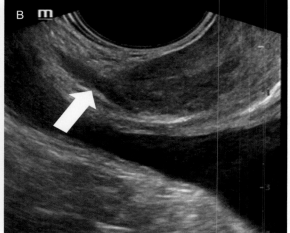

图5-4-1 左侧精囊发育不良（箭头）。

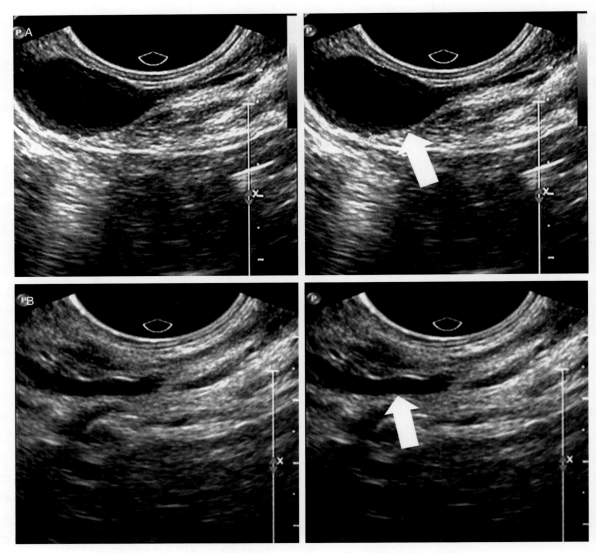

图5-4-2　(A)左侧精囊发育不良(箭头);(B)左侧输精管盆段(箭头)。

第5节　精囊炎

一、病因病理

　　精囊炎为泌尿生殖系统的常见疾病,好发于青壮年男性,多为细菌感染,由精囊邻近器官迁延所致,也可由前列腺、尿道等器官炎症沿精路或尿路逆行感染所致,另有少数患者为血行或淋巴途径感染。

二、分类

　　精囊炎根据病程可分为急性及慢性精囊炎,急性精囊炎反复发作、迁延不愈可逐渐发展为慢性炎症。

三、临床表现

　　急性炎症期精囊充血水肿,导致精液排出不畅,形成大小不等的囊腔,严重者可形成脓肿。此时患者可有发热、血精、下腹坠胀不适、疼痛且射精时加剧,尿频、尿急、尿痛等尿路刺激症状。慢性精囊炎大部分患者多无明显症状,部分患者可表现为精液发黄、射精后下腹坠胀、排尿不适、排尿困难等。

四、超声检查

(一)灰阶超声

急性精囊炎的典型超声图像表现为单侧或双侧精囊体积增大,形态饱满,近似圆形,厚径增加,大于1.5cm,边界模糊,其内曲折管状结构扩张呈囊状,囊壁增厚毛糙,囊内充满密集点状回声,有浮动感。慢性精囊炎主要表现为精囊体积增大,或一侧明显大于另一侧精囊,但增大程度多较急性精囊炎为轻,形态欠规则,其内亦可见囊状结构,囊壁粗糙。病程较长者精囊体积可缩小,内伴多发强回声钙化。经直肠扫查可更加清晰地观察精囊形态及其内部回声。

(二)彩色多普勒超声

急性精囊炎经直肠扫查多可探及较丰富的血流信号,慢性精囊炎血流信号大致正常或轻度增加。

五、鉴别诊断

由于部分精囊炎图像可表现为囊状扩张或体积减小,此时需与精囊囊肿及精囊发育不良进行鉴别。

(一)精囊囊肿

精囊囊肿多为单侧,边界清晰,囊壁较薄,囊内透声良好,而急性精囊炎多累及双侧,囊壁粗糙增厚,囊内透声不佳。

(二)精囊发育不良

精囊发育不良声像图可表现为精囊体积减小或囊壁粗糙增厚的囊性结构,但其内部缺乏正常曲折精囊结构,且多伴有输精管、附睾等发育异常,而慢性精囊炎仍可见精囊结构,其内部可见多发钙化,其他附属性腺发育正常。

六、超声检查注意事项

部分精囊炎患者表现为下腹胀痛,直肠指诊时加剧,所以对可疑精囊炎患者进行经腹或经直肠超声检查时应注意动作轻柔,以免加重患者不适。另有部分精囊炎声像图与正常精囊相似,可无明显异常,此时需同时结合患者的临床症状与体征,做出准确诊断。

七、典型病例超声报告

病例

患者男,42岁,主诉"同房后精液带血2次"。

超声所见(图5-5-1):经腹扫查,双侧精囊增大,右侧大小约4.5cm×1.8cm,左侧大小约4.3cm×1.7cm,边界欠清晰,形态欠规则,内部回声不均匀,可见多发小囊腔及强回声,囊内透声不佳。经直肠扫查,双侧精囊增大,边缘模糊,形态欠规则,内回声不均匀,可见多发囊腔及散在强回声点,囊壁粗糙增厚,囊内透声不佳,彩色多普勒双侧精囊血流信号大致正常。

超声提示:慢性精囊炎。

临床诊断:慢性精囊炎。

八、临床专家述评

精囊炎是泌尿男科门诊常见疾病,血精症是其典型临床表现,也是患者就诊的主要原因。精囊炎好发于性活跃期的青壮年男性,发病年龄多在20~40岁,可因频繁的性活动使精囊充血,黏膜屏障保护作用降低而继发感染,当形成炎性反应时腺体组织水肿、炎性渗出及微血管网破裂而导致血精发生。精囊炎发病率在青壮年男性常见感染性疾病中排在前三位,仅次于前列腺炎。精囊炎大部分由细菌引起,多是精囊的邻近器官(如前列腺、尿道、结肠等)发生感染后,其病菌(多为大肠杆菌、克雷白产气杆菌、变形杆菌、假单胞菌等)侵及精囊造成的。也有少数为支原体、衣原体致病。该病以血精为最主要的临床表现,有急性和慢性两种表现。精囊能为运送和储存精子提供载体和营养物质。精囊发生炎症时,炎性因子影响精子的活动环境而致男性不育,提示早期诊断及干预精囊炎性疾病对预防男性不育十分重要。由于精囊炎患者临床上缺乏明显的特征症状,与前列腺炎、尿道炎、睾丸炎及膀胱炎症状相似,因此仅凭临床症状无法进行鉴别,对精囊炎的诊断较为困难。随着影像学技术的进步和发展,影像学在临床疾病的诊断上有巨大的贡献。虽然超声对人体多种疾病的诊断有巨大价值,但经腹部超声对精囊炎患者进行诊断并无明显特异性,因此临床上经腹部超声检查精囊炎的检出率较差,容易出现漏诊误诊,导致患者错过最佳治疗时间。经直肠超声探头在诊断精囊炎时,分辨率较高且由于距离位置近,对精囊的细微结构显示彻底,大大提高了对精囊炎的检出率。急性精囊炎超声检查可见精囊明显扩张,厚径基本>

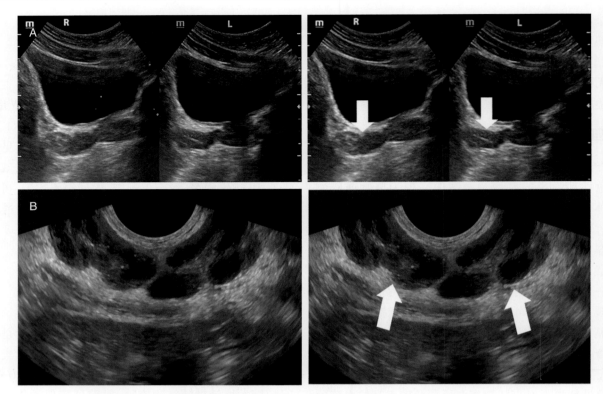

图 5-5-1　慢性精囊炎(箭头)。(A)经腹扫查声像图；(B)经直肠扫查声像图。

15mm,精囊边缘较为粗糙,规则欠佳,且表面迂曲状消失,精囊内部可闻及点状回声,血流速度较快,血供丰富。慢性精囊炎:超声检查可见精囊略大,表面迂曲状变直,精囊壁粗糙,回声较强,可见细小强光点,血流分布不均。鉴于经直肠超声具有较高的分辨率,排除了肠气和膀胱对诊断图像的干扰,具有多种典型特征,在诊断精囊炎上具有较高的检出率,值得临床应用及推广。

第6节　精囊囊肿

一、病因病理

精囊囊肿为精囊较为常见的良性肿物,好发于青壮年。部分精囊囊肿由于中肾管发育异常、畸形,导致残存的输尿管遗迹在精囊中发育而来,此类囊肿称为原发性精囊囊肿,有报道指出其发生尚可能与常染色体显性遗传的多囊肾有关。另有部分患者性行为过度频繁,或患有精囊炎、射精管炎、前列腺良性增生等疾患,或前列腺电切术后均可导致射精管出口阻塞,精囊内压升高,形成继发性精囊囊肿。

二、分类

精囊囊肿根据病因可分为原发性精囊囊肿及继发性精囊囊肿。

三、临床表现

原发性精囊囊肿多为单侧、单房,囊壁稍厚,且大小不等,较大者可压迫膀胱,囊内可为血性液体。原发性精囊囊肿患者可同时伴有同侧肾脏发育异常及隐睾、尿道下裂、输尿管异位开口等。当精囊囊肿同时合并同侧肾缺如及输尿管发育异常时则为Zinner综合征，它是一种特殊的先天性精囊囊肿，是由于中肾管发育异常、输尿管芽上升受阻，导致一侧肾缺如、输尿管发育不良或缺如、射精管或精囊腺管阻塞继而形成的囊肿。

继发性精囊囊肿本质为精囊内部精囊管的扩张。此类囊肿形态多较规则，可为单侧发病或双侧同时存在，囊壁较薄，呈圆形或椭圆形。

精囊囊肿多无特异症状，部分患者可出现会阴或下腹部坠胀、射精痛、血精等症状，如囊肿较大压迫膀胱而出现尿频、尿急等症状，少数患者可导致不育。

四、超声检查

(一)灰阶超声

精囊囊肿的典型超声表现为膀胱后外两侧精囊区域的无回声囊性结构，单侧多见。囊肿边界较清晰，形态较规则，多为圆形或椭圆形，囊壁多菲薄光滑，后方回声增强。囊肿较大时可挤压正常精囊组织，使得正常精囊结构不易观察。当囊肿合并新鲜出血时其内可见絮状或点状回声漂浮，陈旧性出血可表现为囊肿内的稍高回声团块。

(二)彩色多普勒超声

精囊囊肿彩色多普勒无明显血流信号。

五、鉴别诊断

精囊囊肿需与精囊发育不良、精囊炎、射精管囊肿进行鉴别，详见上文。

六、超声检查注意事项

精囊囊肿患者进行超声检查时应警惕同侧肾脏、输尿管及其他尿路或附属性腺发育异常的可能。

七、典型病例超声报告

病例1

患者男，36岁，主诉"下腹坠胀不适1年"。

超声所示(图5-6-1)：经腹扫查：双侧精囊大小正常，右侧大小约3.5cm×1.2cm，左侧大小约3.8cm×1.3cm，左侧精囊区探及一囊性结构，大小约3.7cm×2.8cm，边界清晰，形态规则，内部透声良好，彩色多普勒未探及血流信号。

超声提示：左侧精囊囊肿。

临床诊断：左侧精囊囊肿。

病例2

患者男，68岁，主诉"血精1月余"。

超声所见(图5-6-2)：经直肠扫查，双侧精囊大小正常，右侧大小约4.1cm×1.4cm，左侧大小约3.8cm×1.4cm，右侧精囊区可探及一囊性结构，大小约2.8cm×2.5cm，边界较清，形态规则，内部透声差，充满密集点状回声，彩色多普勒未探及血流信号。

超声提示：右侧精囊囊肿伴囊内透声差(出血?)。

临床诊断：右侧精囊囊肿伴囊内出血。

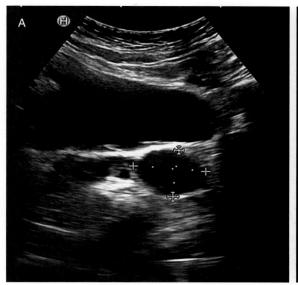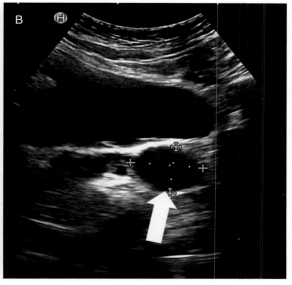

图5-6-1 左侧精囊囊肿(箭头)。

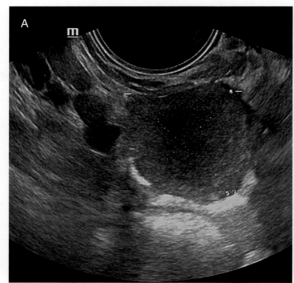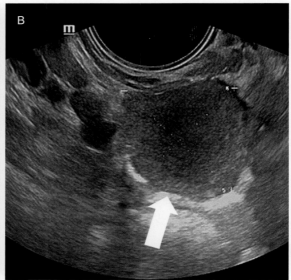

图5-6-2　右侧精囊囊肿伴囊内出血(箭头)。

八、临床专家述评

精囊囊肿多为先天性,根据其发生的来源可分为精囊本身和胚胎期中肾管发育异常形成的两类囊肿。先天性精囊囊肿常伴有同侧肾和输尿管发育不良、缺如或其他畸形。精囊囊肿合并多囊肾时,其发病机制是多个器官的基底膜普遍缺失,其中包括精囊的基底膜缺失。后天性系由输精管炎性梗阻或经尿道前列腺电切术后使输精管梗阻,膀胱颈部病变或血精的凝固物质致输精管狭窄,导致精囊内压上升而形成囊肿。囊肿位于直肠和膀胱之间,前列腺上方,直径多为2~3cm。囊壁为胶原性结缔组织,内衬上皮,可有炎性反应。囊内液常为血性,含有精子。

精囊囊肿中青年发病多见,发病年龄多在20~40岁,症状多见于男性性活动旺盛期,绝大多数精囊囊肿患者无临床症状。常见症状为血精、血尿和射精障碍。血尿可为全程血尿,也可为初始血尿或终末血尿,可伴有尿频、尿急等膀胱刺激症状。囊肿较大时可出现下腹部、腰骶部及会阴部不适。个别病例可合并精囊结石。精囊囊肿诱发的附睾炎或前列腺炎可反复发作。有些患者并无明显症状。因精囊位置较深,小囊肿临床检查极难发现。有时经直肠指诊或双合诊可发现大囊肿。触压肿物可排出血性液体,此时应用涂片进行细胞学检查。膀胱镜有时见大囊肿挤压膀胱造成膀胱受压变形。精囊造影对诊断极有价值。常规做静脉性尿路造影很有必要,可发现有无肾、输尿管先天性异常。超声、CT、MRI有助于诊断。本病应与前列腺囊肿、包虫性囊肿、膀胱憩室相鉴别。

囊肿较小、症状轻、年轻患者以保守治疗为主,如定期按摩等,但应定期随访。囊肿大于2.5cm且症状明显才考虑手术治疗。首选方法是超声引导下经会阴或应用内镜经膀胱穿刺抽吸囊肿内容物。如果抽吸后复发,还可进行反复抽吸治疗。也有报道抽吸后注入无水乙醇或四环素可获得满意效果。开放性手术切除精囊囊肿有几种外科经路,如经会阴、经耻骨上膀胱入路,膀胱侧入路,膀胱后入路等方法。一般情况下,小的精囊囊肿经会阴入路较好,出血少,易切除,术后恢复快。经膀胱入路可切除较大的囊肿,但出血较多,易损伤输尿管,但很少损伤直肠。膀胱侧入路一般用于儿童或位于膀胱外侧上方的一侧大囊肿。膀胱后入路用于切除双侧精囊囊肿。目前,腹腔镜技术已成功应用于精囊切除术。

第7节　射精管扩张及囊肿

一、病因病理

射精管扩张及囊肿多由梗阻性原因引起,部分由先天性射精管闭锁、狭窄引起,称为原发性射精管囊肿。也可由射精管炎、结石、粘连或前列腺炎、后尿道炎导致位于精阜后壁的输精管开口炎性狭窄,或先天性前列腺囊肿(米勒管囊肿)、输尿管异位开口等压迫,以及部分医源性因素(如前列腺或后尿道手术),导致精子及精囊液排出不畅、射精困难,从而引起射精管扩张形成囊肿,此类囊肿称为继发性射精管囊肿。

二、分类

根据病因可分为原发性射精管囊肿及继发性射精管囊肿。

三、临床表现

患者可无症状,也可有精液颜色异常、血精、射精疼痛、精液量减少、精子质量异常、不育,或者尿频、尿急等尿路刺激症状。

四、超声检查

(一)灰阶超声

经腹扫查方法不易发现轻度的射精管扩张,经直肠扫查法可更清晰地观察射精管病变的细节,并可积极寻找精路梗阻的原因,为首选检查方法。

典型的射精管扩张声像图表现为自输精管壶腹部末端与精囊汇合处至精阜射精管开口处的射精管管腔扩张,管腔可大于2mm,射精管管壁可增厚。射精管囊肿表现为射精管走行区的囊性结构,一般位于前列腺内部偏后方、双侧精囊内侧的区域,有时不易区分左右,多为单发,边界清晰,形态呈椭圆形、水滴形,囊壁多薄而光滑,并且其尖端指向前列腺精阜,此表现较具特征性。如伴有囊内出血则表现为囊性结构内透声不佳,可有点状回声或絮状沉积物漂浮于囊内。另有部分囊肿可伴有结石,表现为囊内点状或团块状强回声。

(二)彩色多普勒超声

单纯射精管扩张及囊肿多无血流信号探及。如为射精管炎性梗阻所致,射精管管壁增厚,病灶区域血流信号增多。伴发囊内结石时,部分结石后方可见快闪伪象。

五、鉴别诊断

射精管囊肿主要与前列腺囊肿、前列腺米勒管囊肿相鉴别。

(一)前列腺囊肿

前列腺囊肿位于前列腺实质内,可单发或多发,边界清晰,形态多为圆形,并无尖端指向精阜。

(二)前列腺米勒管囊肿

前列腺米勒管囊肿表现为前列腺基底部、尿道后方中线处囊性结构,边界清晰,形态可呈圆形、水滴形或椭圆形,其张力较小,而射精管囊肿多由梗阻原因引起,张力较大,尖端指向精阜,底部靠近精囊腺。

六、超声检查注意事项

射精管病变首选经直肠超声扫查法,射精管囊肿检查时应多角度观察其与前列腺精阜及精囊的关系,以及是否有精囊、输精管等器官疾患。

七、典型病例超声报告

病例1

患者男,28岁,主诉"血精半月余,下腹坠胀不适1周"。

超声所见(图5-7-1):经直肠扫查,左侧射精管扩张,最宽处约0.23cm,管壁粗糙,管腔内未见异常回声,彩色多普勒未探及血流信号。

超声提示:左侧射精管扩张。

临床诊断:左侧射精管炎性梗阻伴扩张。

病例2

患者男,33岁,主诉"正常备孕1年未育"。

超声所见(图5-7-2):经腹扫查,前列腺内部后方正中可探及一囊性结构,边界清晰,呈水滴状,内部透声良好。经直肠扫查,左侧射精管走行区可见一囊性结构,大小约1.6cm×1.1cm,边界清晰,内部透声良好,其尖端指向前列腺中线精阜方向,底部靠近精囊,彩色

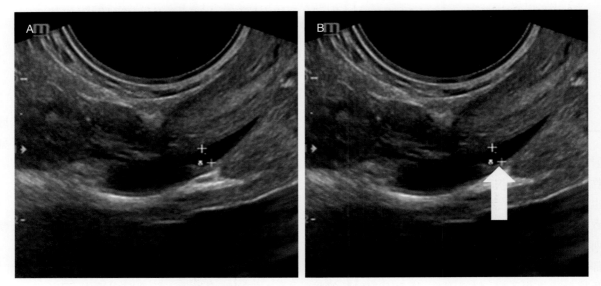

图5-7-1 左侧射精管扩张（箭头）。

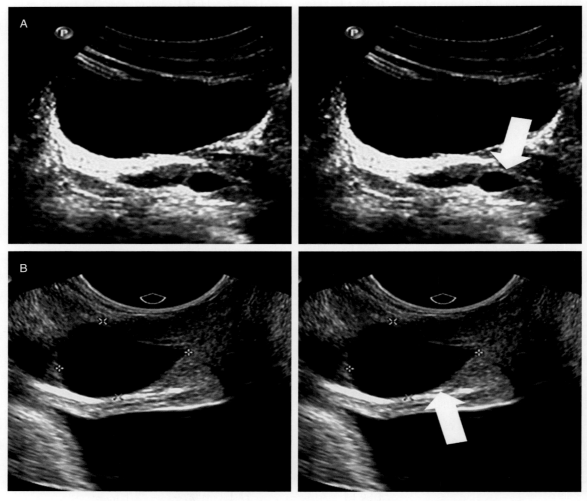

图5-7-2 左侧射精管囊肿（箭头）。（A）经腹扫查声像图；（B）经直肠扫查声像图。

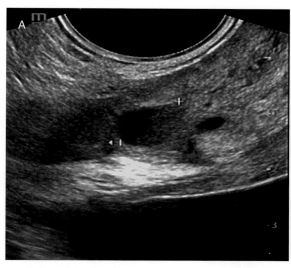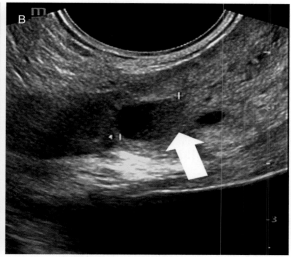

图5-7-3　右侧射精管囊肿伴囊内出血(箭头)。

多普勒未探及血流信号。

超声提示:左侧射精管囊肿。

临床诊断:左侧射精管囊肿。

病例3

患者男,59岁,主诉"血精半月余"。

超声所见(图5-7-3):经直肠扫查,右侧射精管走行区可见一囊性结构,大小约0.8cm×0.3cm,边界清晰,呈水滴状,其尖端指向精阜方向,底部靠近精囊,内部透声差,局部可见点状回声,改变体位有漂浮感,彩色多普勒未探及血流信号。

超声提示:右侧射精管囊肿伴囊内透声差

(出血?)。

临床诊断:右侧射精管囊肿伴囊内出血。

八、临床专家述评

射精管囊肿的传统治疗方法有经直肠超声引导下囊肿穿刺术,术中抽取囊液,向囊腔内注射硬化剂,但术后复发率较高,已被临床淘汰。国内已有经尿道射精管囊肿开窗术报道,亦有经尿道射精管口电切术治疗梗阻性无精子症患者的报道,目前认为在诊断明确的前提下,采用经尿道射精管囊肿开窗术或射精管口切开术是一种安全、简单、有效的治疗方法。

第8节　精囊及射精管结石

一、病因病理

精囊及射精管结石好发于中壮年男性,临床较为少见,多由精囊管、射精管梗阻、畸形,或精囊慢性炎症导致精囊内储存的精囊液及精子排出不畅,或由于下尿路梗阻使部分尿液逆向进入射精管,钙盐沉积于精囊及射精管所致,多见于单侧,也可发生于双侧。结石成分主要有磷酸钙和碳酸钙,也有草酸钙。

二、临床表现

大部分精囊及射精管结石患者可无明显症状,部分患者可有下腹部坠胀不适、睾丸坠胀、射精痛,可导致患者出现血精,同样也是男性不育及性功能障碍的常见原因之一。

三、超声检查

(一)灰阶超声

精囊及射精管结石的典型超声声像图为单侧或双

侧精囊内及射精管管腔内单发或多发的强回声团,大小不等,可为数毫米至1~2cm,较小者可为点状或短线状,较大者多为线状、弧状或环状,后方可伴声影,患者多同时伴有同侧精囊增大、精囊壁粗糙增厚等精囊炎的表现,并且尚可伴有前列腺炎或前列腺结石等相应声像图改变。

(二)彩色多普勒超声

部分结石后方可见快闪伪象。

四、鉴别诊断

精囊及射精管结石需与前列腺结石相鉴别。精囊结石位于前列腺后外侧的精囊区内,射精管结石位于输精管与精囊腺排泄管汇合处向前、下、内侧走行并开口于前列腺精阜处的射精管走行区内,多发射精管结石可表现为射精管走行区线样排列的多发强回声团。而前列腺结石表现为前列腺实质内散在分布的强回声团,如同时伴有前列腺增生则常弧形排列于内、外腺之间。

五、超声检查注意事项

超声检查前应熟练掌握射精管走行特点,以免反复扫查加重患者不适。同时应全面扫查,观察有无前列腺炎、精囊炎、精囊囊肿、射精管囊肿或梗阻等疾患。

六、典型病例超声报告

病例1

患者男,37岁,主诉"下腹坠胀不适1年"。

超声所见(图5-8-1):经腹扫查,双侧精囊形态大小正常,右侧大小约4.0cm×1.3cm,左侧大小约3.9cm×1.3cm,边界尚清,内部回声不均匀,可见多发强回声团。经直肠扫查,双侧精囊形态大小正常,内可见多发强回声团,较大者约0.6cm,部分后方可见声影,彩色多普勒显示双侧精囊血流信号大致正常。

超声提示:双侧精囊多发结石。

临床诊断:双侧精囊多发结石。

病例2

患者男,33岁,主诉"血精2个月"。

超声所见(图5-8-2):经直肠扫查,沿左侧射精管走行区可见线样排列的多发强回声团,彩色多普勒显示局部血流信号未见明显异常。

超声提示:左侧射精管多发结石。

临床诊断:左侧射精管多发结石。

七、临床专家述评

精囊是男性生殖器官特有的附属腺体,具有提供精子营养物质、生产黏液的作用。精囊结石是一种少

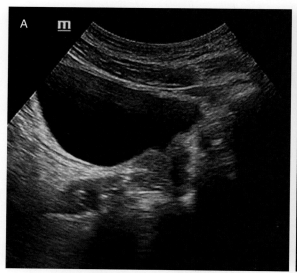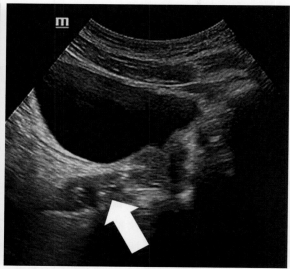

图5-8-1　精囊多发结石(箭头)。(A)经腹扫查声像图;(B)经直肠扫查声像图。(待续)

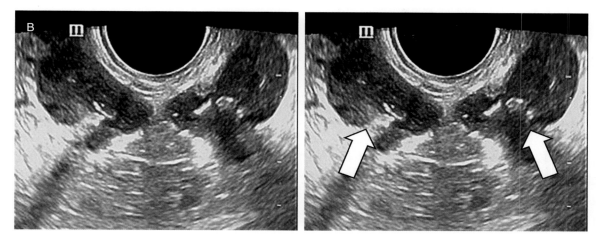

图5-8-1(续)

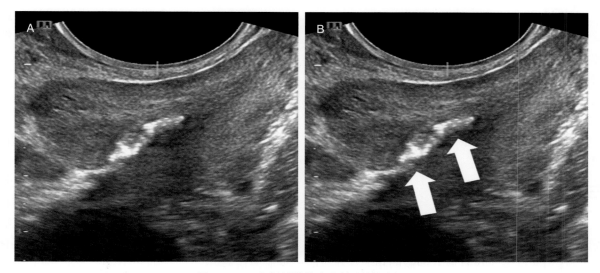

图5-8-2 左侧射精管多发结石(箭头)。

见的男性疾病,是指无机盐结晶在精囊内沉积形成的结石。发病年龄常大于40岁,儿童精囊结石罕见,16.2%的血精患者存在精囊结石,通常因慢性精囊炎、慢性前列腺炎、精囊液潴留、射精管阻塞、代谢紊乱等引起。临床症状常表现为腹股沟及会阴部疼痛不适,射精时加重,甚至有血精、精液异常等症状,常伴不孕不育,因此尽早诊断及治疗精囊疾病显得尤为重要。由于精囊位置较深,常规的经腹超声检查易受多种因素干扰,造成精囊疾病检出率较低。近年来,经直肠超声检查在精囊疾病中得到广泛应用,检查中因较好地避开了肠内气体等因素的干扰,且使用的高频探头可为图像提供较高的分辨率、清晰度及完整性,充分显示了精囊的内部结构及轮廓,有助于为临床早期诊治提供参考依据,并且经直肠超声检查安全可靠、准确率高。精囊结石在声像图上很易辨认,为精囊腔内的强回声光团伴有声影,精囊形态、大小正常。

第9节 精囊肿瘤

一、病因病理

精囊肿瘤较少见,好发于中老年男性,病因尚不明确,可能与遗传因素有关,另有部分学者认为原发性精囊肿瘤可能与频繁的性生活、精囊反复感染、输尿管异位开口于精囊等因素有关。而继发性精囊肿瘤一般是由前列腺、膀胱、直肠等邻近器官恶性肿瘤直接侵犯所致。

二、分类

精囊肿瘤根据性质可分为良性及恶性肿瘤,精囊良性肿瘤主要包括平滑肌瘤、纤维瘤、腺瘤等,精囊恶性肿瘤主要包括腺癌、肉瘤、淋巴瘤等,其中以腺癌较为常见。根据来源又可分为原发性及继发性精囊肿瘤,原发性精囊肿瘤为起源于精囊腺上皮的罕见肿瘤,继发性精囊肿瘤更为多见,多为前列腺癌、直肠癌等直接浸润。

三、临床表现

大多数精囊肿瘤患者多无症状,有症状者以血精最为常见,部分患者可伴有盆腔疼痛、尿频、不育等。此外,继发性精囊肿瘤还可有原发肿瘤的相关症状,如血尿、排尿困难、大便习性改变等。

四、超声检查

(一)灰阶超声

精囊癌声像图表现为单侧或双侧精囊体积增大,边界不清,形态不规则,失去正常形态,内部回声不均匀,可见单发或多发结节,部分内伴有钙化强回声团。如为邻近器官恶性肿瘤侵犯,则表现为与前列腺、膀胱、直肠等分界不清的弥漫性肿块。

(二)彩色多普勒超声

彩色多普勒超声多于肿瘤处探及较丰富的杂乱血流信号。

五、鉴别诊断

当精囊或射精管囊肿合并出血时可表现为精囊内的囊实性回声肿物,不易与精囊癌鉴别。精囊或射精管囊肿合并出血多较为局限,较大者可挤压周围脏器,但不侵犯浸润正常精囊组织,且彩色多普勒无血流信号探及。

六、超声检查注意事项

精囊肿瘤早期不易发现,发现时肿块多已体积较大,检查时应注意肿块有无杂乱丰富血流信号。如为继发性肿瘤时肿块与周围脏器分界不清,表现为膀胱壁、前列腺包膜等不完整,不易分辨肿瘤来源,此时需结合患者病史及肿瘤标志物(如 CEA、PSA、碱性磷酸酶等)进行诊断。

七、典型病例超声报告

病例

患者男,71 岁,结肠癌综合治疗 2 年半,主诉"复查发现右侧精囊区占位 1 个月"。

超声所见(图 5-9-1):经直肠扫查,左侧精囊大小约 3.4cm×1.0cm,形态大小正常,回声均匀;右侧精囊体积增大,可见约 2.8cm×2.3cm 低回声结构,与右输尿管盆段及直肠分界不清,内部回声欠均匀,彩色多普勒可见血流信号。

超声提示:右侧精囊肿瘤。

临床诊断:右侧精囊肿瘤(穿刺:结肠腺癌转移)。

八、临床专家述评

精囊肿瘤非常少见,可分为原发性和继发性、良性和恶性。原发性精囊肿瘤罕见,继发性精囊肿瘤常为前列腺、膀胱、直肠及周围组织肿瘤的直接浸润或上腹部肿瘤种植于膀胱直肠窝而发生。精囊内肿物并非全是实质性肿瘤,其中单纯性囊肿并不少见。精囊最常见的原发性良性肿瘤有乳头状腺瘤、囊腺瘤、纤维瘤、平滑肌瘤等。恶性肿瘤以乳头状腺癌多见,肉瘤罕见。

CT、MRI 分辨率高,图像清晰,可观察精囊腺内部细微结构,但费用昂贵,难以普及,精囊腺穿刺或 X 线造影属于介入性检查,具有创伤性,可重复性不强,同时存在一些并发症,故不易被患者接受。 由于精囊腺

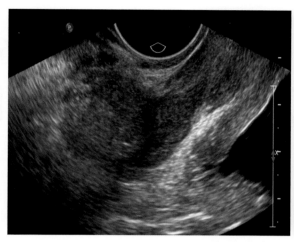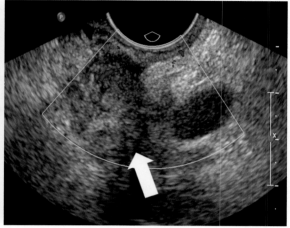

图 5-9-1 右侧精囊肿瘤(箭头)。

解剖位置较深且体积较小,经腹常规超声检查需要适度充盈膀胱,但仅能显示其大体轮廓,无法清晰显示内部实质结构的回声及血流情况,对于无法憋尿及腹壁较厚的肥胖患者显示就更为困难。由于从二维图像上获得的信息太少,所以目前大部分经腹常规超声检查的报告结果仅能测量精囊的大小,很难对精囊腺的内部结构和血流情况进行描述,不能满足临床诊疗的需求。双平面可变频探头,设计巧妙合理,分辨率高,彩色血流信号敏感性好。前端环阵探头视角广、显示范围大,能更准确地测量精囊腺的大小及显示精囊腺与周边组织结构及脏器的关系;中部的线阵探头频率高,能更清楚地显示精囊腺的内部结构,更好地显示精囊腺内的血流情况。同时经直肠双平面超声具备价格低廉、可重复性强、无创等优点,得到临床医生的广泛认可。近些年,随着技术的不断发展,在经直肠超声引导下行精囊部位组织的穿刺活检技术也逐渐开展应用,这将进一步提高精囊腺肿物的检出率。精囊肿瘤超声声像图为精囊增大,形态不规则,内部回声强弱不均的结节样改变,而前列腺、膀胱未见明确肿瘤时,可考虑为原发性精囊肿瘤。

第 6 章

男性尿道常见疾病的超声诊断

第1节　解剖生理

　　男性尿道起自膀胱颈的尿道内口,止于阴茎头部的尿道外口,为细长的管状结构,是排尿和排精的通道,平时为裂隙状的关闭状态,在排尿或排精时扩张。成年人长16~22cm,管径5~6mm,自然状态下呈"S"形弯曲,包括前列腺部、膜部和海绵体部。尿生殖膈将尿道分为前、后尿道,临床上将尿道穿过尿道海绵体的部分称为前尿道,尿道前列腺部和膜部合称为后尿道。见图6-1-1。

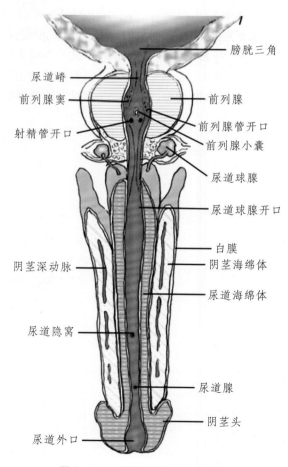

膀胱三角

尿道嵴
前列腺窦
射精管开口

前列腺
前列腺管开口
前列腺小囊
尿道球腺
尿道球腺开口

白膜
阴茎海绵体
尿道海绵体

阴茎深动脉

尿道隐窝

尿道腺

阴茎头

尿道外口

图6-1-1　男性尿道全程示意图。

尿道前列腺部自膀胱颈的尿道内口至尿生殖膈上筋膜,为尿道穿过前列腺的部分,长3~4cm,是尿道最宽的部分,其后壁中线有一纵行隆起为尿道嵴,嵴中部隆起称为精阜,是前列腺增生腔内手术的解剖标志。精阜两侧的尿道黏膜上有12~24个细小的前列腺输出管的开口。精阜中央小凹陷为前列腺小囊,其两侧分别有一细小的射精管口。前列腺部尿道血液循环丰富,外伤后出血较多。见图2-1-2。

尿道膜部位于尿生殖膈上下筋膜之间,为尿道穿过尿生殖膈的部分,长1.5~2cm,周围有属于横纹肌的尿道外括约肌环绕,有控制排尿和射精的作用。膜部位置比较固定,当骨盆骨折时,尿生殖膈撕裂,常损伤此部。在会阴部受暴力挤压如骑跨伤时,常与球部尿道同时损伤。

尿道海绵体部长12~17cm,包括阴茎头、体部及球部。阴茎头内的尿道由尿道外口至阴茎冠状沟平面,最狭窄处为尿道外口,呈矢状裂隙,其后扩大部分为尿道舟状窝,舟状窝两侧有大小不等的数个囊袋,尿道远端前壁有些小隐窝,为尿道腺的开口。此处尿道的功能是缓冲近端尿流使其流速减慢而压力增加,在排尿时产生射流,避免自身受到尿液的污染。阴茎体部尿道位于尿道海绵体之间,被Buck筋膜固定,在耻骨联合下缘阴茎悬韧带将阴茎体部尿道固定在耻骨上,活动度最大,受伤机会小。尿道球部起于耻骨弓下方阴茎悬韧带水平,止于尿生殖膈与膜部相连,尿道球腺开口于此,包绕尿道的海绵体肌在此增厚形成球海绵体肌,于近段明显增厚,使近段的收缩功能增强。球海绵体肌收缩时压迫球部尿道,将停留的精液排出。由于尿道球部位于会阴区从耻骨下经过,比较固定,常因会阴部骑跨和会阴撞击致伤。当尿道出现炎症反应时,海绵体肌反应性收缩,导致该部尿道出现较严重的狭窄。见图4-1-2(A)和图4-1-3(B)。

尿道有3个狭窄、3个膨大和两个弯曲。3个狭窄分别是尿道内口、尿道膜部和尿道外口;外口最窄,尿道结石易嵌顿在这些部位。3个膨大是尿道前列腺部、尿道球部和舟状窝。两个弯曲是凸向下后方、位于耻骨联合下方2cm处的耻骨下弯,包括尿道的前列腺部、膜部和海绵体部的起始段;以及凸向上前方、位于耻骨联合前下方阴茎根与阴茎体之间的耻骨前弯,阴茎勃起或将阴茎向上提起时,此弯曲变直而消失。

尿道壁由黏膜层、黏膜下层及肌层组成。黏膜与海绵体肌靠疏松的结缔组织连接。黏膜下层血供丰富,主要为结缔组织。肌层为内纵行肌和外环形肌,膜部除以上两层肌外,还有一层环形横纹肌,即尿道外括约肌。尿道周围有多种腺体开口于尿道黏膜,主要集中在前尿道;阴茎尿道和尿道球部有尿道旁腺腺管开口,这些腺体内有较多环状细胞,贯穿海绵体组织小梁和血管间隙中,再斜行穿过黏膜下结缔组织。当尿外渗或腺体感染时,这些组织中的纤维细胞反应性增生,随后导致海绵体纤维化,引起尿道狭窄。尿道旁腺在阴茎勃起时受挤压分泌黏液,起润滑作用;尿道球腺为一对,位于膜部尿道两侧,三角韧带两层之间,其导管在3、9点开口于球部尿道的后部,该腺有许多纤维组织包围,在射精时分泌灰白的黏液,组成精液的一部分。

男性尿道为男性排尿、排精的通道。拥有尿道外括约肌的膜部尿道是控制排尿和排精的主要部位。尿道海绵体包绕尿道,在排尿时海绵体完全松弛,让尿液通过;在性生活时,尿道海绵体保持一定的张力,使尿道管腔缩小,以防止少量精液淤积;射精时球海绵体肌收缩,将精液排空。

尿道的血供十分丰富,尿道的动静脉与阴茎海绵体、阴茎皮肤的血管有广泛的交通支。前尿道的动脉供应来自阴部内动脉、尿道球动脉及尿道动脉的分支,其静脉回流经阴部内静脉,再至髂内静脉。后尿道的血供主要来自膀胱下动脉的前列腺支,直肠动脉及阴部内动脉的分支穿过前列腺至后尿道,其静脉回流至膀胱前列腺静脉丛,再回流至髂内静脉。后尿道损伤可引起以上静脉丛损伤引起大出血。

尿道的淋巴管起源于尿道黏膜下淋巴网。淋巴网分布于尿道全程,在舟状窝特别丰富。淋巴液经小管往近段汇入,全部集中到阴茎和球膜部尿道淋巴干。阴茎腹侧表面的淋巴管绕过阴茎海绵体,在背侧与来自阴茎头部的淋巴管汇合。前尿道引流至腹股沟浅淋巴结,进而至腹股沟深淋巴结,并沿髂外淋巴结向上引流。后尿道引流至髂外淋巴结、闭孔淋巴结及盆腔淋巴结。

尿道主要受阴部神经的支配,包括会阴部神经、交感神经及副交感神经的分支。尿道的感觉来自尿道黏膜下的结缔组织中的神经末梢,通过阴茎背神经传入中枢。尿道膜部括约肌的神经受来自S2-4并经阴部神经的分支支配。

第2节 检查方法

男性尿道由于前、后尿道解剖特点的不同，其适合的超声检查方法也不同。后尿道位置较深，多采用经直肠或经会阴扫查法，探头多采用腔内端射式探头（5.0~7.5MHz）或低频凸阵探头（3.5~5.0MHz），虽然高频线阵探头分辨率较高，但由于其扫查深度有限，更适合用于前尿道的扫查。

检查前应准备干净整洁的独立诊室，清洁探头，经直肠扫查前应充分润滑探头。检查时应有另一名男性医务人员陪同，嘱患者充分暴露下腹及会阴部，情绪放松，适当饮水憋尿充盈膀胱，以利于后尿道及周围器官的观察。经直肠扫查多采用左侧卧位，经会阴扫查多采用左侧卧位、截石位，前尿道扫查多采用仰卧位，嘱患者将阴茎头部提起置于下腹壁前方，于阴茎腹侧观察尿道阴茎部。

第3节 正常声像图及超声测量

正常男性尿道长 16~22cm，静止期尿道为闭合状态，超声声像图表现为线样回声带，周围可见低回声带，为尿道周围平滑肌。排尿期尿道自尿道内口逐步向前尿道开放。见图6-3-1至图6-3-4。

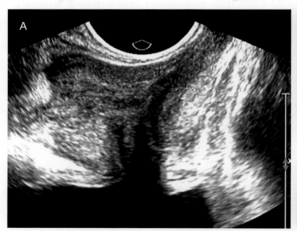 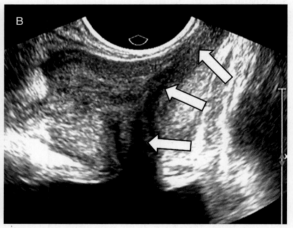

图6-3-1 经直肠扫查正常男性后尿道声像图（箭头）。

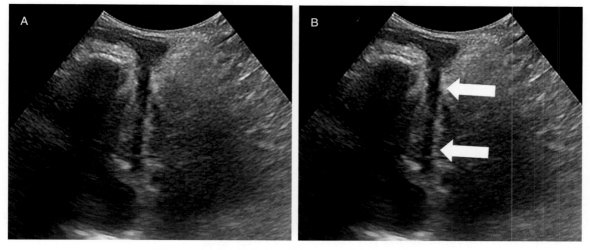

图6-3-2 经会阴扫查正常男性后尿道声像图(箭头)。

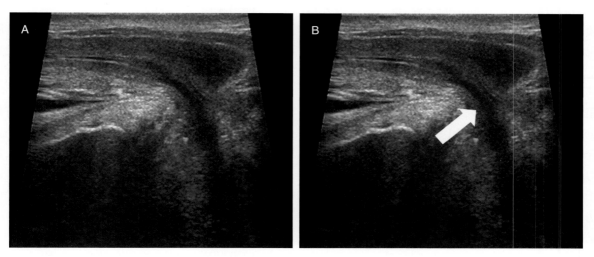

图6-3-3 经会阴扫查正常男性尿道球部声像图(箭头)。

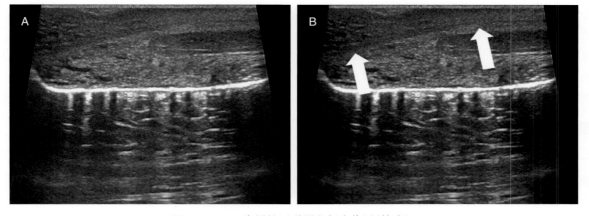

图6-3-4 正常男性尿道阴茎部声像图(箭头)。

第4节 尿道损伤

一、病因病理

尿生殖膈将尿道分为前尿道和后尿道两个部分。前尿道位于两条阴茎海绵体之间的腹侧,有尿道海绵体包绕,包括阴茎头部尿道、阴茎部尿道和球部尿道,是尿道活动度最大的部分,受伤机会较少,在耻骨联合下缘,尿道随阴茎被阴茎悬韧带固定于耻骨上;球部尿道,起于耻骨弓下,止于尿生殖膈,位于会阴部,比较固定,常因会阴部骑跨伤致伤。后尿道包括膜部尿道和前列腺部尿道,长度约5cm。膜部尿道即尿道穿过尿生殖膈的部分,是尿道最固定的部分,也是除尿道外口外最狭窄的部分。骨盆骨折移位,尿生殖膈撕裂常致膜部尿道损伤。

二、分类

尿道损伤的病因很多,归纳起来大致分为以下四类。①尿道内暴力损伤:多为医源性损伤;②尿道外暴力闭合性损伤:主要由骑跨伤和骨盆骨折所致;③尿道外暴力开放性损伤:多见于战时火器或锐器伤,平时偶可见于牲畜咬伤、牛角刺伤、刀刺伤等;④非暴力性尿道损伤:如化学药物烧伤、热灼伤、放射线损伤等,现在很少见。

三、临床表现

后尿道损伤患者可有盆腔疼痛、血尿、尿外渗、排尿困难等表现,严重者可伴有腹腔其他脏器损伤、失血性休克等。前尿道损伤患者表现为会阴或阴茎肿胀、疼痛、出血、尿外渗,出血较多且深筋膜损伤时血液渗入浅筋膜与深筋膜之间可出现下腹壁及阴囊青紫、肿胀。尿道断裂患者术后形成尿道狭窄可出现排尿困难、疼痛、尿线变细、尿滴沥等。

四、超声检查

(一)灰阶超声

尿道挫伤及裂伤尿道连续性未完全中断,超声图像为尿道局部水肿增厚,回声欠均匀,可伴有皮下或周围软组织间隙内血肿形成,多表现为不均匀回声区。尿道断裂时尿道连续性完全中断,局部伴有较大血肿形成,边界不清,并可向周围扩散,患者用力排尿或经尿道外口注入生理盐水可见液体自尿道破口处向外流出。

(二)彩色多普勒超声

尿道损伤伴有血肿形成时无明显血流信号。

五、鉴别诊断

尿道断裂形成血肿时需与尿道周围囊肿、憩室或肿瘤进行鉴别。

(一)尿道周围囊肿

尿道周围囊肿好发于前尿道,通常为尿道周围的囊性结构,边界清晰,形态规则,透声良好,且无通道与尿道相通,依据此特点可与尿道断裂伴血肿进行鉴别。

(二)尿道憩室

由于尿道憩室易继发感染通常表现为尿道周围透声不佳的囊性结构,其边界多较清晰,囊壁毛糙增厚,内可伴有强回声或沉积物,并有通道通向尿道,加压时大小可发生变化,尿道断裂伴血肿形成者通常边界不清,周边无囊壁结构,内部回声不均匀,加压时大小无变化,且患者伴有明显疼痛。

(三)尿道肿瘤

尿道肿瘤较大时可突破尿道壁向外生长,其内部回声不均匀,如伴有出血坏死可出现液性区,不易与血肿进行鉴别,但尿道肿瘤破坏正常尿道结构,彩色多普勒多可探及丰富混杂血流信号。

六、超声检查注意事项

尿道超声可帮助临床医生确定尿道损伤的部位及程度,为常用检查方法。尿道损伤患者检查时应多角度动态观察尿道连续性有无中断、局部有无血肿形成。

七、典型病例超声报告

病例

患者男,56岁,主诉"骑行过程中会阴部钝性撞击伴疼痛2小时"。

超声所见(图6-4-1):尿道连续性尚可,未见明显

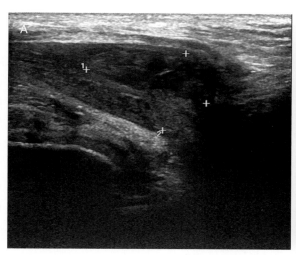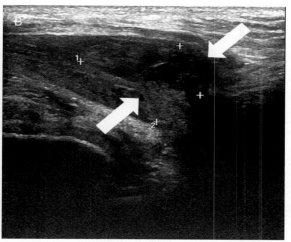

图6-4-1　尿道球部裂伤伴血肿(箭头)。

中断,尿道球部可见大小约2.3cm×2.1cm不均匀回声团,边界不清,形态欠规则,内可见不规则液性暗区,彩色多普勒显示团块内未探及血流信号。

超声提示:尿道球部不均质回声团(考虑裂伤伴血肿形成)。

临床诊断:尿道球部裂伤伴血肿。

八、临床专家述评

男子尿道全长18~20cm,尿生殖膈将尿道分为前尿道和后尿道两个部分。前尿道位于两条阴茎海绵体之间的腹侧,有尿道海绵体包绕,包括阴茎头部尿道、阴茎部尿道和球部尿道,是尿道最活动的部分,受伤机会较少,在耻骨联合下缘,尿道随阴茎被阴茎悬韧带固定于耻骨上;球部尿道,起于耻骨弓下,止于尿生殖膈,位于会阴部,比较固定,常因会阴部骑跨伤致伤。后尿道包括膜部尿道和前列腺部尿道,长度约5cm。膜部尿道即尿道穿过尿生殖膈的部分,是尿道最固定的部

分,也是除尿道外口外最狭窄的部分。骨盆骨折移位,尿生殖膈撕裂常致膜部尿道损伤。尿道损伤临床表现为休克、尿道出血、疼痛、排尿困难及急性尿潴留、血肿及尿外渗。大多数尿道损伤可根据临床症状和体征做出诊断,但有时因局部血肿明显,难以准确判断损伤部位,这就需要进一步结合辅助检查,主要包括超声、MRI、尿道造影等。MRI因为费用高及费时,影响了诊断的及时性,尿道造影操作复杂,同时存在造影剂外漏,后续易加重尿道海绵体纤维化的发生,超声检查具有普及率高、无创、快捷、可重复性、价廉等优点,已成为尿道损伤的急诊检查手段。但也发现,患者受伤后就诊时间长,包皮肿胀增厚明显,同时血肿进一步凝固成块,影响了超声的观察;并且有的尿道损伤层次较浅,仅撕裂了尿道浆膜层,这在超声检查中缺乏明显的特点,不容易被观察到,超声对于尿道损伤的诊断准确率接近46.2%,对于超声难以明确诊断的需结合X线尿道造影检查。

第5节　尿道结石

一、病因病理

尿道结石属于泌尿系统的结石之一,是由于尿液浓缩沉淀形成颗粒状或块状聚集物阻塞在泌尿系统

内,多为上尿路或膀胱结石排出过程中嵌顿于尿道所致,称为继发性尿道结石,是泌尿科常见疾病,多发生于青少年,近年来由于生活方式的改变使得尿路结石的发病率逐年升高。男性发病率为女性发病率的4~5

倍。结石经膀胱排出进入尿道后会出现排尿困难、尿道疼痛及下腹憋胀不适感,如不及时治疗可能会引发尿道损伤、感染等,且该疾病易反复发作。少数病例由于尿道反复感染、尿道狭窄瘢痕、尿道憩室或尿道异物(如长期置入导尿管)导致,为原发性尿道结石。

二、分类

根据结石来源可分为原发性尿道结石及继发性尿道结石。

三、临床表现

尿道结石患者临床多表现为会阴部、阴茎部疼痛,排尿时加剧,并向阴茎头放射。继发性尿道结石患者排尿突然中断,排尿困难,尿线变细,血尿,尿频、尿急,尿意强烈但尿量不多,完全梗阻者可导致急性尿潴留。此外,尿道结石引起的尿路梗阻、尿液排出不畅及结石对尿道黏膜的损伤、直接刺激又可加重尿道狭窄或感染,严重者可造成尿道穿孔形成尿瘘。尿道结石患者多可于直肠指诊或阴茎部触及硬块,压痛明显。

四、超声检查

(一)灰阶超声

尿道结石典型声像图为尿道内强回声团,单发多见,后方伴声影,周围可见低回声带,为结石周围尿液或尿道水肿所致。患者排尿时可见结石上方尿道增宽,部分结石可随尿液流动而移动翻滚。

(二)彩色多普勒超声

部分结石后方可伴有快闪伪像。

五、鉴别诊断

尿道结石的图像较具特征性,结合患者临床表现一般均可做出正确诊断。部分前列腺结石分布在前列腺尿道周围,易与尿道结石混淆,此时应嘱患者排尿扩张尿道,可清晰显示尿道结石位于尿道管腔内,与周围组织分界清晰。

六、超声检查注意事项

尿道结石患者局部压痛明显,检查时应注意操作准确轻柔,同时结合静止期及排尿期图像做出准确诊断,彩色多普勒发现快闪伪像可作为辅助诊断。

七、典型病例超声报告

病例1

患者男,69岁,主诉"排尿困难2天"。

超声所见(图6-5-1):尿道走行正常,于尿道膜部管腔内可见长约1.2cm强回声团,边界较清,其上方尿道管腔可见扩张,彩色多普勒伴快闪伪像。

超声提示:尿道膜部结石。

临床诊断:尿道膜部结石。

病例2

患者男,49岁,主诉"排尿疼痛2天,阴茎触及硬块1天"。

超声所见(图6-5-2):尿道走行正常,尿道阴茎部舟状窝可见长约1.1cm强回声团,边界较清,后方伴声影,彩色多普勒伴快闪伪像。

超声提示:尿道舟状窝结石。

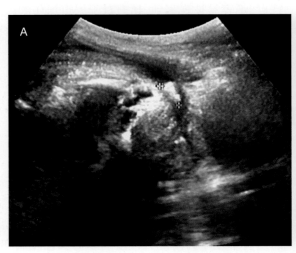
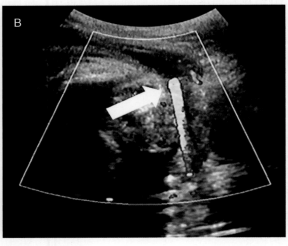

图6-5-1 尿道膜部结石(箭头)。

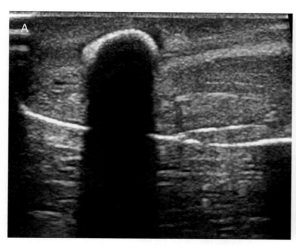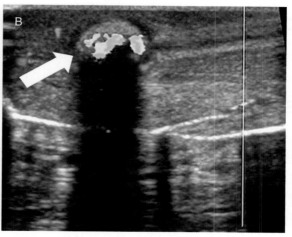

图6-5-2　前尿道结石(箭头)。

临床诊断:尿道舟状窝结石。

八、临床专家述评

尿道结石属于泌尿系统的结石之一,是由于尿液浓缩沉淀形成颗粒状或块状聚集物阻塞在泌尿系统内,是泌尿科常见的一种疾病,多发生于青少年,近年来由于生活方式的改变使得尿路结石的发病率逐渐升高。发病率男性多于女性,为(4~5):1。结石经膀胱排出进入尿道后会出现排尿困难、尿道疼痛、下腹憋胀不适,尿道结石如果在尿道内长期停留,而得不到有效治疗,则尿道狭窄及尿道炎症的疾病极易发生,病情严重者会出现尿道瘘及尿道周围脓肿等严重并发症,对患者危害性较大。因此为促进患者疾病快速恢复,加强对疾病的早期诊断尤为重要。超声诊断技术具有密度分辨率高、检查方便、操作简单易行、费用低、安全性高、图像清晰、无创等特点,且在诊断尿道结石方面效果显著,能够使得尿道结石的诊断准确率有效提高,并能够对不同类型的结石进行准确辨别,为临床工作提供可靠依据,有利于对患者疾病做到早期诊断和早期治疗,促进患者疾病快速恢复,存在显著推广应用价值。经彩超诊断后其不同部位的结石声像图特征为如下。①尿道内口结石:图像检查显示后尿道口会以漏斗状的凹陷在前列腺膀胱壁上呈现,尿道口部位有强回声光团,后方会出现声影,当患者进行移动时则强回声光团位置不发生改变;②膜部尿道结石:图像检查显示尿道膜部会有椭圆形图像出现,且有不规则的强光团,伴发后方声影;③当结石位于尿道外口时,图像显示在尿道外口部位有较强的光团,同时后方伴有声影,结石上方的尿道近端呈现平滑鸟嘴状,与常规尿道相比有明显的扩大。

第6节　尿道周围囊肿与尿道憩室

一、病因病理

尿道周围囊肿好发于青少年,多见于前尿道。男性阴茎勃起时,位于阴茎部的尿道腺受到海绵体充血挤压分泌黏液,可起到润滑阴茎的作用。尿道腺出口阻塞导致黏液排出不良可能与尿道周围囊肿的形成有关。

尿道憩室是指尿道周围出现与尿道相通的囊性病变,部分尿道憩室病因不明,多与先天性局部尿道海绵体发育不良或尿道沟融合不全有关,多见于阴茎根部腹侧,称为先天性尿道憩室。另有部分后天性尿道憩室与尿道损伤、尿道结石、尿道反复感染或医源性损伤所致的尿道狭窄有关。

二、分类

尿道憩室根据病因可分为先天性憩室及后天性憩室。

三、临床表现

尿道周围囊肿患者多无明显症状,囊肿较大时可挤压尿道,出现排尿困难、尿频、阴茎勃起不适等症状。

尿道憩室患者的临床表现与其大小有关。当憩室较小时患者可无明显不适,较大的憩室可表现为尿道局部疼痛,阴茎勃起时疼痛,排尿困难、二段排尿、尿滴沥等。由于憩室内潴留部分尿液,导致其易发生感染,可出现尿频、尿急、尿痛等尿路刺激征,长期反复感染憩室内可形成结石,甚至癌变。

四、超声检查

(一)灰阶超声

尿道周围囊肿的典型声像图为尿道附近的囊性结构,可单发或多发,边界清晰,形态多规则,内部透声良好,后方回声增强,加压时可形变,但排尿后大小无变化,无通道与尿道腔相通。

尿道憩室超声图像为尿道周围可见与其相通的囊性结构,大小不等,边界多清晰,形态多规则,后方回声可增强,挤压或排尿后其大小可发生变化。继发感染时囊壁增厚毛糙,内部液体透声差,可见细小点状回声漂浮或沉积物回声。如伴发结石时囊性结构内可见强回声团,后可伴声影。如继发肿瘤时则表现为囊壁增厚,可见异常回声凸向囊腔。

(二)彩色多普勒超声

单纯尿道周围囊肿及尿道憩室无明显血流信号。当尿道憩室继发肿瘤时,彩色多普勒可探及较丰富血流信号。

五、鉴别诊断

尿道憩室主要与尿道周围囊肿、血肿及肿瘤进行鉴别,详见上文。

六、超声检查注意事项

尿道超声检查可动态观察囊肿或憩室的大小、位置,有无压迫尿道等,进行检查时如发现尿道周围囊性病变,应仔细寻找有无通道与尿道相通,并警惕憩室伴肿瘤的可能。

七、典型病例超声报告

病例

患者男,35岁,主诉“排尿不畅半年余”。

超声所见(图6-6-1):尿道阴茎部周围可见大小约1.1cm×0.5cm囊性无回声结构,边界较清,形态规则,内部透声良好,未见与尿道相通,彩色多普勒未探及血流信号。

超声提示:前尿道周围囊肿。

临床诊断:前尿道周围囊肿。

八、临床专家述评

尿道周围囊肿好发于中青年女性,多数为尿道旁腺囊肿,少数为尿道憩室和阴道囊肿,多在体检或经阴道妇科超声检查时偶然发现,其中大部分伴有不同程度排尿梗阻症状。50%以上尿道憩室患者有尿频、尿急、尿痛、排尿困难等症状,并有反复尿路感染史,少数患者因局部水肿出现尿潴留,当憩室较大时,可引起阴道下坠感、性交痛,甚至性交困难。排尿后滴沥状尿失禁是尿道憩室的典型症状。多数患者间断出现尿道外口溢液或脓性分泌物。阴道前壁触诊可触及波动性囊样包块,挤压包块时可出现尿道外口溢液或溢脓,这可与阴道前壁膨出区别。尿道镜检和尿道造影是明确诊断的首选方法。因局部炎症反应的缘故,尿道镜检难以发现憩室口,应结合尿道造影,应用改良的三腔双气囊导尿管堵住尿道内外口,注入造影剂,此方法阳性检出率较高,不易漏诊。如发现憩室内有充盈缺损,应高度怀疑憩室内癌。由于尿道镜检和尿道造影的有创性

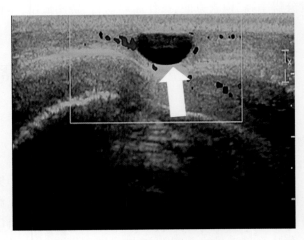

图6-6-1 前尿道周围囊肿(箭头)。

检查,随着经阴道超声和会阴超声的临床应用,为尿道憩室提供了一种新的诊断手段,其特征性表现为与尿道相通、大小不一、边缘清晰、壁光滑的囊袋状无回声区别,但在憩室非充盈状态下,诊断较难。

第7节　尿道肿瘤

一、病因病理

尿道肿瘤好发于中老年,女性更为多见,病因尚不明确,部分学者认为可能与吸烟、尿道狭窄、尿道结石刺激、尿道反复炎症、人乳头状瘤病毒感染及遗传因素有关。

二、分类

根据肿瘤原发部位可分为原发性及继发性尿道肿瘤。原发性尿道肿瘤是指原发于尿道上皮及腺体的肿瘤,较为少见,临床上继发性肿瘤更为多见,多由肾盂、输尿管或膀胱尿路上皮癌播散或治疗后复发,以及直肠癌、阴茎癌等侵犯所致。病理类型方面良性肿瘤少见,又可分为尿道上皮源性良性肿瘤(如息肉、乳头状瘤等)及非上皮源性良性肿瘤(如血管瘤、平滑肌瘤等),恶性肿瘤以鳞癌最为常见,其次为尿路上皮癌、腺癌、非上皮源性的肉瘤、黑色素瘤等。

三、临床表现

患者通常以肉眼血尿前来就诊,部分患者表现为尿道外口血性、脓性分泌物或排尿后滴血,可伴有尿频、尿急、尿痛、排尿困难、会阴或阴茎疼痛,如肿物侵犯阴茎海绵体可出现勃起功能障碍等。肿瘤较大时可于直肠指诊或阴茎触诊时触及不规则肿物。

四、超声检查

(一)灰阶超声

尿道肿瘤体积较小者于尿道腔内探及异常回声肿物,可呈乳头样,表面不光滑,基底多较宽。随着病程进展,肿瘤逐渐增大,并向四周浸润生长,尿道受挤压

或壁结构被破坏,表现为边界不清、形态不规则的异常回声肿物,其上方尿道扩张。

(二)彩色多普勒超声

肿瘤较小时彩色多普勒超声可于基底处探及血流信号,肿瘤较大时多可探及丰富且杂乱的血流信号。

五、鉴别诊断

尿道肿瘤需与尿道周围血肿及尿道憩室伴感染相鉴别,详见上文。另外,尿道息肉多表现为尿道腔内体积较小的等回声肿物,直径多在1.0cm以内,表面也可呈菜花或乳头状,周围尿道黏膜可增厚,不易与较小的尿道癌进行鉴别,但尿道息肉多数基底较窄,彩色多普勒多不易探及血流信号,最终诊断仍依靠手术及病理结果。

六、超声检查注意事项

超声检查发现尿道腔内1.0cm以上异常回声肿块时应考虑尿道癌的可能,此时应综合经直肠、会阴及阴茎超声检查全面扫查尿道情况,如发现腹股沟区异常淋巴结则更加支持阴茎癌的诊断。

七、典型病例超声报告

病例

患者男,73岁,主诉"排尿困难1年"。

超声所见(图6-7-1):前尿道阴茎部管腔内可见大小约7.9cm×2.2cm×2.0cm实性低回声结构,边界不清,形态不规则,内部回声欠均匀,其上方尿道明显扩张,彩色多普勒可见杂乱丰富的血流信号。

超声提示:前尿道肿瘤。

临床诊断:前尿道肿瘤(尿路上皮癌)。

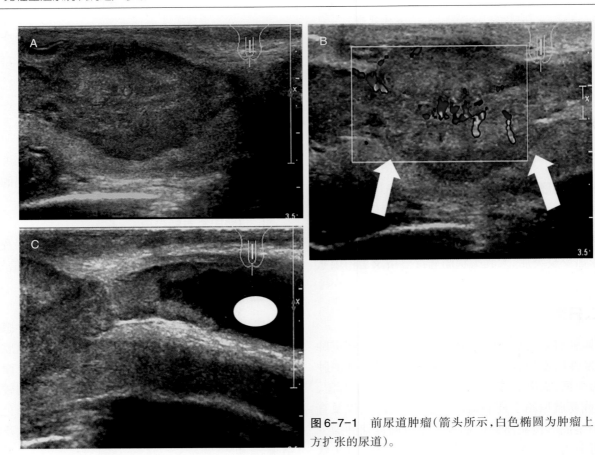

图6-7-1　前尿道肿瘤(箭头所示,白色椭圆为肿瘤上方扩张的尿道)。

第7章

MRI在男性生殖系统诊断中的应用

第1节　男性生殖系统正常MRI表现

磁共振成像（MRI）目前在男性盆腔疾病的诊断有着特殊优势，可与超声检查相辅相成，因MRI与可重复性更高，各向同性分辨率更高，所以其在肿瘤的局部分期、制定放疗计划与治疗后随访有着更好的优势。

标准的男性盆腔成像参数，包括高分辨率横轴位、冠状位及矢状位自旋回波（ETSE）序列的T2加权（T2WI）图像，以及平扫与增强横轴位脂肪抑制三维梯度回波（GE）序列的T1加权（T1WI）图像。另外，非脂肪抑制T1WI图像用于评估淋巴结、出血和病变含脂情况。扩散加权成像（DWI）已成为盆腔成像的标准扫描序列，尤其是前列腺检查的重要部分。DWI采用超快速回波平面影像序列，一般采集横位像。b值范围为0~2000s/mm²，前列腺成像最大值至少应为1000s/mm²。

前列腺多参数磁共振为目前前列腺影像检查的标准。多参数MR参数包括T2WI与T1WI，DWI序列和处理后得到的表观扩散系数ADC图，前列腺动态增强DCE-MRI。DCE-MRI采集时，T1加权GE序列要覆盖全部前列腺，静脉注射造影剂前与注射后以规律时间间隔（每3~12秒）采集最少5分钟。由于MRS采集时间长，其参考值尚存疑问，许多医院选择T2WI、DWI与DCE-MRI作为前列腺MRI多参数成像的扫描参数。

一、男性生殖系统MRI扫描规范

（一）前列腺、精囊MRI扫描规范

1.检查前准备

● 无MRI禁忌证，对于前列腺的扫描需禁食禁水4~6小时（非必需项），建议在检查前约1小时排气排便，可有效减少肠道内气体和内容物对图像质量的影响。适当的充盈膀胱可有利于观察前列腺与膀胱壁的关系和膀胱壁的受侵情况。有条件的可使用肠道蠕动抑制剂，但非必需准备项。

● 新的检查和诊断共识不再强制要求在前列腺穿刺后推迟MRI检查的要求，即不再极力主张"穿刺后至少6周再行MRI检查"的观点；在共识还提到一条未达成共识的建议，在进行前列腺MRI检查前3天应避免射精。

● 对于前列腺的扫描，推荐使用不小于1.5T MRI扫描，3.0T MRI可获得更高的图像信噪比和分辨率，但可能会增加相应的伪影。

2.线圈

体部相控阵线圈或直肠内专用线圈。

● 如非必要（如主磁场偏低、使用现有的腹部线圈的信噪比不能满足诊断要求等），并不建议使用直肠内线圈。

● 使用直肠内线圈虽然图像信噪比较高，但其操作麻烦，受检者接受度较低，会对前列腺造成挤压变形等；再者绝大多数医院并没有配备此种线圈。

检查和诊断共识要求：对于3.0T MRI直肠内线圈并非绝对要求，但需要使用的相控阵线圈通道数≥16个，对于1.5T MRI建议使用直肠内线圈扫描。虽然共识里有这样的要求，但目前的绝大多数腹部相控阵线圈不管是1.5T还是3.0T扫描前列腺都是没有太大的问题的。

3.体位

仰卧位，足部方向进床（根据实际情况，头部方向

进床也可），身体与床体保持一致，使扫描部位尽量靠近主磁场及线圈的中心，线圈中心置于耻骨联合，下腹部用海绵垫压迫减轻呼吸运动伪影。双手上举，两手臂交叉抱头（注双手不要交叉为环路）。

4.定位位置及扫描范围

定位位置：耻骨联合上缘2cm。扫描范围所有序列应包含前列腺与精囊腺；至少有一个序列FOV需包括至腹主动脉分叉水平以评估盆腔淋巴结。

5.扫描方位

轴位、冠状位、矢状位。

（1）横切面：横切面T1WI、T2WI、DWI。

横切面T1WI需进行全盆腔大范围扫描，观察有无转移灶。在冠状位和矢状位上定位，按标准轴位扫描即可，上至髂总动脉分叉水平，下至耻骨联合下缘，需包括整个病变范围，在冠状位调整角度使两侧对称扫描。

横切面T2WI需薄层高分辨率扫描，在冠状面或矢状位上找到显示前列腺最好的层面，使定位线垂直于尿道长轴（或直肠长轴），扫描范围上至精囊腺上缘下至耻骨联合下缘。

检查和诊断共识要求：FOV12~20cm；层厚/间距3.0/0mm；相位编码方向≤0.7mm；频率编码方向≤0.4mm。前列腺的扫描主要以T2WI不抑脂高分辨率序列为主，T2WI序列具有良好的组织对比度，可用于观察前列腺的解剖结构、异常病变及周围组织受侵等情况。

横切面DWI，复制横断面T2WI的定位线，有条件的可行高清的DWI（RESOLVE/FOCUS）扫描。

检查和诊断共识要求：FOV16~22cm；层厚/间距4.0/0mm；相位编码方向≤2.5mm；频率编码方向≤2.5mm，应至少包含一个ADC图和高b值（b≥1400）的图像。对于前列腺的扫描目前没有公认的最佳b值，但在保证其信噪比的情况下建议使用1400~2000或更高的b值扫描。

（2）矢状面：使用矢状面T2WI序列。

在冠状位和轴位上定位，冠状位上找到显示前列腺最好的层面，使定位线平行于前列腺上下长轴，扫描范围左右包括整个前列腺及精囊腺，需包括整个病变范围。

（3）冠状面：使用冠状面T2加权脂肪抑制序列。

在轴位和矢状位上定位，需薄层高分辨率扫描，在矢状位上找到显示前列腺与直肠交界面最好的层面，使定位线平行于前列腺与直肠的交界平面线，双侧对

称扫描，扫描范围包括精囊腺及前列腺，需包括整个病变范围。

（4）动态增强扫描

横切面：横切面3D T1加权多期动态增强扫描序列。

在冠状位和矢状位上定位，扫描范围上至精囊腺上缘下至耻骨联合下缘，需包括整个病变范围。

检查和诊断共识要求：FOV12~20cm；层厚/间距3.0/0mm；相位编码方向≤2.0mm；频率编码方向≤2.0mm，单期时间分辨率≤10s。扫描持续时间为5分钟。多期动态扫描完成后做剪影和时间-信号强度动态曲线（TIC）分析，对前列腺的良恶性病变进行鉴别诊断。

（二）睾丸及阴囊的扫描规范

1.检查前准备

（1）检查前去除受检者身上的金属异物且无MRI禁忌证。

（2）做好扫描前沟通并签署相关的知情同意书；仔细查看申请单，询问病史，明确检查目的。

（3）检查前建议排空膀胱，以减少尿液对图像带来影响。

2.线圈

专用表面线圈/多通道相控阵线圈。专用表面线圈贴合性好，获得的图像信噪比高，可进行小FOV的薄层高分辨扫描。多通道相控阵线圈可行大FOV的扫描，更有利于大范围及周围侵犯的评估，有助于肿瘤的临床分期。在信噪比和分辨率能满足的情况下，多通道相控阵线圈更具灵活性。

3.体位

仰卧位，身体与床体保持一致，让被检者处于最为舒适的体位，并使扫描部位尽量靠近主磁场及线圈的中心。主要强调有效的阴囊固定和支撑。

仰卧位，为了减小阴茎对睾丸的影响，阴茎应上翻，紧贴下腹壁，并使用温热的毛巾覆盖，以充分暴露阴囊。

在被检者两腿之间放置毛巾，以抬高睾丸，并使双侧睾丸固定于同一水平。为了安全和固定，应在睾丸的上、下方放置毛巾；建议所用毛巾应是温热的，以减少肌肉收缩对图像造成影响。

4.定位位置及扫描范围

包含双侧睾丸水平。

5.扫描方位

轴位和冠状位为主，矢状位可作为补充方位；定位以睾丸的长轴和短轴进行定位扫描。

（1）轴位T1WI,推荐FOV20cm左右,层厚/间距:3.0~4.0/0mm。主要用于显示高信号的脂肪、含铁血黄素等。

轴位T2WI,推荐FOV20cm左右,层厚/间距3.0~4.0/0 mm。对病变敏感性高、是定位和鉴别诊断的主要序列。

轴位DWI,推荐FOV20cm左右,层厚/间距3.0~5.0/0mm。至少3个b值(0、400~500和800~1000s/mm^2)。用于良恶性鉴别、信号轻度与功能相关性研究等。

（2）冠状位T2WI:推荐FOV20cm左右,层厚/间距3.0~4.0/0mm。

（3）动态增强扫描:采用冠状位动态增强3D DCE-MRI检查,层厚4mm,团注速率1~2 mL/s,15秒后开始扫描,每期50~60秒,连续扫描5~7期,至少扫描8分钟。DCE-MRI的强化类型、灌注提供半定量参数和定量参数可辅助鉴别阴囊病灶的性质,同时可用于评估睾丸扭转、阴囊急症等。

（4）矢状面T2WI:应依据临床诊断需求进行加扫,推荐用于以下情况:评估附睾疾病、病灶定位、睾丸病灶较小且位于睾丸前表面或后表面、睾丸癌分期及睾丸外伤,当超声无法鉴别病灶起源于睾丸或睾丸外组织及结果不明确时。

（三）阴茎MRI检查扫描

1.检查前准备

● 检查前去除受检者身上的金属异物且无MRI禁忌证。

● 做好扫描前沟通并签署相关的知情同意书;仔细查看申请单,询问病史,明确检查目的。

● 若需要在阴茎勃起状态下进行成像,则将前列腺素E1(10μg)注入一侧阴茎海绵体。注入前列腺素E1后让患者按摩注射部位或用手刺激直至阴茎勃起。注入后可能导致阴茎异常勃起的病变为海绵体内前列腺素E1注射的禁忌证,包括镰状细胞性贫血、镰状细胞体质、多发骨髓瘤、白血病、海绵体血栓、已知侵犯海绵体的肿瘤等病变。阴茎假体也是应用前列腺素E1的禁忌证。阴茎解剖异常为应用前列腺素E1的相对禁忌证。因此,在对阴茎病变行MRI检查之前,我们并不常规应用前列腺素E1,只有当在阴茎弛缓状态不能做出明确诊断时才选择应用。在注入此药后,阴茎体积明显增大,就很容易对阴茎进行定位,并可获得更多的切面图像及应用更大的显示野。

2.线圈

专用表面线圈/多通道相控阵线圈。应用3英寸或5英寸的表面线圈可使在小显示野时信噪比最大化。

3.体位

要求必须对患者进行合适的摆位。患者仰卧,用一叠毛巾垫在会阴下方两腿之间,将阴囊及阴茎抬高。使阴茎背屈贴于下腹中线上,并进行适当固定以免在检查时阴茎移位。

4.定位位置及扫描范围

包含阴茎水平。对于怀疑动脉性阳痿的患者,采集范围自腹主动脉远端至阴部动脉远端。

5.扫描方案

阴茎的图像采集方案因临床情况不同而异。通常情况下,采集轴位(短轴)的SE序列T1WI像,轴位、矢状位加脂肪抑制的冠状位FSE序列T2WI像。

如果需要增强扫描,我们在注入前、注入中及注药后采用二维或三维的GRE序列脂肪抑制T1WI像。如果需要对整个盆腔进行扫描,如对于阴茎恶性病变的患者,我们应用体圈轴位T1WI像覆盖整个盆腔以寻找腹股沟或闭孔附近肿大淋巴结。对于怀疑动脉性阳痿的患者,要增加三维GRE序列T1WI像以得到盆腔MRA图像,应用FOV=36cm,采集范围自腹主动脉远端至阴部动脉远端。

二、男性生殖系统正常MRI表现

（一）前列腺正常MRI表现

前列腺在T1WI上表现为中等信号,信号均匀,不能显示解剖分带。T2WI提供了最佳的组织对比度,可勾勒出分区的解剖结构。前列腺分为外周区(PZ)、中央区(CZ)、移行区(TZ)及前纤维肌肉基质(AFS)(图7-1-1)。

外周带(PZ)是年轻男性前列腺的主要腺体成分,约占腺体组织的70%;在前列腺成像报告和数据系统第2.1版(PI-RADS v2.1)中前列腺外周带细分为3个部分(后内区、后外区和前区),在MRI中,正常前列腺外周带表现为高T2信号,可容易地与周围其他结构区分开来(图7-1-2)。

移行带(TZ)位于前列腺中部和底部的前内侧,包绕近端尿道。分为前移行带(TZa)和后移行带(TZp)。在年轻成年人中,TZ构成前列腺腺体组织的5%,表现为均匀的低T2信号(图7-1-2)。

前列腺中央带(CZ)是扁锥形腺体组织,围绕射精管,在前列腺底部突出,其尖端位于精阜,占年轻成人的前列腺的25%。35岁后中央带体积逐渐减小。中央带在T2WI上表现为均匀的低信号(图7-1-3),表观扩散系数(ADC)图上呈极低信号,位于双侧精阜部位,呈双侧对称。

所谓前列腺MRI术语中央腺体常用于合并描述前列腺中央带与移行带,以便其与周边带区分,现不鼓励使用中央腺体,因为它不能反映病理标本上可视化或报告的前列腺区带解剖结构。移行带和中央带区分较难,年轻人增生不明显时,矢状位上前列腺底部上1/3可认为为中央区,下2/3大致为移行区的位置;前列腺增生明显时,中央腺体区基本为移行区占据。

前列腺前外侧由前纤维肌肉基质(AFS)遮盖,是前列腺的主要非腺体组织,起着解剖标志作用,将前列腺与前列腺前间隙的组织分开,由平滑肌与纤维混合形成纤维肌肉基质带。AFS上方与膀胱、膀胱颈和前列腺括约肌的平滑肌和骨骼肌相融。纤维肌肉基质带形成前列腺的前表面,向下在前列腺尖部接触尿道。纤维肌肉基质带外侧缘与前列腺被膜融合,在MRI上前纤维肌肉基质于T2WI及DWI图像表现为显著低信号。

前列腺没有真正的包膜,然而T2WI上前列腺外缘可见一低信号带,广泛认为起着包膜的作用。精阜为中央一卵圆形低信号结构,位于前列腺中部水平尿道周边带,射精管与前列腺尿道结合部。神经血管束位于前列腺后外侧,横轴位平面5点与7点处。

尿道的前列腺部与膜部构成后尿道。前列腺尿道远侧显示为前列腺尖部高信号的周边带内圆形低信号结构。尿道膜部自前列腺尖部延伸至阴茎球部。尿道膜部的肌壁形成外括约肌,成对的Cowper腺包埋于尿道膜部的外膜内。

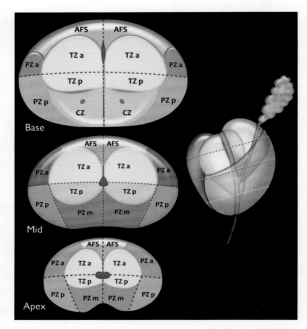

图7-1-1 前列腺MRI解剖分区示意图。其中粉色为外周带(PZ),包括前区(PZa)、后内区(PZm)和后外区(PZp);黄色为移行带(TZ),包括前移行带(TZa)和后移行带(TZp);淡绿色为中央带(CZ);淡蓝色为前纤维肌肉基质带(AFS)。

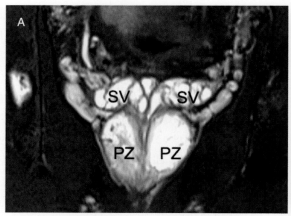

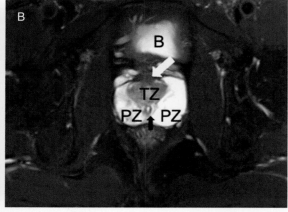

图7-1-2 正常前列腺MRI分区解剖图。采集冠状位T2WI压脂图像(A)及轴位T2WI压脂图像(B)。周围带(PZ)于T2WI上呈高信号,而移行带(TZ)与中央带呈不同程度的T2WI低信号。精囊(SV)位于前列腺后上侧。轴位可见尿道(黑色箭头)。前列腺后、外侧可见前列腺包膜,表现为外周带外缘的低信号细线。前纤维肌肉基质(AFS)位于前列腺前方,T2WI呈低信号(白色箭头)。B,膀胱。

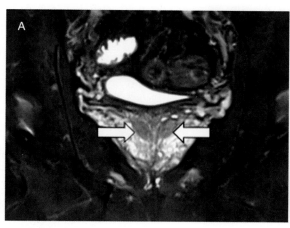
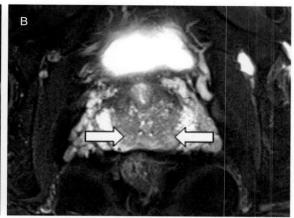

图7-1-3　前列腺中央带。中央带(箭头)在压脂像T2WI图像上(A)为冠状位、(B)为横轴位显示为双侧对称的低信号强度组织，从前列腺基底部到精阜水平包绕着射精管。

(二)睾丸及阴囊的MRI表现

正常睾丸在T1WI与T2WI上信号均匀，分别呈等信号和高信号，DWI信号呈均匀的高信号。随着年龄的增长，睾丸的功能和结构发生改变，从而导致DWI信号降低。睾丸由低信号的白膜包绕，边界清晰。

在T2WI上，睾丸纵隔表现为睾丸后侧的低信号带。低信号的纤维自睾丸纵隔向外周突出，为睾丸小隔，将睾丸分为小叶。T2WI上的睾丸引带表现为沿睾丸后下侧走行的低信号曲线外缘(图7-1-4)。

附睾的信号轻度不均，呈等T1信号或T1WI信号低于睾丸；在T2WI，附睾信号低于睾丸，与睾丸分界清晰，附睾尾部延伸至精索的输精管。注射钆造影剂增强后，附睾强化程度高于睾丸。

(三)精囊正常MRI表现

青春期后，精囊的宽度与液体含量均有增加，于50~70岁达到峰值。在T1WI上，精囊信号均匀与肌组织呈等信号。在T2WI上，依其所含液体量的不同而信号不一。

60岁以上的正常男性，精囊富含液体，T2WI呈高信号"葡萄串"状结构，精囊腺壁为T2低信号。静脉注射造影剂后，卷曲的精囊壁强化。如同时采用脂肪抑制技术，精囊壁界限更为清晰，周围环绕的壁较液体信号更高。观察精囊是否受累是前列腺癌MRI分期的重要依据(图7-1-5)。

60岁以后，液体含量减少，精囊T2WI信号逐渐减低。精囊正常的老年改变为双侧对称的低信号，并伴有体积变小。

(四)阴茎正常MRI表现

在T1WI上，尿道海绵体与阴茎海绵体均表现为中等信号强度。尿道海绵体呈均匀T2WI高信号，而阴茎海绵体依灌注分布不同可显示为均匀或不均匀T2WI信号增高。阴茎球部为一有用的解剖标志，因为在T2WI上球部呈高信号(图7-1-6)。

尿道与海绵体动脉分别表现为尿道海绵体、阴茎海绵体内的低信号小管状结构。在T1WI与T2WI上，筋膜层均呈低信号。钆增强后尿道海绵体与阴茎海绵体信号均有增高，更易于与周围肌肉和筋膜区别。脂肪抑制技术可使前尿道与阴茎的解剖更为清晰。

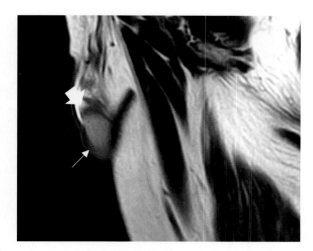

图7-1-4　正常睾丸MRI图像。矢状位T2WI图像显示，睾丸呈高信号，睾丸被膜呈环状低信号，附睾位于睾丸上方，信号相对睾丸呈低信号。

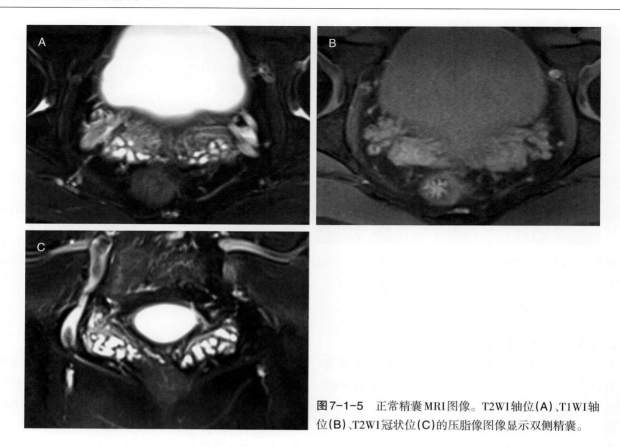

图7-1-5　正常精囊MRI图像。T2WI轴位(A)、T1WI轴位(B)、T2WI冠状位(C)的压脂像图像显示双侧精囊。

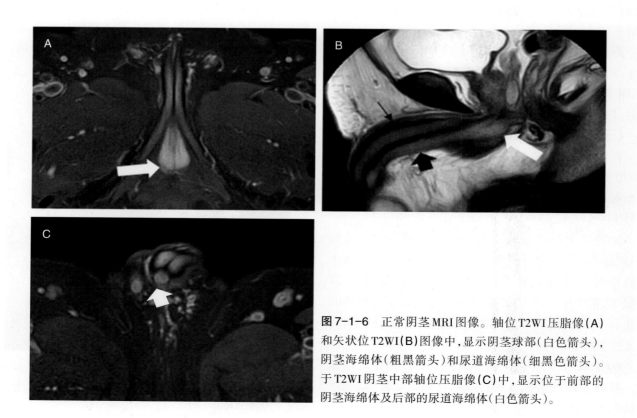

图7-1-6　正常阴茎MRI图像。轴位T2WI压脂像(A)和矢状位T2WI(B)图像中,显示阴茎球部(白色箭头),阴茎海绵体(粗黑箭头)和尿道海绵体(细黑色箭头)。于T2WI阴茎中部轴位压脂像(C)中,显示位于前部的阴茎海绵体及后部的尿道海绵体(白色箭头)。

第2节 前列腺先天性异常及常见疾病MRI表现

一、前列腺先天性异常

囊肿为前列腺最常见的先天性异常。前列腺先天性囊肿一般呈T2高信号,T1信号依其是否有感染或出血而不同,可呈高、等或低信号,钆增强影像上无强化。囊肿的部位具有特征性,可位于前列腺中线、中线旁或外侧,发生于前列腺尿道与前侧的膀胱或后侧的直肠之间。

发生于中线的囊肿包括前列腺小囊囊肿和米勒管(Mullerian管)囊肿。小囊囊肿起源于前列腺小囊扩张,发生于精阜,位于前列腺中线区(图7-2-1)。常与其他生殖系统异常相关,囊肿通常呈泪滴形与后尿道交通。

而米勒管囊肿是米勒管系统的残留,不与后尿道交通,但通过蒂与精阜相连,其一般位于精囊后部,有时向上超出前列腺的轮廓,尤其多见于膀胱及前列腺后面附近(图7-2-2和图7-2-3)。患者可有尿潴留、感染或结石形成,可与鳞状细胞癌与腺癌发生有一定相关性。

射精管囊肿起自输精管或射精管的囊肿位于旁正中线,可为先天性,也可以是炎症后形成的,通常是由管道系统走行路上的梗阻造成的。输精管囊肿虽然极罕见,但最常累及壶腹,在前列腺内射精管走行区,位于旁正中线的囊性结构(图7-2-4),可与小囊或米勒

管囊肿区别。囊液吸引镜检可见精子,可与米勒管囊肿区别。伴有或不伴相关精囊发育不全或发育低下的前列腺发育不全或发育低下为很罕见的异常,常伴有相关泌尿生殖道的其他异常。

二、前列腺良性增生

移行带腺体增生或较少见的间质成分增生导致前列腺良性增生(BPH),腺体增生常造成前列腺移行带增大,并可压缩周围带,使之变薄,形成低信号带,即形成外科性假包膜。腺瘤样改变可造成腺体局灶性结节样增大(图7-2-5)。

在T1WI上BPH呈低信号;在T2WI上BPH呈信号均匀或不均匀的中等信号到高信号,这取决于腺体和基质成分的混合(图7-2-6)。由于分泌物积聚,腺体结节在T2WI上的信号强度通常较高;而基质结节T2WI信号往往较低,与移行带癌的鉴别具有挑战性。

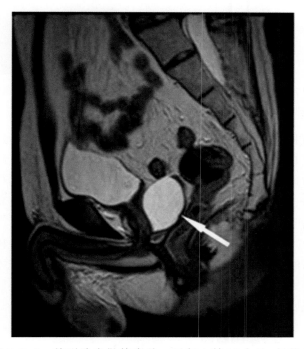

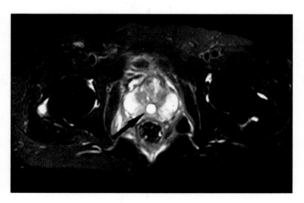

图7-2-1 前列腺小囊囊肿。前列腺小囊囊肿位于前列腺中线精阜区域,呈圆形囊性结构,T2WI上呈均匀高信号(箭头)。

图7-2-2 前列腺米勒管囊肿。反复血精24个月,矢状位T2WI提示米勒囊肿(箭头),形态呈"泪滴"状,位于膀胱与直肠之间,超过前列腺平面。

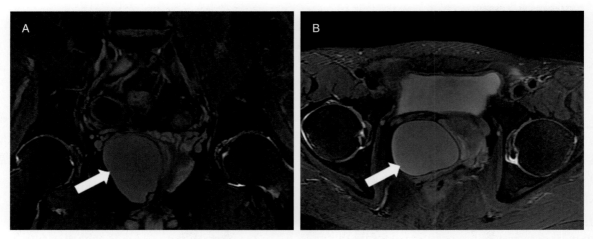

图7-2-3 前列腺米勒管囊肿。冠状位T2WI图像(A)及轴位T2WI图像(B)显示前列腺及精囊右后方椭圆形囊性结构(箭头),呈高信号影,边界清晰。

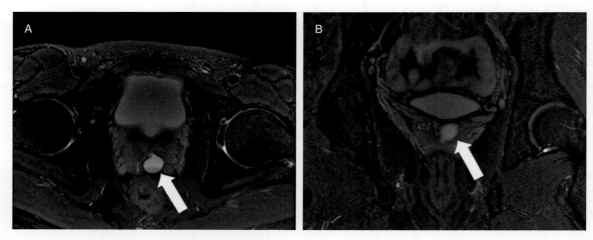

图7-2-4 前列腺射精管囊肿。T2WI轴位像(A)及冠状位图像(B)显示,前列腺偏左侧沿射精管走行囊性结构,呈高信号(箭头)。

与移行带癌一样,基质结节可能在DWI上有高信号,在DCE成像上可能有早期的明显强化。然而,BPH结节通常在T2WI上呈现混合(而不是均匀低信号)的信号,平滑清楚的边缘和(或)包膜,轮廓外凸,ADC值稍高于有临床意义的癌。

随着前列腺增大,其对膀胱的占位效应及出口梗阻的形态学改变可能出现。这些形态所见包括膀胱不能完全排空、膀胱壁不同程度的增厚和小梁形成及膀胱底部凹陷(图7-2-5和图7-2-6)。

三、前列腺癌

前列腺癌约70%位于周围带,30%起自移行带与中央带。前列腺癌一般呈T1等信号、T2低信号。周围带的前列腺癌典型表现为周围带T2高信号背景内的低信号结节。如果肿瘤内含有大量黏液成分,也可呈T2等信号或高信号,这种情况比较罕见。移行带内的前列腺癌与BPH结节信号强度可以类似,因此两者区分困难。位于移行带内的癌呈均匀低信号,边缘不规则,边界欠清,通常呈中等的"炭灰色"信号,而BPH结节一般边界清晰。

前列腺癌有弥散受限,DWI像上呈高信号并且ADC图呈低信号,尤其是对于周围带的病变,DWI是最有帮助的序列;然而,移行带内一些BPH结节也可呈弥散受限,T2序列对移行带前列腺癌的诊断更有帮助。

动态磁共振增强成像有助于提高前列腺癌定位和

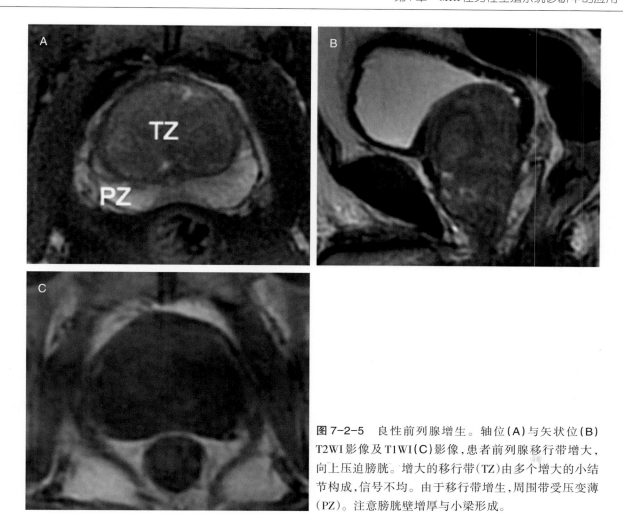

图7-2-5　良性前列腺增生。轴位（A）与矢状位（B）T2WI影像及T1WI（C）影像，患者前列腺移行带增大，向上压迫膀胱。增大的移行带（TZ）由多个增大的小结节构成，信号不均。由于移行带增生，周围带受压变薄（PZ）。注意膀胱壁增厚与小梁形成。

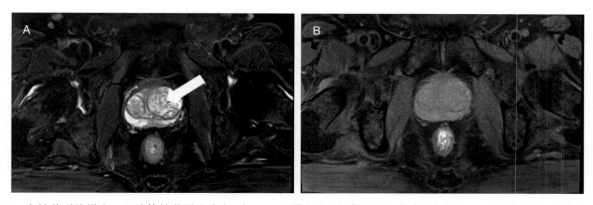

图7-2-6　良性前列腺增生。以腺体结节增生为主，在T2WI图像（A）上的信号强度较高（箭头），T1WI图像（B）呈等信号，DWI图像（C）未见明显高信号。（待续）

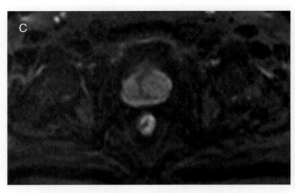

图 7-2-6(续)

表 7-2-1　PI-RADS v2.1

PI-RADS 评分临床意义

PI-RADS 1　非常低,不可能出现具有临床意义的癌灶

PI-RADS 2　低,不太可能出现具有临床意义的癌灶

PI-RADS 3　中间,不明确是否存在具有临床意义的癌灶

PI-RADS 4　高,可能出现具有临床意义的癌灶

PI-RADS 5　非常高,很可能出现具有临床意义的癌灶

PI-RADS v2.1 外周带病灶评分标准

DWI 表现	DWI 得分	DCE	PI-RADS 评分
ADC 图和高 b 值 DWI 无异常	1	NA	1
ADC 线样/楔形低信号和(或)高 b 值 DWI 图上线形、楔形不显著高信号	2	NA	2
ADC 上局灶性(散在形,与背景不同)低信号和(或)高 b 值 DWI 上局灶性高信号;仅在 ADC 上	3	阴性	3
显著低信号或仅在高 b 值 DWI 图上显著高信号,但不能两者皆存在	3	阳性	4
ADC 图局灶明显低信号,高 b 值 DWI 明显高信号,最大径<1.5cm	4	NA	4
ADC 图局灶明显低信号,高 b 值 DWI 明显高信号,病灶最大径≥1.5cm 或前列腺外侵犯	5	NA	5

PI-RADS v2.1 移行区病灶评分标准

T2WI 表现	T2WI 得分	DWI	PI-RADS 评分
正常/包膜完整的圆形结节(典型结节)	1	NA	1
无包膜/包膜不完整结节(不典型结节)或均匀稍低信号区	2	<4	2
	2	≥4	3
信号不均,边界模糊,排除评分为 2、4、5 分的病灶	3	<5	3
	3	5	4
透镜状/边界不清均匀中等低信号,病灶最大径<1.5cm	4	NA	4
透镜状/边界不清均匀中等低信号,病灶最大径≥1.5cm 或前列腺外侵犯	5	NA	5

分期的准确度。动态磁共振增强成像可获得一些与组织微血管特性和血管生成密切相关的参数。DCE 影像上,周边带内的前列腺癌呈典型的早期强化,早于正常周边带的强化。前列腺癌的强化特点与 BPH 结节十分相似,特别是基质结节。因此,一般认为 DCE-MRI 为继 T2 与 DWI 之后第 3 个对前列腺癌诊断最有帮助的序列。

基于多参数 MRI 检查标准化的应用,标准化结构性报告系统在前列腺癌诊断中受到更大的认可,即 PI-RADS(前列腺影像报告与数据系统)。PI-RADS 最新的版本已发布(PI-RADS v2.1),以 5 点分阶为病变评分,以反映病变为癌肿的可能性(表 7-2-1)。目前美国癌症联合委员会对前列腺癌分期采用肿瘤-淋巴结-转移(TNM)系统进行分期(表 7-2-2)。

前列腺 MRI 检查主要观察包膜的完整性,以检出肿瘤向包膜外蔓延,对肿瘤进行准确的术前分期与术

表7-2-2 前列腺癌TNM分期

前列腺癌TNM分期(AJCC,2017年)

原发肿瘤(T)		
TX		原发肿瘤不能评价
T0		无原发肿瘤证据
T1		不可扪及和影像学难以发现的临床隐匿肿瘤
	T1a	偶发肿瘤,体积≤所切除组织体积的5%
	T1b	偶发肿瘤,体积>所切除组织体积的5%
	T1c	不可扪及,仅穿刺活检发现的肿瘤(如由于PSA升高)
T2		肿瘤可触及,仅局限于前列腺内
	T2a	肿瘤限于单叶的1/2(≤1/2)
	T2b	肿瘤超过单叶的1/2但限于该单叶
	T2c	肿瘤侵犯两叶
T3		肿瘤突破前列腺包膜**
	T3a	肿瘤侵犯包膜外(单侧或双侧)
	T3b	肿瘤侵犯精囊
T4		肿瘤固定或侵犯除精囊外的其他邻近组织结构,如膀胱颈、尿道外括约肌、直肠、肛提肌和(或)盆壁
区域淋巴结(N)		
Nx		区域淋巴结不能评价
N0		无区域淋巴结转移
N1		区域淋巴结转移
远处转移(M)		
M0		无远处转移
M1		远处转移
	M1a	有区域淋巴结以外的淋巴结转移
	M1b	骨转移
	M1c	其他脏器转移,伴或不伴骨转移
		其他远处转移

前制订相应的治疗方案(图7-2-7和图7-2-8)。以下为不同MRI征象用于监测肿瘤是否向包膜外蔓延,包括前列腺包膜局部外形异常、直肠前列腺角消失、肿瘤体积大、前列腺尖的位置、前列腺包膜外缘增宽、前列腺周围脂肪浸润伴包膜中断及肿瘤外形不对称或包裹神经血管束。精囊侵犯表现为T2低信号,低信号的射精管扩大肿瘤直接侵犯,以及前列腺-精囊角消失。

对于PSA升高而前列腺活检阴性的患者,多参数MRI对前列腺癌的检出起着重要作用,尤其有助于发生于前侧与尖部肿瘤的检出,而经直肠超声引导下活检常常漏掉这些部位的肿瘤。MRI定位后重复经直肠超声引导下活检,对可疑病变的超声扫描扇区可用于定靶与获取标本。MR与直肠超声融合影像引导下活检为一更新的技术,该技术提高了肿瘤的检出率,临床应用也越来越多。MRI同样用于前列腺癌治疗的评估

(图7-2-9)。

四、前列腺炎

急性前列腺炎MRI检查常可发现前列腺增大,伴周边带异常信号改变,常见T1低信号、T2高信号,DWI上可表现出高信号,但通常在ADC图上缺乏像有临床意义的癌症那样的低信号(图7-2-10)。钆造影剂增强后,感染区显示弥漫性明显强化。常可见相邻前列腺周围脂肪浸润与精囊受累。如果形成脓肿可造成前列腺界限模糊的局灶性增大,MRI上脓肿呈T1低信号,T2很高信号,DWI上脓腔常呈明显高信号应,常伴有相关前列腺周围脂肪炎性改变。增强T1加权脂肪抑制影像显示脓肿壁呈环形强化,中央坏死区无强化。

慢性前列腺炎的炎症改变较轻,周边带内低信号灶可能是由慢性肉芽肿性前列腺炎造成的,其可与前

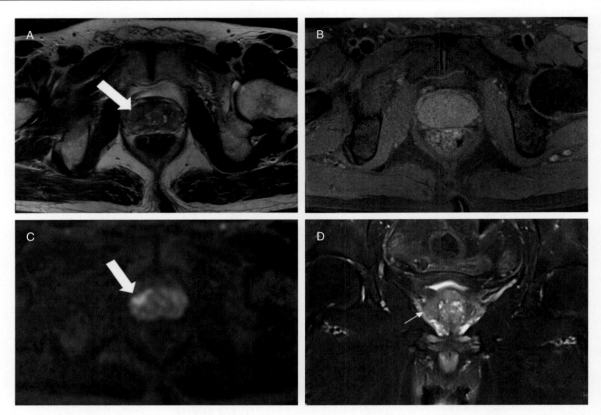

图7-2-7　前列腺癌(PI-RADS 4分)。患者,60岁,PSA升高,MRI平扫显示前列腺体部右侧周围带及移行带结节(箭头),长径约13mm,T2WI呈低信号,T1WI显示不清,DWI呈明显高信号影。病理结果为前列腺癌,Gleason评分3+4=7分,侵及前列腺纤维膜,侵犯神经。

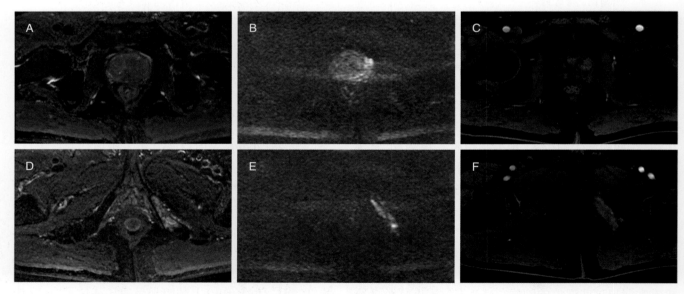

图7-2-8　前列腺癌(PI-RADS 5分)。患者,70岁,排尿不畅10余年,加重1月余,PSA明显升高。T2WI、DWI及T1增强图像(A-C)显示前列腺中央带及周围带偏左侧可见不规则T2低信号肿块影,边界不清,最大截面积约37mm×24mm,DWI呈明显不均匀高信号,增强早期病变呈明显不均匀强化,局部前列腺真假包膜中断,病变向左、后突破包膜。T2WI、DWI及T1增强图像(D-F)显示左侧耻骨下支、坐骨支及邻近软组织内条片状T2高信号影,DWI呈高信号,局部骨皮质中断。病理结果为前列腺腺泡性腺癌,Gleason评分5+4=9。

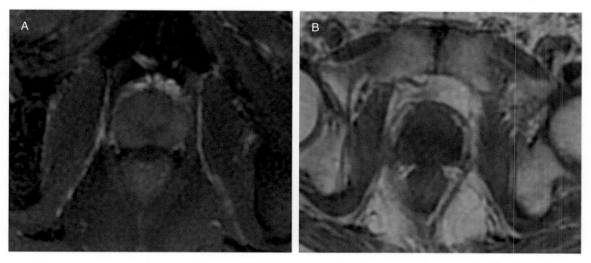

图7-2-9　前列腺癌综合治疗后改变。T2WI及T1WI图像显示前列腺内未确切异常信号。

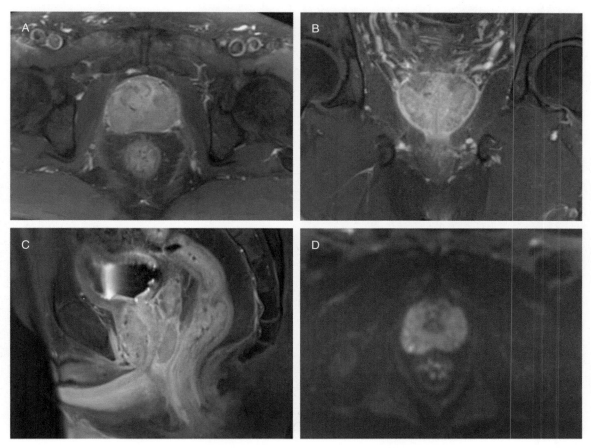

图7-2-10　急性前列腺炎。轴位(A)、冠状位(B)、矢状位(C)T1增强显示,前列腺弥漫性增大,强化不均,周围少量渗出,DWI信号(D)不均匀增高,其内多发小点状高信号,考虑小脓肿形成。

列腺癌的 MRI 表现相似,DWI 有助于鉴别(图 7-2-11)。

五、前列腺脓肿

MRI 表现取决于脓肿腔内结构及脓肿壁结构。典型前列腺脓肿脓腔为坏死液化组织,脓肿壁为纤维肉芽组织。脓肿常呈类圆形,脓腔 T1 呈低信号,T2 呈高信号,脓肿壁 T1 呈等或稍高信号,脓腔内分隔 T2 呈低信号,脓腔 DWI 呈明显高信号为其特征性表现(图 7-2-12)。增强后脓肿边界清晰,壁及分隔明显强化,脓肿壁厚薄均匀,边缘光滑,脓腔不强化。

在脓肿的不同的时期,脓肿壁强化程度不相同,脓肿壁早期由于炎症充血带,壁周围环状中等强化,边界欠清。

脓肿进一步发展可突破前列腺包膜,累及邻近组织,最常见的是向后方沿直肠周围蔓延。脓肿向侧方蔓延可累及闭孔内肌,表现为前列腺与闭孔内肌间隙内脂肪影消失,闭孔内肌肿胀,增强扫描有强化。前列腺脓肿常可伴急性精囊炎,表现为精囊肿大,精囊内信号不均,精囊膀胱三角存在,增强扫描精囊内呈网格状强化,重者可引起精囊脓肿。

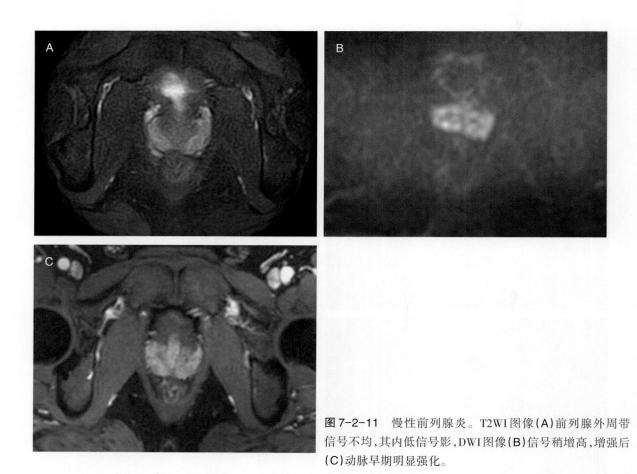

图 7-2-11　慢性前列腺炎。T2WI 图像(A)前列腺外周带信号不均,其内低信号影,DWI 图像(B)信号稍增高,增强后(C)动脉早期明显强化。

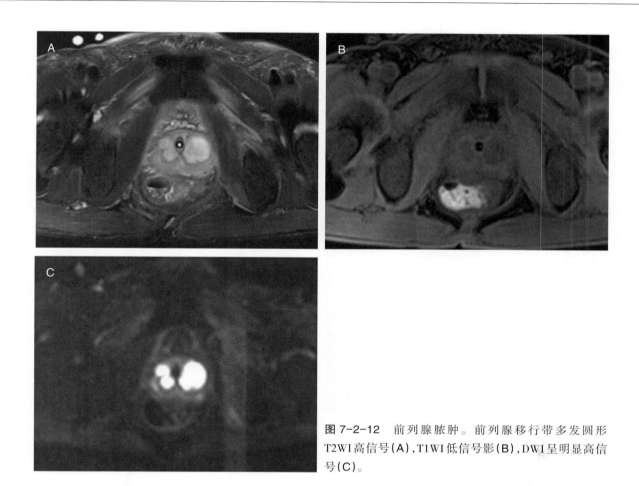

图 7-2-12　前列腺脓肿。前列腺移行带多发圆形 T2WI 高信号(A),T1WI 低信号影(B),DWI 呈明显高信号(C)。

第3节　睾丸及阴囊先天畸形及常见疾病MRI表现

一、隐睾

MRI可用于临床检查怀疑未降睾丸的位置。正常情况下,睾丸在孕第8个月会下降至阴囊内,早产儿睾丸未降的发生率较高。大约80%的未降睾丸位于腹股沟管外环远侧。

未降的睾丸T1加权图像显示为低信号,T2加权图像则呈中等到高信号,DWI呈高信号(图7-3-1和图7-3-2)。当睾丸出现T2低信号时,通常表示其内出现纤维化或萎缩。确认睾丸纵隔位置并观察其横径是否大于前后径有助于确定未降睾丸的存在,而淋巴结的前后径通常大于横径,这一点有助于两者的区分。在冠状位上,T2低信号的睾丸引带也是一种有用的诊断征象,因为睾丸往往位于引带的内侧缘。

二、睾丸良性疾病

(一)睾丸囊肿(图7-3-3)

睾丸内囊肿可为单个或多个,高达10%的男性可能出现多发囊肿,通常边界清晰,以单纯液体信号为特征,呈T1低信号,T2高信号。

附睾囊肿可出现在附睾全长的任何部位,其中囊内充满了单纯液体,其T1信号低、T2信号高。精液囊肿是一种小型囊性结构,通常发生在附睾头部,单发或多房囊性。病变的MR信号与囊内是否含有精子、脂肪、淋巴细胞和细胞碎屑有关。

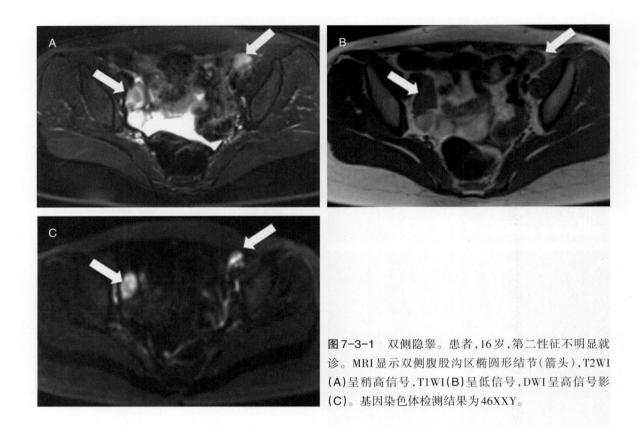

图 7-3-1　双侧隐睾。患者，16岁，第二性征不明显就诊。MRI 显示双侧腹股沟区椭圆形结节（箭头），T2WI（A）呈稍高信号，T1WI（B）呈低信号，DWI 呈高信号影（C）。基因染色体检测结果为46XXY。

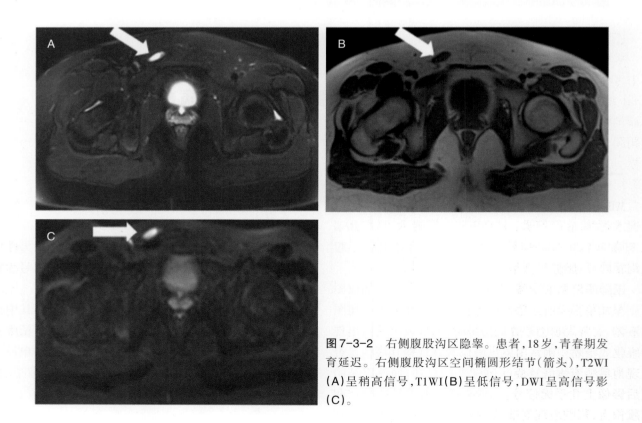

图 7-3-2　右侧腹股沟区隐睾。患者，18岁，青春期发育延迟。右侧腹股沟区空间椭圆形结节（箭头），T2WI（A）呈稍高信号，T1WI（B）呈低信号，DWI 呈高信号影（C）。

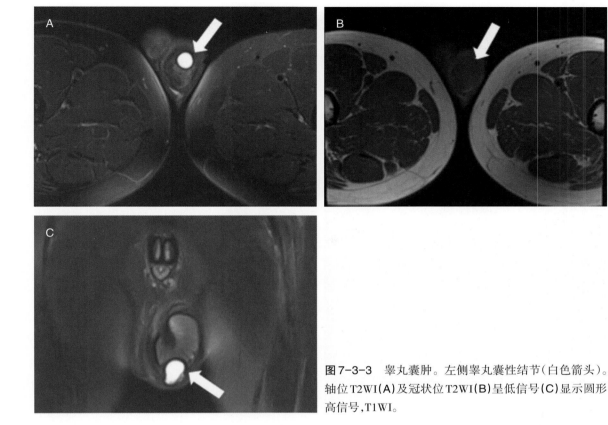

图7-3-3 睾丸囊肿。左侧睾丸囊性结节（白色箭头）。轴位T2WI（A）及冠状位T2WI（B）呈低信号（C）显示圆形高信号，T1WI。

（二）睾丸良性肿瘤（图7-3-4）

睾丸肿瘤中只有5%的睾丸肿瘤是良性的，在这其中90%是非生殖细胞肿瘤，包括睾丸Leydig细胞瘤、Sertoli细胞癌和结缔组织基质肿瘤。最常见的睾丸外肿瘤是腺瘤样肿瘤，常起源于附睾，但也可能位于精索或鞘膜。肿瘤可呈圆形，边缘清晰，或呈斑块状，边缘模糊。睾丸组织也可能出现良性的纤维增生性肿瘤，为纤维假瘤。这种肿瘤是仅次于腺瘤样肿瘤的第二种最常见的睾丸外肿瘤。肿瘤可能起源于白膜或鞘膜、精索或附睾，病因不明。脂肪瘤也可能起源于精索内，在T1加权像上呈高信号，在T2加权像上与其他脂肪组织相同，压脂像呈低信号，表明其内有脂肪性病变。

（三）睾丸鞘膜积液（图7-3-5）

睾丸鞘膜积液是睾丸周围的一层鞘膜内积聚过多的液体，通常表现为睾丸周围的肿胀和疼痛，通常会自行吸收。鞘膜积水常由感染、肿瘤或外伤引起，其典型表现为单纯液体信号特点，即T1低信号、T2高信号，增强后影像上几乎无信号。另外，还可发生鞘膜积脓和鞘膜积血，积脓表现复杂，T1信号不均匀低、T2信号不均匀高；鞘膜积血则依病变内血液分解产物的慢性程度而产生不同的信号特点。

三、睾丸恶性肿瘤

睾丸癌占男性恶性肿瘤的1%~1.5%，95%的睾丸肿瘤为恶性肿瘤。早期发现与治疗至关重要，特别是精原细胞瘤，其对化疗及放疗敏感。

睾丸恶性肿瘤可分为生殖细胞瘤与非生殖细胞瘤，其中约95%的恶性肿瘤为生殖细胞瘤，包括精原细胞瘤（约50%）与非精原细胞瘤（约50%）。非精原细胞肿瘤可再分为混合性生殖细胞肿瘤（33%）、胚胎性癌（10%）、畸胎瘤（4%）、卵黄囊瘤（1%）、绒毛膜癌（0.3%）。另外，还有性索间质肿瘤，包括间质细胞肿瘤、支持细胞肿瘤、颗粒细胞肿瘤、卵泡膜瘤。其他杂类中流露还包括白血病、淋巴瘤、黑色素瘤、泌尿生殖道或胃肠道恶性肿瘤也可累及睾丸等。

精原细胞瘤T2WI呈多结节样，相对正常睾丸实质为均匀低信号。带状结构或纤维血管分隔于T1/T2呈低信号，增强后强化程度高于肿瘤实质。DWI呈显

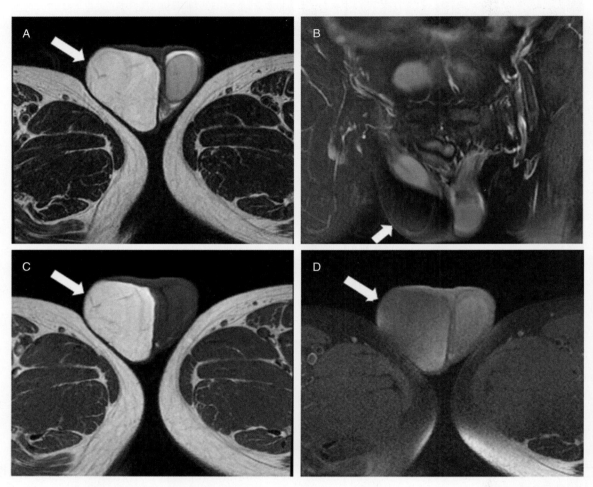

图7-3-4　阴囊内脂肪瘤。右侧阴囊内睾丸外脂肪瘤（箭头），轴位T2WI(A)呈高信号，冠状位T2WI压脂像(B)呈低信号。横轴位T1WI(C)呈高信号，压脂像T1WI(D)呈低信号。

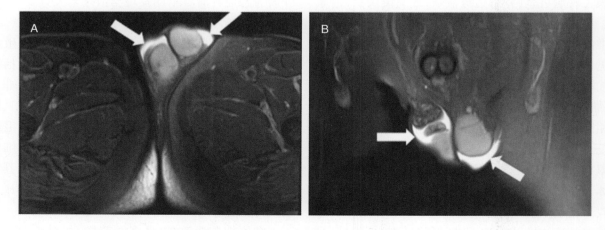

图7-3-5　双侧睾丸鞘膜积液。轴位T2WI(A)及冠状位T2WI(B)环状液体影，呈高信号（箭头），横轴位T1WI(C)呈低信号。（待续）

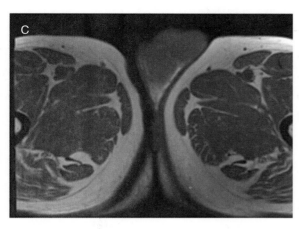

图7-3-5(续)

著高信号,ADC呈低信号。30%合并钙化,10%合并坏死(图7-3-6)。

胚胎性癌临床特点是AFP升高,该肿瘤侵袭性较高;MRI表现常侵犯白膜及邻近睾丸旁结构(精索、附睾、白膜等)导致边界不清及不规则分叶状外观,肿瘤质地不均匀,出血及坏死区常见,T1WI呈等或高信号(出血),T2WI呈不均匀高信号,增强后呈不均匀强化。

90%的卵黄囊瘤可出现AFP的升高;影像表现缺

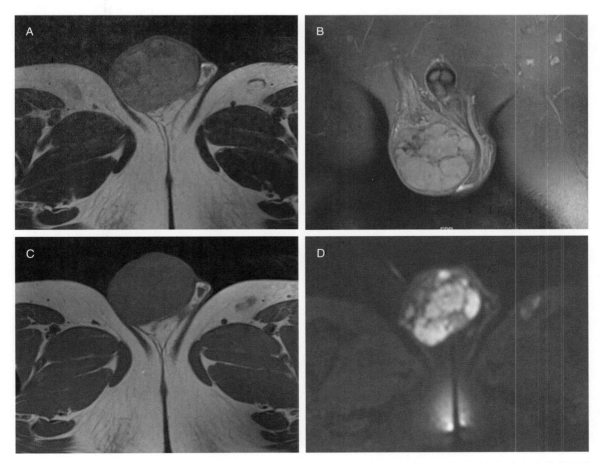

图7-3-6 睾丸精原细胞瘤。患者,33岁,右侧睾丸实性肿块。轴位T2WI(A)及冠状位T2WI(B)示右侧睾丸内肿块呈分叶状、多结节样外观,纤维间隔呈低信号;T1WI(C)呈等信号;DWI(D)呈明显不均匀高信号影。

乏特异性,T1WI呈等-低信号,T2WI呈混杂高信号,容易合并囊变及出血,增强后肿瘤实性部分明显强化,延迟期逐渐填充,呈持续强化。绒毛膜癌可分泌绒毛膜促性腺激素(HCG),通常转移灶的症状早于睾丸肿块者出现;影像表现为T1WI呈等-低信号,T2WI呈混杂高信号,囊变及钙化常见,局灶性坏死伴出血为绒癌的特征性表现。

畸胎瘤通常表现为边界清晰的复杂囊性肿块,其内信号依据内容物的成分(浆液性、黏液性、角化物及比例而异软骨、钙化、纤维组织及瘢痕成分导致不均质外观;成熟畸胎瘤表现为囊性外观,内衬上皮伴真皮附属物,93%可含皮脂腺脂肪,而未成熟畸胎瘤通常体积较大,富含实性区域由未成熟的神经外胚层成分组成,恶性畸胎瘤呈明显不均匀强化。

混合型生殖细胞肿瘤包含两种以上生殖细胞成分或两种以上生殖细胞肿瘤组织学亚型的恶性肿瘤,恶性度最高者决定患者的预后。平均年龄约30岁,其中胚胎性癌是最常见的肿瘤亚型成分,同时合并不同比例的畸胎瘤、精原细胞瘤、卵黄囊瘤和绒癌。肿瘤标志物的水平取决于肿瘤成分,60%的混合型生殖细胞瘤出现AFP升高,55%会引起β-HCG的升高。影像表现依据不同类型肿瘤成分及比例而异,出血和坏死导致肿瘤质地不均匀(图7-3-7和图7-3-8),其中40%者合并钙化。

淋巴瘤浸润可造成睾丸弥漫性肿大,T2相对低信号并累及引流淋巴管。与其他肿瘤相比,淋巴瘤典型表现为信号更均匀(图7-3-9)。相关的淋巴结肿大信号同样均匀。这与非精原细胞肿瘤的表现不同,非精原细胞肿瘤更多呈多囊性表现。

转移瘤少见,通常见于有已知进展期恶性肿瘤的患者。最常见的原发肿瘤为前列腺、肺部肿瘤、恶性黑色素瘤、结肠与肾肿瘤。

四、睾丸扭转

MRI并不是评价急性睾丸扭转的首选方式,超声检查对急性病变的诊断更有优势性。MRI上急性扭转的睾丸通常增大,与正常睾丸相比由于有小面积出血T1WI和T2WI上均呈高信号。钆增强用于证实有血液流经睾丸。MRI在用于亚急性或慢性扭转诊断,尤其是在与来自附睾的实体肿瘤进行鉴别方面有重要价值。慢性扭转时睾丸在T2WI一般为低信号,扭转的精索与T2WI上最大扭转点相关低信号的扭结可做出定性诊断,在增强图像上患侧睾丸强化程度较正常睾丸低(图7-3-10)。

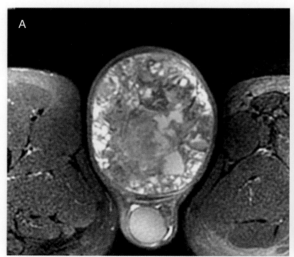
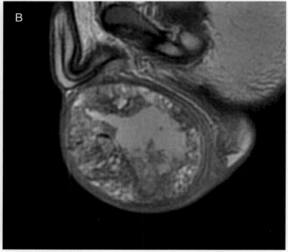

图7-3-7　睾丸混合型生殖细胞肿瘤。轴位T2WI(A)及矢状位T2WI(B)显示睾丸内肿块信号不均匀,肿块内多发片状高信号坏死区。

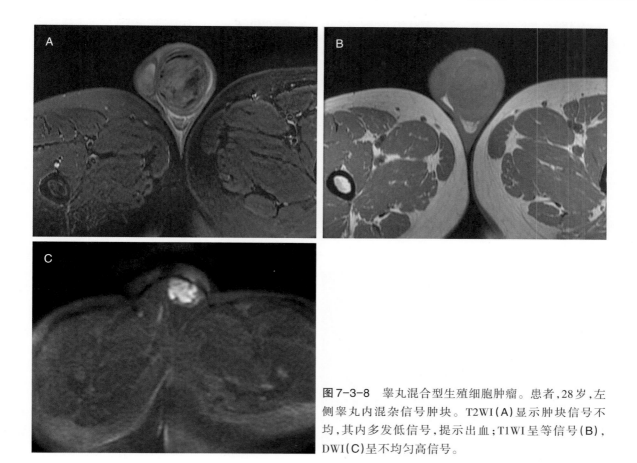

图7-3-8　睾丸混合型生殖细胞肿瘤。患者,28岁,左侧睾丸内混杂信号肿块。T2WI(A)显示肿块信号不均,其内多发低信号,提示出血;T1WI呈等信号(B),DWI(C)呈不均匀高信号。

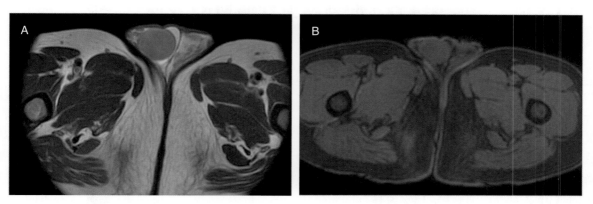

图7-3-9　睾丸淋巴瘤。患者男,36岁,右侧睾丸信号较均匀结节。T2WI(A)呈等/稍低信号,T1WI(B)呈等信号,DWI(C)呈均匀高信号影,ADC图(D)呈明显低信号。(待续)

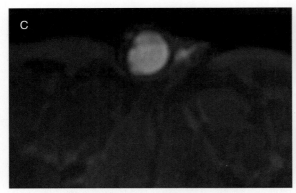
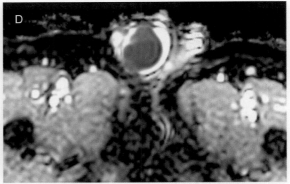

图7-3-9(续)

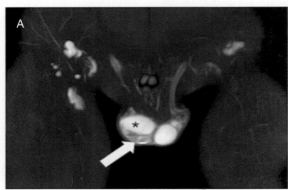
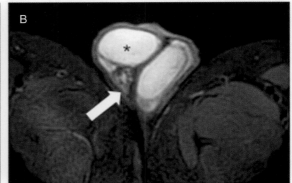

图7-3-10　睾丸扭转。右侧睾丸(★)位置升高且转位,位于附睾(箭头)上方,较对侧睾丸饱满。

第4节　阴茎常见疾病MRI表现

一、阴茎恶性肿瘤

(一)原发肿瘤

尿道与阴茎癌极为罕见,占男性泌尿生殖系统癌的不足1%。组织学检查发现阴茎恶性肿瘤的95%以上为鳞状细胞癌。肉瘤占阴茎恶性肿瘤的不足5%。约78%的尿道癌为鳞状细胞癌,15%为移行细胞癌,6%为腺癌,其余为未分化癌(图7-4-1和图7-4-2)。

在T1与T2加权影像上,尿道与阴茎的原发肿瘤相对于周围阴茎海绵体呈等或低信号,通常可见不均匀强化。无论起自哪一器官,MRI均有助于显示肿瘤播散的范围,检出肿瘤对阴茎海绵体与白膜的侵犯。

(二)转移瘤

来自不同原发肿瘤的转移均可累及阴茎。阴茎的转移性病变也可来自相邻的前列腺、睾丸,膀胱直肠与骨肿瘤的直接蔓延,以及白血病和淋巴瘤的播散。转移瘤一般与发生于阴茎体内的原发性阴茎肿瘤表现相似。盆腔肿瘤的直接侵犯可发生于阴茎海绵体与尿道海绵体,原发肿瘤的部位往往明确。转移性病变T1WI呈低或中等信号,在T2WI上病变可相对于阴茎海绵体呈低信号、等信号或高信号。依大小不同,病变可呈均匀或不均匀强化。

二、阴茎外伤

阴茎破裂定义为白膜撕裂,MRI是发现这一表现最敏感的检查。白膜破裂MR成像上表现为T2低信号的白膜中断,同时可伴随血肿出现。由于尿道损伤所致的尿外渗T2W1表现为高信号聚集。MR成像可显示

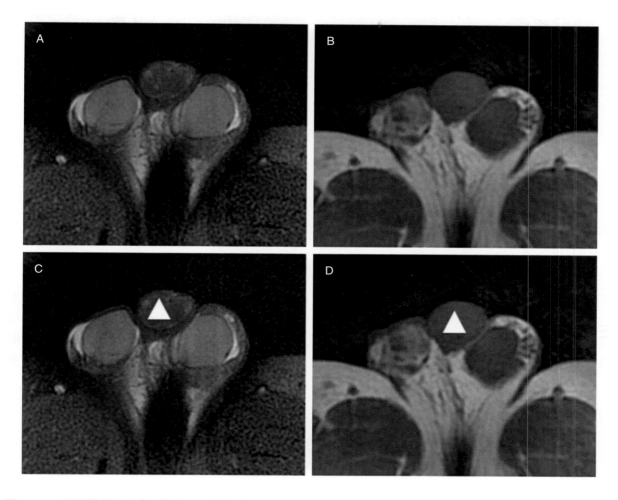

图7-4-1　阴茎鳞状细胞癌。阴茎区显示软组织肿块,T2WI(A)及T1WI(B)呈不均匀等信号,(C,D)三角标记肿块位置。

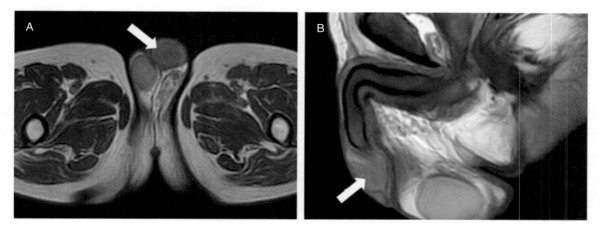

图7-4-2　阴茎高分化鳞癌。T2WI轴位(A)及矢状位(B)显示阴茎龟头区偏右侧结节,呈等/稍高信号,尿道左侧移位,DWI(C)呈稍高信号,ADC(D)呈稍低信号。(待续)

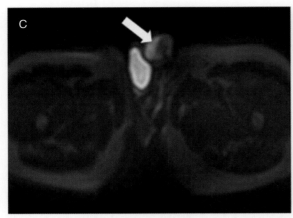

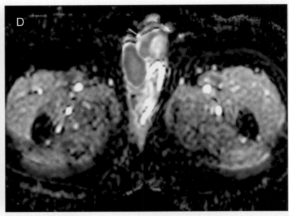

图7-4-2(续)

尿道损伤并发症,但最好还是采用逆行尿道造影评价。

三、阴茎假体

阴茎假体MRI可有助于阴茎假体的术后评价。假体表现为中央阴茎海绵体内的管状结构。实性的硅胶假体于所有序列影像上均呈无信号。但可充胀假体的信号与假体内所含液体一致。阴海绵体的T2信号逐渐减低,可能反映了纤维化的进展。其他MRI发现的并发症包括感染与血肿形成,如感染导致的脓肿及窦道等。

第5节　精囊先天性异常及常见疾病MRI表现

一、先天性异常

精囊的先天性异常包括异位、发育不良和未发育,常与泌尿生殖道其他异常有关。因此,在检查到精囊先天性异常时,必须检查泌尿生殖道的其他部位。精囊腺发育不良是最常见的先天性异常之一。精囊腺的发育不良可为单侧或双侧的,同时它可合并单侧/双侧输精管发育不良或异位和(或)同侧肾脏的发育不良(发育良好的一侧精囊腺形态正常)。双侧先天性精囊囊肿可伴发常染色体显性遗传多囊性肾病(44%~60%)(图7-5-1)。

精囊囊肿较少见,约80%与同侧肾发育不良相关,为Zinner综合征。症状可有排尿困难、会阴部疼痛、尿频或膀胱出口梗阻。囊肿在T2WI高信号、T1WI信号不一,主要取决于囊内是否有出血及蛋白情况有关。MRI可将精囊囊肿与其他米勒管囊肿及前列腺小囊囊肿区分,因为精囊囊肿起自精囊,不与前列腺相连。

二、精囊炎性病变

精囊腺炎性病变包括急性、慢性精囊腺炎。精囊感染的诊断主要依据临床表现。患者通常有相关前列腺炎或附睾炎,偶尔精囊单独感染可造成血精,为典型临床表现(图7-5-2)。因而,MR的信号表现反映了病变内是否含有血液的分解产物。MRI表现还有精囊腺壁增厚,增强可有强化。在急性期或亚急性期,精囊腺呈囊性扩张,正常精囊腺的滤泡状结构减少,T2WI上的信号可能会高于脂肪,而在慢性期,随着T1WI和T2WI上信号的降低,精囊腺可能会萎缩。

三、肿瘤性病变

(一)良性肿瘤

精囊肿瘤罕见,平滑肌瘤为良性肿瘤性病变中最为常见的组织学类型,肿瘤一般边界清晰,T1低信号、T2低信号,增强后延迟强化。另外,还有脂肪瘤、纤维瘤、囊腺癌与血管瘤偶可发生于精囊。

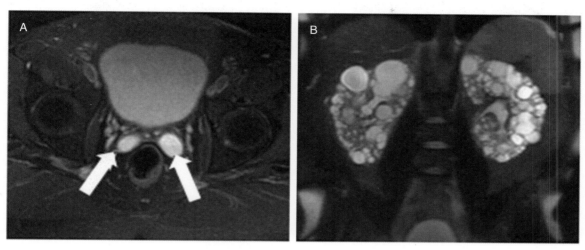

图7-5-1　双侧精囊腺囊肿合并双肾多发囊肿。轴位T2WI(A)显示双侧精囊腺圆形囊性结节(箭头),冠状位T2WI(B)显示同一患者合并多囊肾。

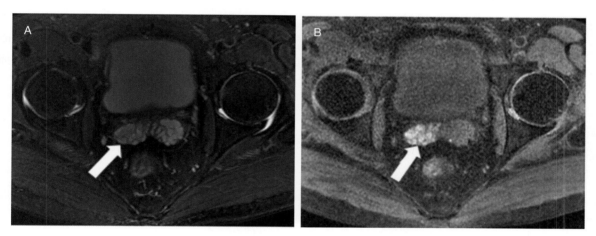

图7-5-2　急性精囊炎。患者,35岁,血精。T2WI(A)显示双侧精囊腺增大,间隔增厚,右侧精囊腺内等/稍低信号(箭头)。T1WI(B)显示右侧精囊腺内高信号(箭头),提示出血。

(二)恶性肿瘤

精囊的大部分恶性肿瘤来自前列腺、膀胱或直肠癌的局部直接侵犯。前列腺癌的侵犯造成精囊正常结构消失,T2WI信号减低(图7-5-3)。精囊原发恶性肿瘤罕见,通常为腺癌平滑肌肉瘤与纤维肉瘤偶有报道。

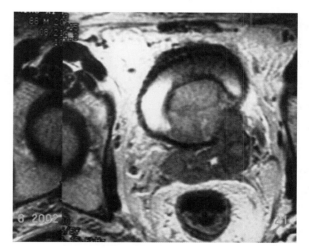

图7-5-3　精囊继发恶性肿瘤。T2WI显示前列腺癌沿射精管蔓延侵犯精囊,精囊正常结构消失,信号减低。

索 引